Hefte zur Unfallheilkunde
Beihefte zur Zeitschrift „Unfallheilkunde/
Traumatology"
Herausgegeben von J. Rehn und L. Schweiberer

161

W0262322

Die Verriegelungsnagelung

3. Internationales Verriegelungsnagel-Symposium
am 2. und 3. April 1982, Frankfurt/Main

Herausgegeben von
J. Mockwitz und H. Contzen

Mit 107 Abbildungen

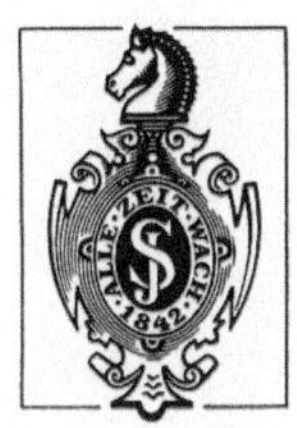

Springer-Verlag
Berlin Heidelberg New York 1983

Reihenherausgeber:

Prof. Dr. Jörg Rehn, Chirurgische Universitätsklinik und Poliklinik der Berufsgenossenschaftlichen Krankenanstalten „Bergmannsheil", Hunscheidtstraße 1, D-4630 Bochum

Prof. Dr. Leonhard Schweiberer, Direktor der Universitätsklinik München-Innenstadt, Nußbaumstraße 20, D-8000 München 2

Autoren:

Dr. Jürgen Mockwitz
Professor Dr. Heinz Contzen

Berufsgenossenschaftliche Unfallklinik
Friedberger Landstraße 430, D-6000 Frankfurt/Main

CIP-Kurztitelaufnahme der Deutschen Bibliothek. Die Verriegelungsnagelung / ... Internat. Verriegelungs-
nagel-Symposion. – Berlin ; Heidelberg ; New York : Springer 2 im Verl. Maudrich, Wien, München, Bern. –
2 ohne Kongressbenennung NE: Internationales Verriegelungsnagel-Symposion 3. 2. und 3. April 1982,
Frankfurt/Main. – 1983.
(Hefte zur Unfallheilkunde ; 161)
ISBN-13: 978-3-540-12009-4   e-ISBN-13: 978-3-642-81939-1
DOI: 10.1007/ 978-3-642-81939-1
NE: GT

Das Werk ist urheberrechtlich geschützt. Die dadurch begründeten Rechte, insbesondere die der Über-
setzung, des Nachdruckes, der Entnahme von Abbildungen, der Funksendung, der Wiedergabe auf
photomechanischem oder ähnlichem Wege und der Speicherung in Datenverarbeitungsanlagen bleiben,
auch bei nur auszugsweiser Verwertung vorbehalten. Die Vergütungsansprüche des § 54, Abs. 2 UrhG
werden durch die 'Verwertungsgesellschaft Wort', München, wahrgenommen.

© by Springer-Verlag Berlin Heidelberg 1983

Die Wiedergabe von Gebrauchsnamen, Handelsnamen, Warenbezeichnungen usw. in diesem Buch
berechtigt auch ohne besondere Kennzeichnung nicht zu der Annahme, daß solche Namen im Sinne der
Warenzeichen- und Markenschutz-Gesetzgebung als frei zu betrachten wären und daher von jedermann
benutzt werden dürften.

2124/3140-5 4 3 2 1 0

Vorwort

Aus heutiger Sicht entsprach das erste Symposion über den „ Verriegelungsnagel" am 30. 4. 1977 in Straßburg einer Bestandsaufnahme, der damit — sozusagen im Alleingang — vor allem in der BG-Unfallklinik Frankfurt am Main, im Centre de Traumatologie et d'Orthopedie in Straßburg und in der I. Universitätsklinik für Unfallchirurgie, Wien, gewonnenen Erfahrungen; hier wurden die Voraussetzungen für eine enge und effektive Zusammenarbeit dieser drei Kliniken geschaffen.

Das zweite Symposion zum Thema, am 3. 2. 1978 in Wien, ließ bereits die Konsequenzen erkennen, die sich in einer einheitlichen Indikationsstellung, einer zunehmend standardisierten Operationstechnik aber auch in Kritik, in methodischen und instrumentellen Verbesserungen wiederspiegelten.

Dieses dritte Verriegelungsnagel-Symposion fand nun 10 Jahre nach der Inauguration des Verfahrens durch Klemm und Schellmann statt, die ihrerseits stets auf die geistige Urheberschaft Küntschers hingewiesen haben.

Die das Symposion ausrichtende BG-Unfallklinik Frankfurt am Main überblickt bis heute 1 000 Osteosynthesen mit einem Verriegelungsnagel, verfügt somit über ausreichende Erfahrungen im Hinblick auf Indikationsstellung, Operationstechnik und Einsatz von Hilfsmitteln. Durch ständige Nachuntersuchung der Patienten konnte die große Erfolgssicherheit der Methode dokumentiert, durch die Analyse von Fehlschlägen auch der Grenzbereich für die Indikationsstellung bestimmt werden.

Ohne Zweifel ist das Verfahren noch weiter entwicklungsfähig. Als echter Mangel ist z.B. die Abhängigkeit von ständigen Röntgenkontrollen während des Operationsablaufes zu sehen.

Der vorliegende Bericht weist den status praesens für die Osteosynthese mit dem Verriegelungsnagel aus und läßt die Schwerpunkte für die weitere Arbeit erkennen, die vor allem in der Entwicklung von röntgenstrahlenunabhängigen Zieleinrichtungen zu sehen sind.

H. Contzen

Inhaltsverzeichnis

Autorenverzeichnis

Asche, G., Dr.; Kreiskrankenhaus, D-7290 Freudenstadt

Bayer, H.W., Dr.; St. Josef-Krankenhaus, D-5272 Wipperfürth

Beck, G., Dr.; Centre de Traumatologie et d'Orthopedie, F-67400 Illkirch-Graffenstaden

Berentey, G., Prof.; Peterfy-Krankenhaus, H-1441 Budapest Pf. 76

Bock-Lamberlin, P.R., Dr.; Chirurgische Universitätsklinik, D-2000 Hamburg-Eppendorf

Börner, M., Dr.; Berufsgenossenschaftliche Unfallklinik, D-6000 Frankfurt/Main 60

Contzen, H., Prof.; Berufsgenossenschaftliche Unfallklinik, D-6000 Frankfurt/Main 60

Dosch, J.C., Dr.; Centre de Traumatologie et d'Orthopedie, F-67400 Illkirch-Graffenstaden

Dupuis, M., Dr.; Centre de Traumatologie et d'Orthopedie, F-67400 Illkirch-Graffenstaden

Grosse, A., Dr.; Centre de Traumatologie et d'Orthopedie, F-67400 Illkirch-Graffenstaden

Jungbluth, K.-H., Prof.; Chirurgische Universitätsklinik, D-2000 Hamburg-Eppendorf

Kempf, I., Prof.; Centre de Traumatologie et d'Orthopedie, F-67400 Illkirch-Graffenstaden

Kessler, S.B., Dr.; Laboratorium für Experimentelle Chirurgie am Schweizerischen
Forschungsinstitut, CH-7270 Davos-Platz

Klemm, K., Dr.; Berufsgenossenschaftliche Unfallklinik, D-6000 Frankfurt/Main 60

Küper, R.; Berufsgenossenschaftliche Unfallklinik, D-6000 Frankfurt/Main 60

Maroske, D., Prof.; Chirurgische Klinik, D-3550 Marburg/Lahn

Mockwitz, J., Dr.; Berufsgenossenschaftliche Unfallklinik, D-6000 Frankfurt/Main 60

Mommsen, U., Dr.; Chirurgische Universitätsklinik, D-2000 Hamburg-Eppendorf

Peglow, H.-J., Berufsgenossenschaftliche Unfallklinik, D-6000 Frankfurt/Main 60

Perren, St., Priv.-Doz.; Laboratorium für Experimentelle Chirurgie am Schweizerischen
Forschungsinstitut, CH-7270 Davos-Platz

Rahn, B.A., Dr.; Laboratorium für Experimentelle Chirurgie am Schweizerischen
Forschungsinstitut, CH-7270 Davos-Platz

Schellmann, W.D., Dr.; Unfallklinik des Krankenhauses des Landkreises Peine,
D-3150 Peine

Schmit-Neuerburg, K.P., Prof.; Universitätsklinikum der Gesamthochschule, D-4300 Essen 1

Scholz, E., Dr.; Bezirkskrankenhaus, DDR-1200 Frankfurt/Oder

XII

Schweiberer, L., Prof. Dr.; Chirurgische Klinik Innenstadt der Universitätskliniken, D-8000 München 2

Senst, W., Prof.; Bezirkskrankenhaus, DDR-1200 Frankfurt/Oder

Soldner, E.; Berufsgenossenschaftliche Unfallklinik, D-6000 Frankfurt/Main 60

Taglang, G., Dr.; Centre de Traumatologie et d'Orthopedie, F-67400 Illkirch-Graffenstaden

Tamm, J., Dr.; Berufsgenossenschaftliche Unfallklinik, D-6000 Frankfurt/Main 60

Thon, K., Dr.; Chirurgische Klinik, D-3550 Marburg/Lahn

Trojan, E., Prof.; I. Universitätklinik für Unfallchirurgie, A-1090 Wien IX.

Vécsei, V., Dr.; I. Universitätsklinik für Unfallchirurgie, A-1090 Wien IX.

Vollmar, D., Priv.-Doz.; Stadtkrankenhaus, D-8670 Hof/Saale

Weiss, H., Dr.; Universitätsklinikum, D-4300 Essen

Wruhs, O., Dr.; I. Universitätsklinik für Unfallchirurgie, A-1090 Wien IX.

Zeumer, B., Dr.; Bezirkskrankenhaus, DDR-1200 Frankfurt/Oder

Ziegelmüller, R., Dr.; Berufsgenossenschaftliche Unfallklinik, D-6000 Frankfurt/Main 60

I. Grundlagen der Verriegelungsnagelung

Die Entwicklung des Verriegelungsnagels

K. Klemm

Berufsgenossenschaftliche Unfallklinik (Ärztlicher Direktor: Prof. Dr. H. Contzen), Friedberger Landstraße 430, D-6000 Frankfurt 60

Der Verriegelungsnagel in seiner ursprünglichen Konzeption geht auf Gehard Küntscher selbst zurück. In dem Bemühen, die Marknagelung auch bei Bruchformen einzusetzen, die mit dem konventionellen Marknagel nicht mehr zu stabilisieren sind, da wegen der Gestalt der Markhöhle und der Bruchform weder eine elastische Querverklemmung des im Querschnitt kleeblattförmigen Marknagels noch eine Längsverklemmung durch 3-Punkte-Kontakt erreicht wird, wurden von ihm zahlreiche Nagelmodifikationen entworfen und erprobt.

Anläßlich eines Besuches des Autors bei Professor Küntscher in Flensburg Anfang 1972 mit der Absicht, ihm die ersten klinischen Ergebnisse der an der Berufsgenossenschaftlichen Unfallklinik Frankfurt am Main durchgeführten Verriegelungsnagelungen zu erläutern, demonstrierte Küntscher das Modell eines Marknagels mit einer aufgesetzten conusförmigen Spitze aus Kunststoffmaterial. Nach seiner Vorstellung sollten damit distale Oberschenkelbrüche im Condylenbereich durch percutan eingebohrte Kirschner-Drähte mit Verankerung in der Kunststoffspitze des zuvor eingebrachten Marknagels stabilisiert werden.

Diese Entwicklung ist über das Experimentalstadium nie hinausgelangt, aber der Detensor, inzwischen als Verriegelungsnagel bekannt geworden, hat sich einen festen Platz unter den Osteosyntheseverfahren in klinischer Anwendung erobert. Die Verriegelungsnagel-Symposia in Straßburg, Wien und Frankfurt können dafür als beredter Beweis angesehen werden.

Auf dem Chirurgenkongreß 1968 in München hielt Gerhard Küntscher einen Vortrag über „Die Marknagelung des Trümmerbruches" und empfahl dafür einen als „Detensor" bezeichneten Marknagel mit direkter Verankerung des Nagels am Knochen über Querbolzen in Querperforationen des Nagels (Abb. 1).

Das Osteosyntheseprinzip des Detensors beschrieb er wie folgt: „Es ist das Verfahren der Detension, das Fernhalten aller Kräfte aus dem Bruchspalt, die Entspannung. Im Prinzip ist es auch nicht etwas vollkommen Neues. Es ist der grundlegende Gedanke des Transfixationsgipses, durch je einen proximal oder distal angebrachten Kirschner-Draht die Verkürzung zu verhindern. Die Vorrichtung wurde gewissermaßen in das Innere des Knochens verlegt. Auch hier wieder mit dem entscheidenden Vorteil des Fortfalles der äußeren Schienung und der Möglichkeit zur geschlossenen Einführung. Das Gerät ist äußerst einfach konstruiert. Ein Marknagel trägt an seinen beiden Enden zwei quere Durchbohrungen. Durch diese werden mittels zweier seitlicher Stiche zwei Bolzen eingeführt. Das ist alles!"

Hefte zur Unfallheilkunde, Heft 161
Herausgegeben von J Mockwitz u H Contzen
© Springer-Verlag Berlin Heidelberg 1983

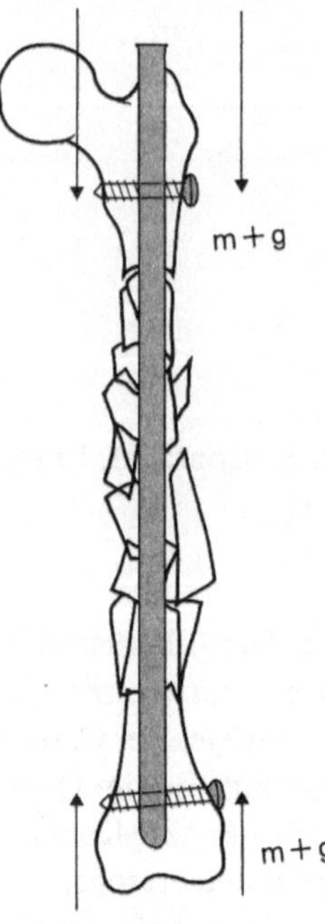

Abb. 1. Küntschers „Detensor" zur Osteosynthese von Oberschenkeltrümmerbrüchen

Mit dieser letzten Bemerkung „Das ist alles" stoßen wir auf einen Wesenszug Gerhard Küntschers, der die Weiterentwicklung des Marknagels gegen Ende seines Lebens — er starb am 17. Dezember 1972 — nicht gefördert sondern eher verzögert hat. Erst in den letzten Jahren erfährt die Nagelosteosynthese eine Renaissance. Ein Verriegelungsnagel-Symposium wäre fast überflüssig, wenn alles ganz so einfach wäre, wie Küntscher meinte, aber auch in Bezug auf die Weiterentwicklung des Verriegelungsnagels gilt die Definition für Erfahrung, daß nämlich die Erfahrung die Erinnerung an Mißerfolge ist.

Die Grundkonzeption des Detensors durch Verankerung des Marknagels mittels Querbolzen direkt am Knochen ist ein genial einfaches Prinzip, aber die Umsetzung in die klinische Praxis erwies sich als schwierig und dieser Entwicklungsprozeß kann auch nicht als abgeschlossen angesehen werden.

Auf der Suche nach einem geeigneten Osteosyntheseverfahren zur Stabilisierung infizierter Pseudarthrosen am Oberschenkel wurden wir auf die Kongreßpublikationen Küntschers in Langenbecks Archiv für klinische Chirurgie aufmerksam und nahmen daraufhin Anfang 1970 Kontakt mit der Firma Ortopedia in Kiel auf.

In den folgenden zwei Jahren wurde der Detensor Küntschers aufgrund der klinischen Erfahrungen in der Berufsgenossenschaftlichen Unfallklinik Frankfurt am Main mehrfach modifiziert und ein geeignetes Instrumentarium entwickelt. Nach anfänglichem Zögern gab Küntscher seine Zustimmung zu der Bezeichnung Verriegelungsnagel, die das Osteosyntheseprinzip besser umschreibt als Detensor.

Sehr ermutigend war das gute Ergebnis im ersten Fall, eines 20jährigen Bundesbahnbediensteten, der 22 Monate zuvor einen offenen Oberschenkelbruch links erlitten hatte. Dieser Bruch wurde primär mit einem relativ dünnen Marknagel stabilisiert, wobei es sich nach Lokalisation eigentlich gar nicht um einen nagelfähigen Bruch gehandelt hatte. Infolge der Instabilität und hinzugetretener Infektion entwickelte sich eine infizierte Pseudarthrose mit deutlicher Varus-Fehlstellung. Es gelang, die Fehlstellung fast vollständig zu beseitigen und das Korrekturergebnis durch Osteosynthese mit einem Detensor, dem jetzt als Verriegelungsnagel bezeichneten intramedullären Kraftträger, bis zur knöchernen Konsolidierung im Verlauf von 9 Monaten zu halten. Wegen der bestehenden Osteomyelitis wurde zunächst eine Spül-Saug-Drainage eingerichtet und der Patient nach 4 Wochen mit gekürzten Drainageschläuchen nach Hause entlassen. Durch die spätere Entfernung des Marknagels und nochmalige Aufbohrung der Markhöhle konnte die chronische Osteomyelitis dauerhaft in einen Ruhezustand übergeführt werden. Der Verletzte ist wieder als Schalterbeamter bei der Bundesbahn tätig.

Nach der inzwischen gewonnenen Erfahrung ist es erstaunlich, daß die erste Verriegelungsnagelung einen so günstigen Ausgang nahm. Verwendet wurden damals noch die glatten Bolzen ohne Gewinde, die, wie sich sehr bald herausstellte, sehr leicht herausgleiten. Durch Bolzen mit selbschneidendem endständigen Gewinde und mit Inbuskopf konnte eine wesentlich bessere Verankerung des Nagels in der Gegencorticalis erzielt werden. Die klinische Anwendung hat aber inzwischen gezeigt, daß ein distaler Querbolzen allein für eine stabile Osteosynthese im allgemeinen nicht ausreicht, da das kurze Hauptfragment um die Achse des Querbolzens nach vorne oder hinten abkippen kann (s. dazu Abb. 2a, b).

Im Grunde genommen verlief die erste Anwendung des Verriegelungsnagels bei einem Fall von infizierter Pseudarthrose im distalen Oberschenkelbereich ebenso glücklich wie die erste Marknagelung Gerhard Küntschers im November 1939 bei einem 35jährigen Schiffsbauingenieur mit einem subtrochanteren Oberschenkelschaftbruch. Nach dem heutigen

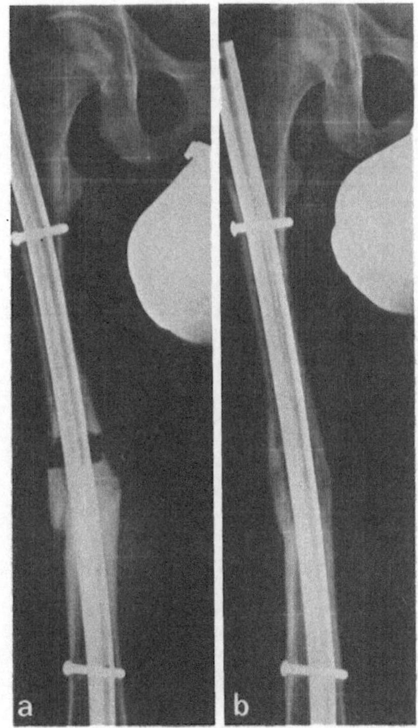

Abb. 2a, b. Re-Osteosynthese nach Korrekturosteotomie am Oberschenkel mit dem Detensor

4

Kenntnisstand ist ein subtrochanterer Oberschenkelbruch allenfalls eine relative Indikation für die konventionelle Marknagelung, dagegen gewährleistet der Verriegelungsnagel bei einer derartigen Bruchform eine sofortige belastungsstabile Nagelosteosynthese.

Die sehr guten Ergebnisse der Behandlung der infizierten Pseudarthrosen des Oberschenkels mit dem Verriegelungsnagel waren Veranlassung, das Verfahren auch bei anderen Indikationen anzuwenden, bei Trümmerbrüchen des Oberschenkelschaftes — zu dessen Osteosynthese Gerhard Küntscher ursprünglich den Detensor angegeben hatte —, bei sehr distalen und proximalen Oberschenkelschaftbrüchen, bei Defektbrüchen und zur Osteosynthese nach Korrekturosteotomien.

Zwei Fallbeispiele aus der Entwicklungszeit lassen die Leistungsfähigkeit der Verriegelungsnagelung erkennen:

Fall 1 (s. Abb. 2a, b) Bei einem 29jährigen Mann wurde ein mit Verkürzung und Außendrehfehler verheilter Oberschenkelbruch mittels Innensäge gedeckt osteotomiert und nach Beseitigung des Drehfehlers und unter einer Distraktion von 2 cm eine Re-Osteosynthese mit dem Verriegelungsnagel vorgenommen. Eine Spongiosaplastik erwies sich als nicht erforderlich, im Verlauf von 12 Monaten trat vollständige knöcherne Durchbauung ein.

Während in diesem Fall noch ein Verriegelungsnagel in seiner ursprünglichen Form als Detensor verwendet wurde, zeigt das zweite Beispiel den jetzt handelsüblichen Verriegelungsnagel mit einem proximalen Schrägbolzen, der von der Nageleinschlagstelle unter Verwendung eines geeigneten Instrumentariums leicht eingebracht werden kann, und den zwei distalen Querbolzen.

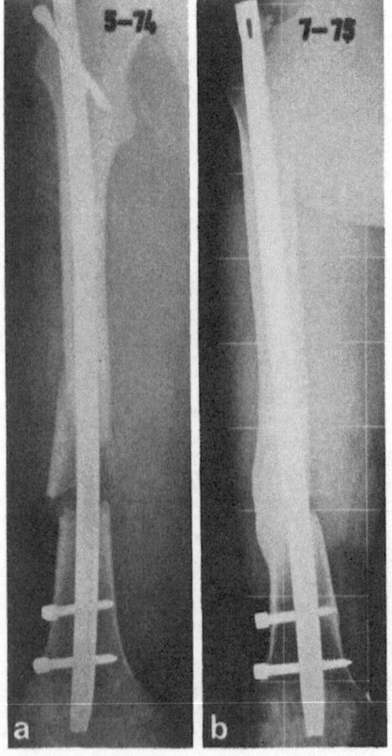

Abb. 3a, b. Verriegelungsnagelung bei einem Etagenbruch des Oberschenkelschaftes

Fall 2 (s. Abb. 3a, b). Bei einem 18jährigen Mann mit distalem Stückbruch des Oberschenkelschaftes wurde bei gedeckter Marknagelung auf Einpassung des dislocierten Fragmentes verzichtet, da es mit dem Verriegelungsnagel sicher gelingt, die Distanz zu halten. Im Verlaufe von 8 Monaten trat vollständige knöcherne Durchbauung ein.

An den gezeigten Beispielen wird erkennbar, daß der Verriegelungsnagel Vorteile der Nagel- und der Plattenosteosynthese unter Vermeidung deren Nachteile in sich vereinigt. Der intramedulläre Kraftträger ermöglicht durch seine zentrale Kraftübertragung gegenüber der exzentrischen Kraftübertragung der extracortical angebrachten Platte frühe Belastbarkeit. Durch die Verriegelungsbolzen werden Verkürzung, Verdrehung und Achsenabknickung verhindert. Unter Bildwandlerkontrolle wird die Verriegelungsnagelung gedeckt ausgeführt, eine Freilegung der Bruchzone mit der Gefahr der Denudierung von Fragmenten ist nicht erforderlich. Primäre Knochenbruchheilung wird wie bei konventioneller Marknagelung weder angestrebt noch erzielt, die Ausbildung eines Callus erlaubt eine eindeutige röntgenoptische Aussage zum Grad der knöchernen Konsolidierung. Refrakturen nach Entfernen eines Verriegelungsnagels werden extrem selten beobachtet. Im Vergleich zur Plattenosteosynthese ist die Entfernung des Verriegelungsnagels ein relativ kleiner Eingriff.

Nach Abschluß der Entwicklungsarbeiten zusammen mit W.D. Schellmann und der Firma Ortopedia und nach klinischer Erprobung in 51 Fällen wurde der Verriegelungsnagel für den Oberschenkel ab 1972 von der Firma Ortopedia/Kiel serienmäßig produziert.

Im gleichen Jahr wurde das Verfahren an der Berufsgenossenschaftlichen Unfallklinik Frankfurt am Main auf die Verhältnisse am Unterschenkel übertragen. Einer der ersten Fälle war ein damals 44jähriger Mann, der 1 Jahr nach offenem Unterschenkelbruch mit einer Defektpseudarthrose in Behandlung gelangte (s. Abb. 4a–e). Zunächst wurde ein Fixateur externe angebracht und zur Verbesserung der Weichteilverhältnisse eine Verschiebelappenplastik durchgeführt. Fünf Monate später wurde eine Re-Osteosynthese mit dem Verriegelungsnagel – damals wie am Oberschenkel nur mit je einem distalen und proximalen Querbolzen – zusammen mit einer Spongiosaplastik vorgenommen. Der Verletzte war 8 Monate später bei vollständiger knöcherner Konsolidierung arbeitsfähig. Ein Spätinfekt führte ihn 1976 erneut in Behandlung. Durch Nagelentfernung und temporäre Implantation einer Septopal-Kette konnte die chronische Fisteleiterung beseitigt werden.

1977 wurde von der Firma Howmedica/Kiel ein von Grosse und Kempf konzipiertes und klinisch erprobtes Verriegelungsnagelsystem vorgestellt, so daß jetzt 2 Anbieter mit kompletten Nagelsätzen und Instrumentarium auf dem Markt sind. Die Verriegelungsnägel der beiden Hersteller verwirklichen das gleiche Osteosyntheseprinzip und unterscheiden sich in biomechanischer und technischer Hinsicht nur geringfügig.

Die Entwicklung des Verriegelungsnagels kann nach über 10jähriger klinischer Anwendung auch heute noch nicht als abgeschlossen gelten. Diese Anmerkung bezieht sich weniger auf den Nagel selbst und die verwendeten Bolzen, als vor allem auf die Weiterentwicklung von Zielgeräten für das Einbringen von distalen Verriegelungsbolzen, vor allem am Oberschenkel. Das kombinierte Einschlag- und Zielgerät der Firma Ortopedia, das in das obere Nagelende eingeschoben wird, und das Zielgerät der Firma Howmedica mit Schraubenverankerung im Nagelkopf erlauben ein völlig unproblematisches Einbringen der proximalen Verriegelungsbolzen sowohl am Ober- und Unterschenkel nahezu ohne Benutzung des Bildverstärkers.

Problematisch ist nach wie vor die Bestimmung der Lokalisation für die Bohrlöcher im Knochen zur orthograden Einbringung der Verriegelungsbolzen in die Perforationen des

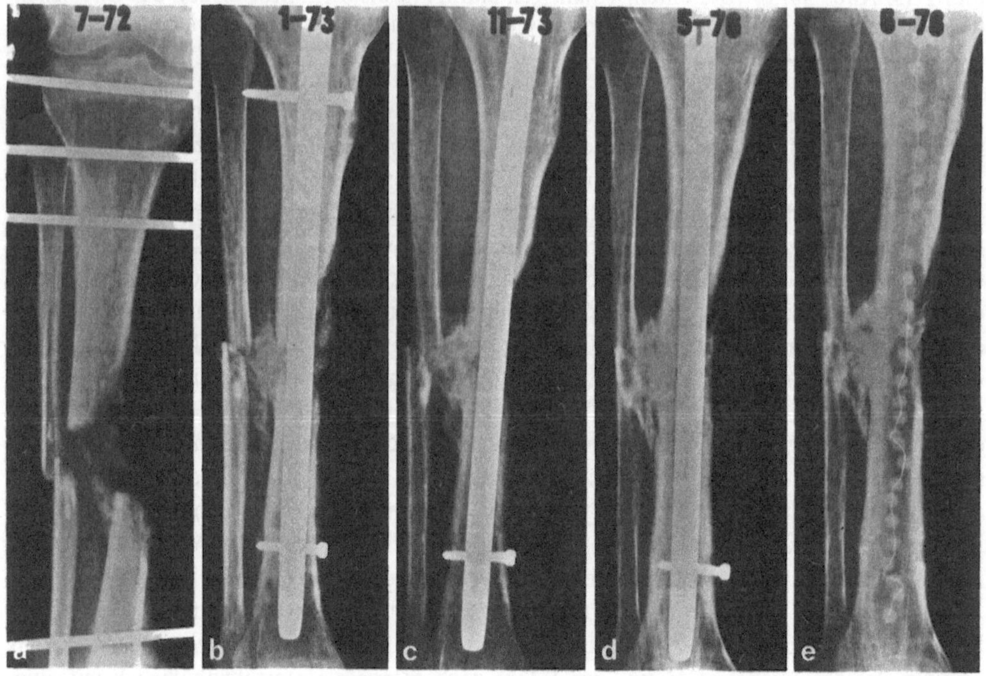

Abb. 4a–e. Statische Verriegelungsnagelung mit autologer Spongiosaplastik zur Osteosynthese einer Defektpseudarthrose des Schienbeinschaftes, Behandlung des Spätinfektes mit Septopal-Kette

in der Markhöhle liegenden Verriegelungsnagels. Berentey hat ein am oberen Nagelende aufsetzbares Zielgerät entwickelt und über befriedigende Ergebnisse berichtet. Bereits am Anfang der Entwicklung wurde an der Berufsgenossenschaftlichen Unfallklinik Frankfurt am Main ein ähnliches Gerät erprobt und wieder verworfen, weil der Verriegelungsnagel in die Markhöhle eine gewisse Verformung — vor allem Verwindung — erfährt, so daß dann die zuvor eingestellte Justierung des Zielgerätes nicht mehr stimmt.

Einen ganz anderen Weg haben Lafforgue und Grosse mit ihrem auf dem Bildverstärker aufmontierten Zielgerät für die Einbringung der distalen Querbolzen beschritten. Damit gelingt das röntgenoptische Aufsuchen der Querperforationen des Verriegelungsnagels sehr gut, jedoch läßt sich ein Verschieben der Zielachse während des Hantierens nur dann einigermaßen verhindern, wenn das Bein durch eine starre Extension über einen Steinmann-Nagel im Condylenbereich fixiert ist.

Als vorrangige Aufgabe der weiteren Entwicklungsarbeit ist somit die Konstruktion eines distalen Zielgerätes mit starrer Arretierung am Bein anzusehen, so daß die distalen Verriegelungsbolzen ohne große Strahlenbelastung ebenso leicht eingebracht werden können wie der proximale Schrägbolzen am Oberschenkel.

Zu dieser Entwicklungsarbeit sind alle aufgerufen, denen es ein Anliegen ist, daß die Verriegelungsnagelung in der Zukunft eine noch größere Verbreitung findet.

Zusammenfassung

Der Verriegelungsnagel in seiner ursprünglichen Form entspricht dem von Küntscher 1968 empfohlenen „Detensor" zur Osteosynthese von Oberschenkeltrümmerbrüchen. Die zusätzliche Stabilität des Verriegelungsnagels im Vergleich zum konventionellen Marknagel nach Küntscher wird durch Gewindebolzen in queren und schrägen Bohrungen des Nagels mit Verankerung des Nagels direkt am Knochen erzielt. Wegen der hohen Stabilität der Verriegelungsnagelung auch im Infekt wurde diese an der Berufsgenossenschaftlichen Unfallklinik in Frankfurt ursprünglich zur Re-Osteosynthese von infizierten Pseudarthrosen des Oberschenkels und Unterschenkels verwendet. Die weitere Entwicklung des Verriegelungsnagels, des Instrumentariums und der operativen Technik wurde von Klemm, Schellmann, Grosse und Kempf vorangetrieben.

Summary

The concept of the interlocking nail is based on Küntscher's "Detensor", which he first recommended in 1968 for the osteosynthesis of comminuted fractures of the femur. The additional stability of the interlocking nailing in comparison the conventional nailing of Küntscher is achieved by threaded bolts in transverse and diagonal borings of the nail thus anchoring the nail directly to the cortical bone. At the B.G. Unfallklinik in Frankfurt am Main the interlocking nail was primarily employed for the re-osteosynthesis of infected pseudoarthroses of the femur and tibia. Considerable contributions concerning the further development of the interlocking nail, the instrumentation and the operative technique were made by Klemm, Schellmann, Grosse and Kempf.

Literatur

Küntscher G (1968) Die Marknagelung des Trümmerbruches. Langenbecks Archiv für klin Chirurgie 322:1063
Klemm K, Schellmann WD (1972) Dynamische und statische Verriegelung des Marknagels. Unfallheilkunde 75:568

Grundlagen der Verriegelungsnagelung

W.D. Schellmann

Krankenhaus des Landkreises Peine, Unfallklinik, Virchowstraße 8, D-3150 Peine

Nach der soeben gegebenen allgemeinen Vorstellung des Verriegelungsnagels und seiner Entwicklung sollen nun einige Ausführungen zu den Grundlagen dieser Technik folgen.

Bereits vor der Jahrhundertwende wurde die intramedulläre Schienung langer Röhrenknochen nach Frakturen, Pseudarthrosen und Osteotomien unter Benutzung von Knochen, Holz oder Elfenbeinstiften beschrieben und als Vorläufer der Verriegelungsnagelung sogar eine zusätzliche Querverriegelung vorgeschlagen (Bircher, Gluck, Volkmann u. König).

Die intramedulläre Stabilisation hat sich aber erst mit dem Küntscher-Nagel und mit verbesserter Asepsis durchsetzen können.

Trotz unbestrittener Vorteile dieser Küntscher-Nagelung war sie aber nur bestimmten Bereichen der Diaphyse langer Röhrenknochen vorbehalten.

Die Anforderungen an den intramedullären Kraftträger:
1. Elastische Verklemmung der inneren Schiene im Knochen muß sichere Fixation der Bruchstücke erzielen lassen;
2. Das Implantat muß ausreichend dimensioniert und stabil sein;
3. Die Verhältnismäßigkeit der Mittel muß gewahrt bleiben (Nutzen-Schaden-Relation);
waren auch nach Einführung der Aufbohrung nicht immer erfüllbar. Eine ideale Verklemmung war in den langen Röhrenknochen sowieso nicht zu erwarten, da Krümmung und unterschiedliche Markraumlumina auch nach Aufbohrung nur kleinflächige Berührungspunkte zwischen Nagel und Knochen gewährleisteten.

Die Konsequenz dieses Mangels war die Fortentwicklung der Plattenosteosynthese durch die Arbeitsgemeinschaft Osteosynthese (1956). Es kam zu einer beklagenswerten Polarisation der Lehrmeinungen, welche ganze Unfallkongresse überschattete und erst in der Jetztzeit ihr Ende zu finden scheint.

Die Verbreitung und Anerkennung des 1968 von Küntscher vorgestellten Detensionsoder Trümmerbruchnagels und des von uns dann fortentwickelten Verriegelungsnagels wurde durch diese Kontroverse ganz erheblich beeinträchtigt. Im Prinzip geht es darum, in Ergänzung oder Ersatz der elastischen Verklemmung den Kraftträger durch zusätzliche Querbolzen mit den Knochenfragmenten zu verbinden.

Eine Sinterung, axiale Abknickung oder Torsion soll auf diesem Weg vermieden werden. Frakturen jenseits der proximalen oder distalen Viertelgrenze, Schräg- und Spiralbrüche sowie Stück- und Trümmerbrüche sind bevorzugtes Anwendungsgebiet. Seltene aber ideale Indikationen für die Verriegelungsnagelung stellen auch Verlängerungs- oder Derotationsosteotomien dar. Bei drohender oder erfolgter pathologischer Fraktur hat sich die Verriegelungsnagelung ebenfalls hervorragend bewährt.

In den folgenden Vorträgen werden die Anwendungsbereiche dieses Nagels aber noch sicher eingehend vorgestellt.

Übungsstabilität wird immer, häufig aber auch Belastungsstabilität erreicht.

Hefte zur Unfallheilkunde, Heft 161
Herausgegeben von J. Mockwitz u. H Contzen
© Springer-Verlag Berlin Heidelberg 1983

Der Einsatzbereich ist mit Einschränkungen sogar bis nahe an die proximalen oder distalen Querbolzen auszudehnen. Die Querbolzen, bzw. der Schrägbolzen am proximalen Femur, müssen aber möglichst im Doppel und sicher im intakten Knochen verankert sein um Biege- oder Drehmomente abzufangen und den Bruchbereich zu immobilisieren.

Unsere Straßburger Kollegen unterstreichen sogar die Notwendigkeit am proximalen Femur neben dem Schrägbolzen einen Querbolzen und am Unterschenkel einen dritten horizontalen Bolzen in frontaler Richtung einzubringen.

Daß der Verriegelungsnagel bei geeigneter Technik und ausreichender Dimension die Bruchzone immobilisiert, wird in der Praxis regelmäßig bewiesen durch die Tatsache nur geringer Callusauswüchse und kurzer Knochenheilungszeiten.

Diese praktische Erfahrung steht etwas im Gegensatz zum Ergebnis experimenteller Untersuchungen, welche wir 1975/76 mit Kollegen der Universität Zagreb durchführten. Mit anderer Versuchsanordnung ist auch die Straßburger Unfallklinik zu der Feststellung gelangt, daß der Verriegelungsnagel axiale Lasten effektiv neutralisiert, Biegebelastungen nur zu einem Teil abfangen kann und Torsionsmomenten vorwiegend nur die Verwindungsstabilität des Nagels entgegenzusetzen vermag. Diese soll beim Küntscher-Nagel geringer als beim AO-Nagel sein.

Bei diesen experimentellen Untersuchungen ist aber auch die Wirkung von Verzahnung bzw. Reibung im Bruchbereich, hervorgerufen durch Muskelvorspannung, sicherlich nicht genügend berücksichtigt worden. Die Praxis beweist uns ja auch die Stabilität des Systems.

In Abhängigkeit von Bruchformen und Lokalisation kann auch nur die einseitige Querverriegelung genügen. Diese sogenannte dynamische Form der Verriegelungsnagelung begünstigt pulsierende Druckbelastung der Bruchfläche, besonders feste Verzahnung der Bruchstücke und schnellere Knochenheilung.

Auch bei Notwendigkeit anfänglicher statischer Verriegelung, also Quer- bzw. Schrägverbolzung zu beiden Seiten der Frakturzone, ist die baldmögliche Entfernung der Bolzen einer Seite anzustreben, um eben die begünstigende Wirkung der Druckbelastung auszunutzen.

Die sogenannte Dynamisierung kann aber erst dann erfolgen, wenn eine Bruchstückverschiebung durch Torsion- oder Axialbelastung nicht mehr zu befürchten ist.

Verbindliche Richtzeiten gibt es nicht, der Röntgenbefund und die Zeichen lokaler Ruhe sind die besten Indikatoren. In aller Regel kann aber die Dynamisierung zwischen 6.−10. postoperativer Woche durchgeführt werden.

Die Bolzenentfernung sollte immer auf der Seite mit längerer und besserer Führung des Nagels angestrebt werden. Ideal wäre natürlich die proximale Entfernung, da am Femur wie an der Tibia eine Gelenkperforation bei Sinterung kaum zu erwarten wäre.

Während die ideale Druckplattenosteosynthese so gut immobilisiert, daß eine Verkittung der Bruchstücke durch Callus bzw. Geflechtsknochenbildung nicht erforderlich wird, gewährleistet der intramedulläre Kraftträger − also auch der Verriegelungsnagel − nur eine relative Stabilität. Schwingungen des Nagels im Knochen induzieren sehr früh eine Ersatzknochenbildung.

Mit der sogenannten dynamischen Verriegelung ist nach Knochenheilung durch den physiologischen Druckreiz auf eine schnelle Umwandlung im belastungsfähigen corticalen Knochen gewährleistet.

Die Technik unterscheidet sich bis zur Phase der Verriegelung nicht von der üblichen Nageltechnik. Bei Aufbohrung kann unbeschadet um 1 mm über Nageldurchmesser aufgeweitet und damit Probleme beim Einschlagen des Nagels reduziert werden. Einzelbruchstücke müssen offen reponiert, gehalten und dann aufgebohrt werden. Über Trümmerzonen wird der Bohrkopf ruhend hinweggeschoben. Von Hilfsschnitten abgesehen, können Bohrung und Lagerung aber fast immer geschlossen erfolgen. Bei Behandlung offener Frakturen werden die auch sonst üblichen Prinzipien befolgt, d.h. zweit- und drittgradig offene Frakturen werden mittels anderer Osteosyntheseverfahren versorgt.

Mit etwas Übung und räumlichen Vorstellungsvermögen lassen sich die Verriegelungsbolzen ohne große Strahlenbelastung einbringen. Der proximale Oberschenkelschrägbolzen wird mit einem leistungsfähigen Zielgerät implantiert, für die Querbolzen gibt es ebenfalls Zielgeräte, welche aber noch technische Mängel zeigen. Von erfahrenen Operateuren können sie meist durch kleine Kunstgriffe ersetzt werden.

Um im Schwenkbereich des Bildverstärkers arbeiten zu können, sollten die Achsen der Querbohrungen möglichst in Ebene der Körperachse liegen. Einer trotzdem drohenden Fehldrehung des Nagels muß unbedingt entgegengewirkt werden. Die Querbohrung erfolgt nach Hautstichincision und Justierung der Buchse entweder mit Zielgerät oder von Hand. Ein Ankörnen des Knochens mittels Pfriem oder Steinmann-Nagel kann ein Abrutschen der Bohrspitze vom runden Knochen verhindern. Die Buchse muß exakt in Achse der Lagequerbohrung justiert werden. Nach Perforation der jenseitigen Corticalis wird mit Meßinstrument der Knochenquerschnitt gemessen und ein entsprechender Bolzen eingebracht.

Es empfiehlt sich, zunächst distal zu verriegeln, da so die Möglichkeit einer Distraktion oder Stauchung besteht.

Der Gewindeteil des Bolzen muß die jenseitige Corticalis großzügig überragen, es droht sonst Lockerung. Am Unterschenkel sollte aber eine Irritation des Wadenbeinknochens vermieden werden.

Indikationen, Komplikationen, Kasuistik und experimentelle Untersuchungen werden in den folgenden Vorträgen sicher erschöpfend abgehandelt.

Im Interesse meiner Nachredner begnüge ich mich deshalb mit dieser gerafften Darstellung von Grundlagen der Verriegelungsnagelung.

Lassen Sie mich aber ein abschließendes Wort zu Konzeption dieser Methode sagen. Eine operative Methode wird nach ihrer Effektivität und Praktikabilität bewertet und findet ihren Gradmesser in Verbreitung und zeitüberdauernder Anwendung.

In den ersten Jahren haben wir uns als Einzelkämpfer in Sachen Verriegelungsnagelung manche herbe Kritik gefallen lassen müssen. Daß wir uns hier zum dritten Internationalen Symposium über den Verriegelungsnagel zusammenfinden und diese Methode in den vergangenen 15 Jahren über zahlreiche Kongresse und Publikationen ihre Verbreiterung gefunden hat, berechtigt meines Erachtens nach zu der Festellung, daß der Verriegelungsnagel einen festen Platz in der Palette unfallchirurgischer Methoden gefunden hat.

Tierexperimentelle Erfahrungen mit dem Verriegelungsnagel bei der Versorgung von Tibia-Etagenbrüchen

H. Weiß und K.P. Schmit-Neuerburg

Universitätsklinik der Gesamthochschule Essen, Abteilung für Unfallchirurgie (Direktor: Prof. Dr. K.P. Schmit-Neuerburg), Hufelandstraße 55, D-4300 Essen

Die gedeckte Marknagelung in Verriegelungstechnik ermöglicht die rotationsssichere Stabilisierung diaphysärer Mehrfragment-, Trümmer- und Stückfrakturen ohne das Risiko einer zusätzlichen Gefährdung der bereits traumatisch gestörten Mikrozirkulation isolierter Fragmente durch operationsbedingte Unterbrechung noch erhaltener periostaler Gefäßverbindungen. Während die Bedeutung des Periostes für die Callusbildung unbestritten ist, sind die Auffassungen über seine Funktion für die Revascularisation der Fragmentcorticalis nach Marknagelung noch widersprüchlich. Umstritten ist vor allem die Frage, ob die durch Trauma und Aufbohrung gestörte corticale Mikrozirkulation nur durch medulläre Gefäßregeneration wiederhergestellt werden kann (Schweiberer 1974 u. 1978; Eitel et al. 1980), oder ob auch eine „notfallmäßige" zentripetale Umkehr der Gefäßversorgung durch das periostale Versorgungsnetz möglich ist (Stürmer 1980; Hörster 1980).

Ziel der vorliegenden tierexperimentellen Untersuchung war deshalb die Beantwortung der Fragestellung, ob und in welchem Ausmaß unter Marknagelbedingungen die alleinige Erhaltung der Periost-Knochenverbindung an isolierten und avasculären Fragmenten zur Verbesserung der Fragmentvitalität beiträgt. Dazu wurden an Beagle-Hunden Tibiastückfrakturen mit einem avasculären Mittelsegment nach Aufbohrung der Markhöhle durch Verriegelungsnagelung stabilisiert, wobei die Knochenheilung röntgenologisch, Knochenumbau und Revascularisation der Corticalis histologisch quantitativ und qualitativ zur Auswertung kamen.

Material und Methode

Bei 25 ausgewachsenen Beagle-Hunden mit einem Durchschnittsalter von 5,5 (3,5–10) Jahren und einem durchschnittlichen Körpergewicht von 14,0 (9,7–18,0) kg wurden avasculäre Diaphysensegmente beider Tibien durch statische Verriegelungsnagelung stabilisiert. Nach präoperativer Sedierung mit 10 mg Azepromazin wurde die Operation in Rückenlage des Versuchstieres und intravenöser Nembutal-Anaesthesie (durchschnittlich 300–400 mg Nembutal) vorgenommen. Nach gerader Hautincision über der Streckseite des gesamten Unterschenkels erfolgte die Präparation des mittleren Tibiaschaftes epiperiostal durch stumpfe Lösung der Periost-Weichteilverbindungen unter sorgfältiger Schonung des Periost-Knochenkontaktes. Nach Festlegung der Osteotomieebenen unter Verwendung einer Schablone mit 1,5 cm Kantenlänge wurde zunächst die proximale Osteotomie gesetzt. Ausgiebige Kürettage der proximalen und distalen Markhöhle, die anschließend retrograd mit handelsüblichen Metallbohrern in kleinsten Schritten von 0,1 mm bei kurzen Bohrperioden und kontinuierlicher Spülung mit Ringer-Lösung aufgebohrt

Hefte zur Unfallheilkunde, Heft 161
Herausgegeben von J Mockwitz u. H Contzen
© Springer-Verlag Berlin Heidelberg 1983

wurde. Hitze- und Druckentwicklung im Markraum konnte bei dieser Bohrtechnik sicher vermieden werden. Nach Beendigung des Aufbohrens der Markhöhle wurde die distale Osteotomie gesetzt und das so entstandene Schaftsegment unter Erhaltung der Periost-Knochenverbindung gänzlich aus dem restlichen Weichteilverbund gelöst und explantiert. In getrennten Versuchsserien wurden die Schaftsegmente beider Tibien entweder zusätzlich deperiostiert oder mit unversehrtem Periost replantiert (Abb. 1). Nach Fibularesektion und Einpassen des Schaftsgementes erfolgte die Stabilisierung der Tibiastückfraktur mit durchschnittlich 6,2 mm dicken und 110–120 mm langen geraden Marknägeln, die bezüglich Formgebung und Materialeigenschaften handelsüblichen AO-Nägel entsprachen. Der Marknagel wurde per Hand mit einem aufgesetzten Zielgerät zum Auffinden der Verriegelungslöcher vom Schienbeinkopf aus eingeführt. Die Rotationsstabilisierung erfolgte mit je 2 kleinen 2,7 mm Corticalisschrauben im proximalen und distalen Hauptfragment im Sinne einer statischen Verriegelung. Alle in dieser Weise an beiden Tibien identisch durchgeführten Marknagel-Osteosynthesen waren rotationsstabil und belastbar. Schematische Darstellung und ein typisches postoperatives Röntgenbild nach Osteosynthese sind in Abb. 2 wiedergegeben. Bei offener Wundbehandlung belasteten die Tiere in der Regel schon am 1. Tag beide Hinderläufe gleichmäßig und erreichten nach 3–4 Tagen ein normales Gangbild.

Während des Versuchsverlaufes polychrome Sequenzmarkierung zur Darstellung der zeitlichen und räumlichen Knochenumbauvorgänge mit 4 intravenös verabreichten Fluores-

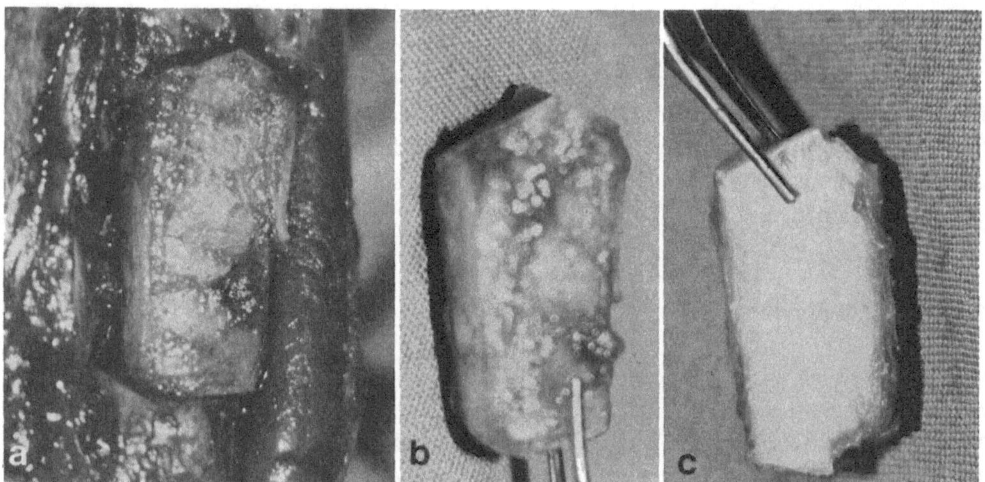

Abb. 1a–c. Operationssitus bei Verriegelungsnagelung einer Tibia-Stückfraktur am Beagle-Hund. a Epiperiostale Freilegung des mittleren Tibiaschaftes, V-förmige Doppelosteotomie proximal und distal nach vorherigem Aufbohren der Markhöhle. Die V-Form der Osteotomie wurde zur zusätzlichen Sicherung des diaphysären Schaftsegmentes (1,5 cm Kantenlänge) gegen Rotation gewählt. Sorgfältige Schonung des Periost-Knochenkontaktes, b Explantiertes diaphysäres Schaftsegment mit haftendem Periost. Anschließende Replantation und Marknagelstabilisierung, c Explantiertes und in einer getrennten Serie zusätzlich komplett deperiostiertes mittleres Schaftsegment. Replantation und Stabilisierung im deperiostierten Zustand. Identisches Vorgehen an jeweils beiden Tibien eines Versuchstieres

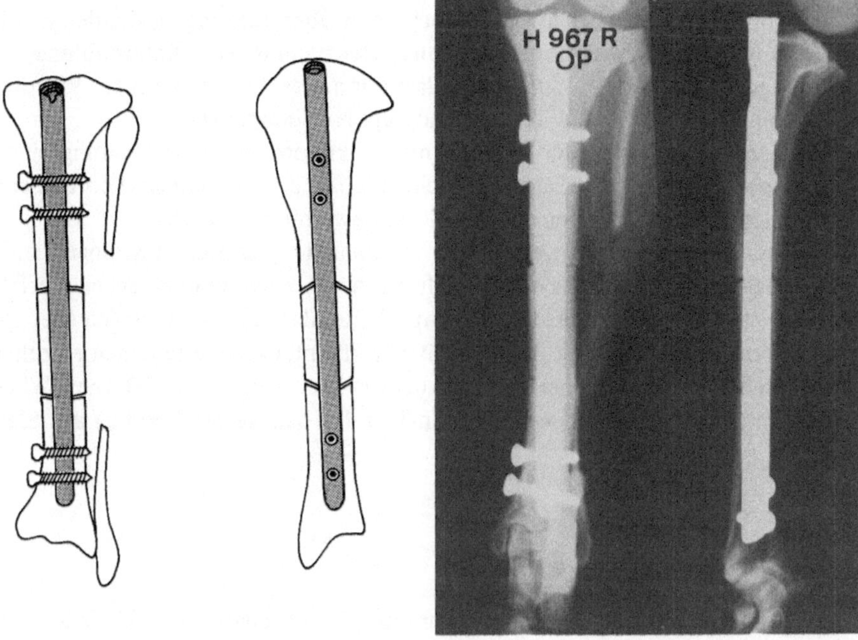

Abb. 2. Schematische Darstellung und postoperatives Röntgenbild der Stabilisierung von Stückbrüchen mit einem avasculären mittleren Schaftsegment an beiden Tibien von Beagle-Hunden durch Verriegelungsnagelung. Durch 2 quere Verriegelungsschrauben (2,7 mm Corticalis) im proximalen und distalen Hauptfragment wird eine rotationsstabile und belastbare Osteosynthese erreicht. Miniatur-Marknagel von 6 mm Dicke und 110 mm Länge, in Formgebung und Materialeigenschaften handelsüblichen Marknägeln (AO) entsprechend

cenzfarbstoffen: Xylenol-Orange (90 mg/kg 2. Wo.), Calcein-Grün (10 mg/kg 4. Wo.), Alizarin-Complexon (30 mg/kg 6. Wo.), Tetracyclin (25 mg/kg 8. Wo.). Röntgen-Kontrollen beider Tibien in 2 Ebenen in 2wöchentlichen Abständen. Bei Versuchsende nach 8 Wochen intravitale Gefäßfüllung mit Tusche nach der von Goethman beschriebenen Methode, Faxitron-Röntgenaufnahmen aller explantierten Tibien mit und ohne Implantat sowie anschließende histologische Aufarbeitung der unentkalkten mittleren Tibiadrittel nach Metacrylat-Einbettung. Herstellung von 400 μ dicken Sägeschnitten für Durch- oder Auflichtmikroskopie, Weiterverarbeitung dieser Serien-Querschnitte zu 70 μ dicken Knochenschliffen für Mikroradiographie und Mikroangiographie nach der von Stürmer angegebenen Methode.

Die Beurteilung der röntgenologischen Abheilungsergebnisse nach Verriegelungsnagel-Osteosynthese erfolgt anhand der Faxitron-Röntgenaufnahmen aller implantatfreien Tibien bei Versuchsabschluß durch 3 unabhängige Gutachter. Zur Bewertung der Einheilung des devascularisierten Schaftssegmentes wurde zwischen verschiedenen knöchernen Heilungsstadien der Osteotomien unterschieden, wobei unter „knöcherner Heilung" die sichere callöse Überbrückung des Osteotomiespaltes in beiden Röntgenebenen, „verzögerte Heilung" ein teilweise durch Callus überbrückter aber noch gut erkennbarer Osteotomiespalt und unter „Pseudarthrose" ein in beiden Ebenen durchgehender und scharf begrenzter Osteotomiespalt ohne Zeichen einer knöchernen Überbrückung verstanden wurde.

Zur qualitativen histomorphologischen Beurteilung von Callusbildung, Osteotomieheilung, Knochenumbau und Revascularisation des Cortex wurden Mikroradiographie, Fluorescenzmikroskopie und Tuscheangiographie herangezogen.

Die Serien-Histologie aller Mittelsegmente konnte unter Anwendung eines speziellen Verfahrens zur Morphometrie von Knochenumbau und Angiometrie corticaler Gefäße von unentkalten Knochenschliffen quantitativ ausgewertet werden [8].

Zur statistischen Überprüfung der erhaltenen quantitativ-histologischen Ergebnisse wurden sämtliche Vergleiche von Mittelwerten mit nichtparametrischen Verfahren durchgeführt, um bei den relativ kleinen Stichprobenumfängen von Aussagen über spezielle Verteilungsformen unabhängiger zu sein. Mittelwertsunterschiede zwischen einzelnen Gruppen wurden daher im verbundenen Fall mit dem U-Test nach Mann, Whitney, Wilcoxon sowie im verbundenen Fall mit dem Wilcoxon-Test für paarige Stichproben auf Signifikanz geprüft.

Ergebnisse

Von 25 operierten Versuchstieren konnten 15 mit beidseits infektfreiem Verlauf und anhaltender Stabilität der Verriegelungsnagelung während der 8wöchigen Versuchsdauer ausgewertet werden. 10 Versuchstiere wurden von der Versuchsauswertung ausgeschlossen, davon 6 Hunde mit beidseitigem Knocheninfekt, 2 Hunde mit einseitigem Knocheninfekt, 1 Hund mit Metallockerung ohne Infekt, 1 Hund mit vorzeitigem Versuchsabbruch nach 4 Wochen. Die im Folgenden dargestellten röntgenologischen und histologischen Ergebnisse beziehen sich daher auf 15 Hunde mit infektfreien und stabilen Marknagel-Osteosynthesen, davon 9 Hunde mit beidseits periostfreien und 6 Hunde mit beidseits periostbedeckten devascularisierten Corticalissegmenten.

Röntgenologisches Ergebnis

Die Auswertung bezieht sich auf 60 Osteotomien bei 30 Marknagelosteosynthesen an 15 Hunden. Trotz fehlender Längskompression infolge statischer Verriegelung lag von den 60 Osteotomien eine vollständige knöcherne Heilung bei 28 (46,7%), verzögerte Heilung bei 18 (30,0%) und eine Pseudarthrose bei 14 (23,3%) aller Osteotomien vor. Bei 36 Osteotomien (9 Hunde) mit periostfreien Schaftsegmenten war eine vollständige knöcherne Heilung bei 12 (33,3%), verzögerte Heilung bei 15 (41,7%) und Pseudarthrosen bei 9 (25,0%) zu beobachten. Deutlich günstigere röntgenologische Ausheilungsergebnisse wurden bei Osteosynthesen mit periostbedeckten Mittelsegmenten gefunden. Dabei war von 24 Osteotomien (6 Hunde) eine vollständig knöcherne Heilung bei 16 (66,7%), eine verzögerte Heilung bei 3 (12,5%) und Pseudarthrosen bei 5 (20,8%) Osteotomien zu beobachten. Das Ergebnis zeigt vor allem einen deutlichen Unterschied der geheilten Osteotomien mit 66,7% bei periostbedeckten Schaftsegmenten gegenüber nur 33,3% bei periostfreien Segmenten. Das jeweils günstigste röntgenologische Ausheilungsergebnis aus beiden

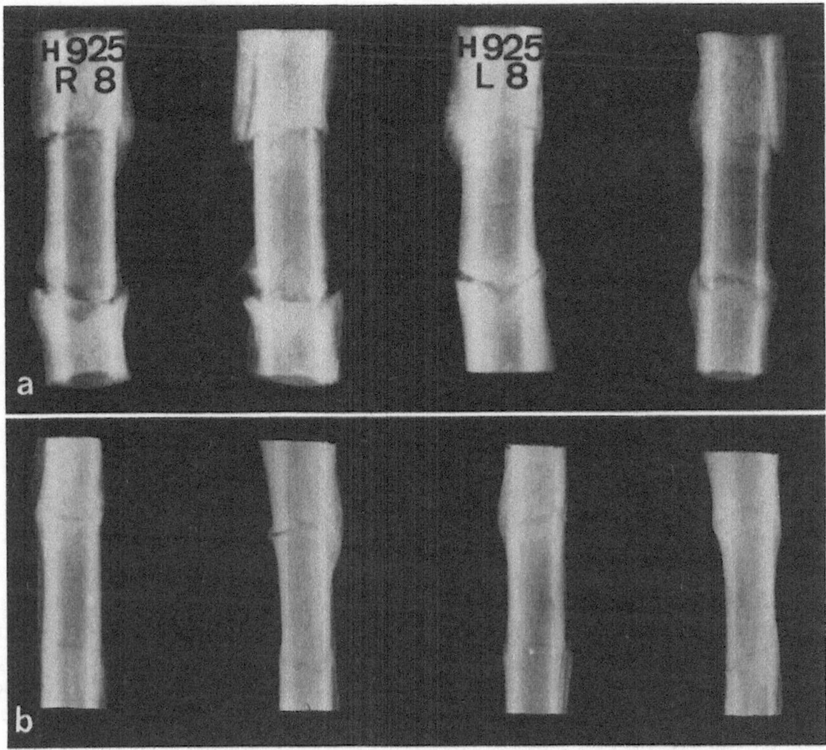

Abb. 3a, b. Typische röntgenologische Ausheilungsergebnisse 8 Wochen nach Verriegelungsnagelung von Stückfrakturen der Beagle-Tibia an beiden Hinterläufen. **a** Ausheilungsergebnis
bei deperiostiertem diaphysären Schaftsegment. Verzögerte Osteotomieheilung mit inkom-
pletter callöser Überbrückung des noch erkennbaren Osteotomiespaltes, **b** Vollständige
knöcherne Überbrückung der proximalen und distalen Osteotomie bei erhaltenem Periost
am diaphysären Schaftsegment. Kaum mehr erkennbarer Osteotomiespalt. Regelrechte
Corticalisstruktur der angrenzenden Hauptfragmente und des Mittelsegmentes. Im Vergleich
zum deperiostierten Schaftsegment weiter fortgeschrittene Knochenheilung

Vergleichsgruppen (periostfreie − periostbedeckte Schaftsegmente) ist in Abb. 3 dargestellt und verdeutlicht den Unterschied zugunsten der Periosterhaltung.

Qualitativ-histologische Ergebnisse

Im proximalen Hauptfragment ist im Bereich der sich erweiternden Markhöhle die von
Schweiberer mehrfach beschriebene medulläre Revascularisation mit Wiederherstellung der
physiologischen zentrifugal gerichteten Blutversorgung durch radiär einsprossende Gefäße
eindeutig nachweisbar (Abb. 4). Besonders ausgeprägt ist das medulläre Gefäßnetz in den
vom Aufbohren ausgespart gebliebenen Buchten der ursprünglich dreieckigen und sich in
diesem Bereich bereits trichterförmig erweiternden Markhöhle des proximalen Knochenrohres. 2/3 der Corticalis wird hier von medullären Gefäßen erreicht, während periostale

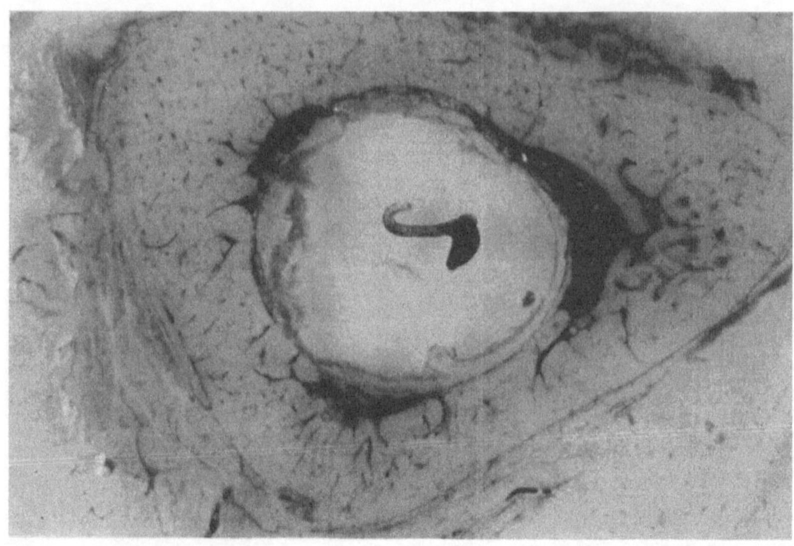

Abb. 4. Mikroangiographie proximales Hauptfragment, 400 μ-Sägeschnitt. Wiederherge-
stellte Blutversorgung der gesamten Corticalis durch ein regeneriertes medulläres Gefäßnetz mit radiär einstrahlenden Gefäßästen. Kräftige Ausbildung der Gefäße, vor allem in
den dreieckigen Buchten der Markhöhle, die vom Aufbohren ausgespart blieben. Vasculari-
sation nur der äußeren Cortexzonen durch periostale Gefäße. Gefäßfüllung durch Tusche.
Durchsichtsmikroskopie, Vergr. 4fach

Gefäße nur in den äußeren Randzonen der Knochencompacta sichtbar sind und im pro-
ximalen Hauftfragment nur unwesentlich zur Versorgung der Corticalis beitragen. Die
Fluorescenzdarstellung (Abb. 5) zeigt, daß simultan periostal und endostal ein Haversscher
Knochenumbau mit gleichmäßiger Verteilung der umgebauten Osteone über die gesamte
Corticalisbreite einsetzt. Knochenneubildung in den Resorptionshöhlen der Umbauein-
heiten ist bereits nach 2—4 Wochen nachweisbar.
Völlig anders dagegen ist die Situation im primär avasculären Mittelsegment. Hier ist nur
in einzelnen Fällen eine allenfalls spärliche medulläre Gefäßregeneration erkennbar, dagegen
finden sich ausschließlich von periostal einsprossende Gefäße in regional unterschiedlicher
Ausdehnung. Der innere Cortexring bleibt meist konstant avasculär. Dieser Revascularisierungs-Modus ist prinzipiell bei allen Mittelsegmenten unabhängig von erhaltenem oder
entferntem Periost gleich (Abb. 6). Mikroradiographie (Abb. 7) und Fluorescenz-Darstellung
(Abb. 8) lassen Haversschen Knochenumbau und Knochenneubildung nur in den periostal
gelegenen Resorptionshöhlen erkennen, während zentral noch keinerlei Knochenumbau-
aktivität nachweisbar ist. Bei gleichmäßigem Fortschreiten der Umbautätigkeit von peripher
nach zentral entsteht eine klar abgrenzbare Front von Resorptionshöhlen. Die Fluorescenz-
Darstellung (Abb. 8) verdeutlicht eindrucksvoll den zeitlich von periostal nach zentral
fortschreitenden Haversschen Umbau. Es läßt sich somit feststellen, daß im Mittelsegment
mit enger Markhöhle und unmittelbar am Knochen anliegendem Marknagel Revascularisation und Knochenumbau zweifelsfrei in zentripetaler Richtung laufen, während proximal
und distal im Bereich der sich erweiternden Markhöhle nach medullärer Gefäßregeneration

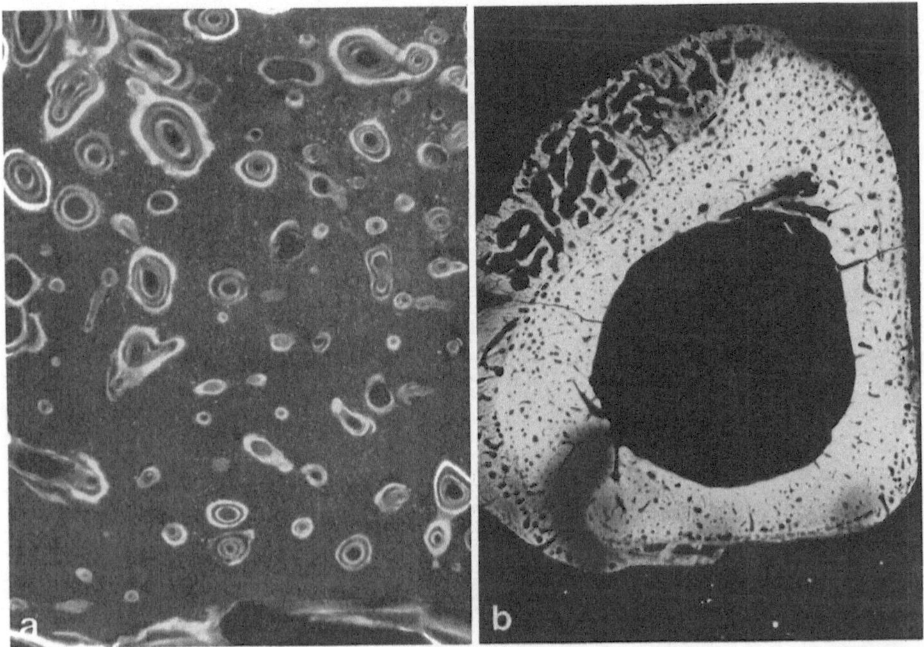

Abb. 5a, b. Reger Haversscher Knochenumbau in allen Corticalisschichten des proximalen Hauptfragmentes. **a** Querschnitt 70 μ, polychrome Fluorescenzmarkierung. 3fach markierte Osteone in allen Cortexschichten, wobei in den periostalen Bereichen (*oberer Bildrand*) ein etwas intensiverer Umbau zu erkennen ist. Die äußeren Markierungsringe der 3fach markierten Osteone entsprechen der Fluorescenzmarkierung in der 4. Woche (Calcein-Grün). Knochenneubildung findet deshalb bereits in allen Cortexschichten zwischen der 2. und 4. Woche statt. Vergr. 8fach, **b** Übersichtsmikroradiographie proximales Hauptfragment. Querschnitt 70 μ. Haversscher Knochenumbau im gesamten Cortex von regional unterschiedlicher Intensität. Callusbildung nur im Bereich der dorsalen Tibiafläche und der dorsolateralen Tibiakante. Vergr. 4fach

die Revascularisation und der Haverssche Umbau des Cortex in zentrifugaler Richtung stattfinden.

Quantitativ-histologische Ergebnisse

Die Frage nach dem Einfluß einer Periosterhaltung auf die Knochenheilung wurde durch Morphometrie von Knochenumbau und Revascularisation im Cortex der periostbedeckten bzw. periostfreien Mittelsegmente untersucht. Die Vergleichsanalyse zwischen den beiden Versuchsgruppen mit und ohne Periost basiert auf den Ergebnissen der Morphometrie und Angiometrie der Corticalis avasculärer Schaftsegmente. Für die Auswertung von Knochenumbau konnten 18 Schaftsegmente ohne Periostdeckung (9 Versuchstiere) und 9 Schaftsegmente mit Periostdeckung (5 Versuchstiere) herangezogen werden. Für den quantitativen Vergleich der Revascularisation des Cortex konnten 14 Schaftsegmente ohne Periostdeckung (7 Hunde) und 7 Schaftsegmente mit Periostdeckung (4 Hunde) herangezogen werden.

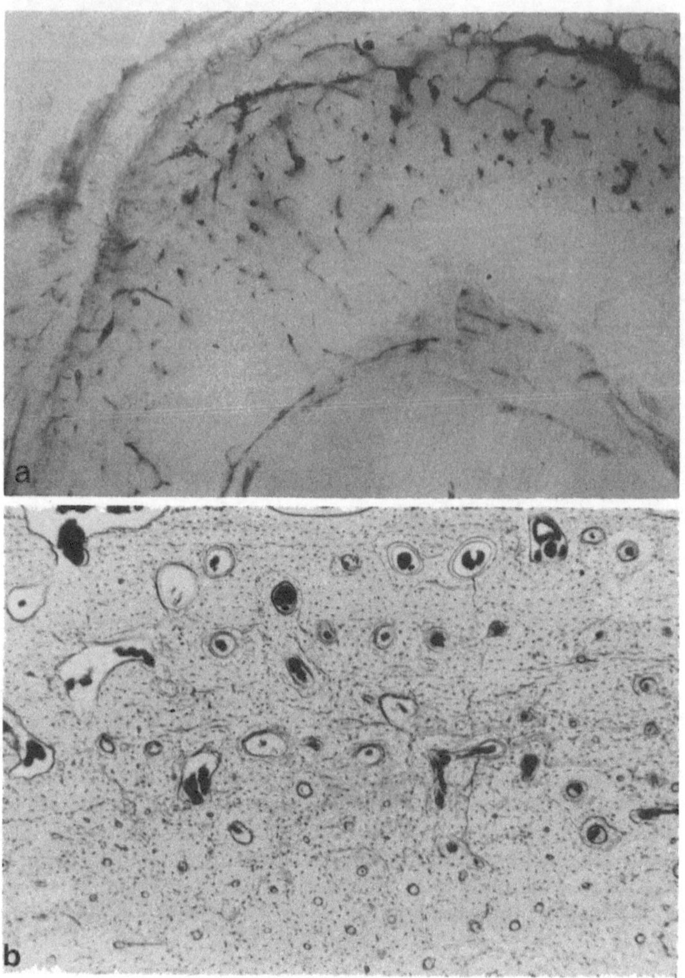

Abb. 6a, b. Mikroangiographie der Corticalis des Mittelsegmentes 8 Wochen nach Verriegelungsnagelung. Gefäßfüllung mit Tusche. **a** Querschnitt 400 μ. Keine medulläre Gefäßregeneration. Nur teilweise vorhandene Revascularisation der äußeren Cortexhälfte durch periostalen Gefäßanschluß. Avasculärer innerer Knochenzylinder. Gut vascularisierter periostaler Callus, **b** Ausschnitt aus Abb. 6a. Knochenschliff 70 μ. Gut abgrenzbare Haverssche Gefäße in der äußeren Cortexhälfte sowohl in Resorptionshöhlen wie in Sekundärosteonen. Keine Tuschefüllung in den Zentralkanälen der Osteone des inneren Cortex. Ausschließlich periostale Revascularisation. Vergr. 6fach

Der vom Haversschen Knochenumbau eingenommene Corticalisanteil betrug bei 18 periostfreien Schaftsegmenten durchschnittlich 50,3%, dagegen bei 9 periostbedeckten Schaftsegmenten durchschnittlich 67,3%. Der Unterschied ist statistisch mit p $<$ 0,05 signifikant (Abb. 9 u. 10). Ausgehend vom Knochenumbau in deperiostierten Mittelsegmenten beträgt danach die durchschnittliche Zunahme an umgebauter Cortexfläche durch Periosterhaltung 33,8%.

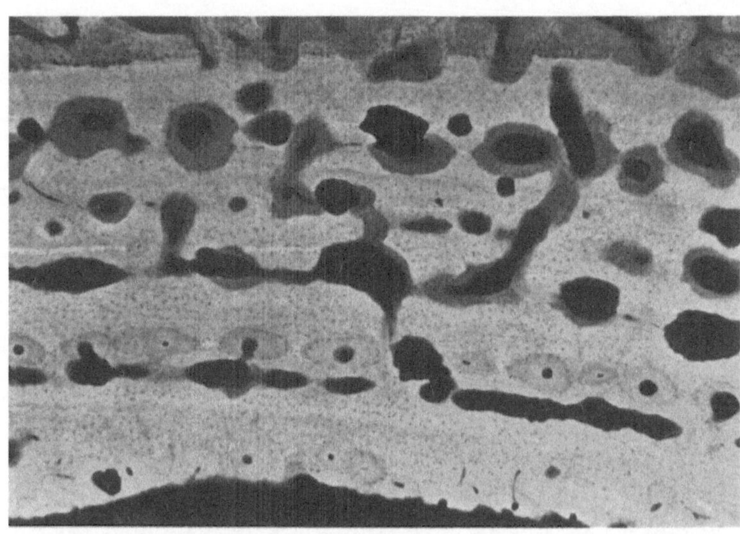

Abb. 7. Mikroradiographie eines Mittelsegmentes mit Periost. Querschnitt 70 μ. Die Knochenneubildung in den Resorptionshöhlen — erkenntlich an den dunkelgrauen Appositionsbanden — ist subperiostal am weitesten fortgeschritten und nimmt kontinuierlich zur Markhöhle hin ab. Die markraumnahen Resorptionshöhlen zeigen noch keine Knochenneubildung. Subperiostal beginnend rückt die Front des Haversschen Knochenumbaus kontinuierlich in zentripetaler Richtung vor. Vergr. 6fach

Der Anteil vascularisierter Cortexzonen am Gesamtcortex betrug bei 14 periostfreien Mittelsegmenten durchschnittlich 36,4%, dagegen bei 7 Mittelsegmenten mit erhaltenem Periost 53,9%. Der Unterschied ist statistisch mit $p < 0,05$ signifikant (Abb. 11). Ausgehend von dem revascularisierten Corticalisanteil periostfreier Mittelsegmente betrug danach die Zunahme an revascularisiertem Cortex durch Periosterhaltung durchschnittlich 48,2%.

Zusammenfassung

Trotz zahlreicher experimenteller Untersuchungen über die Gefäßversorgung des diaphysären Röhrenknochens ist der Revascularisierungs-Modus gefäßloser Schaftabschnitte nach Zerstörung der periostalen und medullären Gefäßversorgung bei Mehrfragment- und Stückbrüchen nicht restlost geklärt. Insbesondere ist die Frage offen, ob die Erhaltung des Periostes trotz Unterbrechung der Gefäßverbindung zwischen Periost und Weichteilmantel eine wesentliche Voraussetzung für den periostalen Revascularisierungs-Modus darstellt oder lediglich als strukturbildendes Organ der chondrodesmalen Ossifikationsform für die Callusbildung am Frakturspalt eine Rolle spielt. Anhand einer experimentellen Untersuchungsserie von identischen, an beiden Hinterläufen von 15 ausgewachsenen Beagle-Hunden durchgeführten Verriegelungsnagelungen bei Tibia-Stückfrakturen mit einem avaskulären, diaphysären Etagenfragment konnte durch quantitativ-histologische Methoden nachgewiesen werden, daß bei erhaltener Periostdeckung der diaphysären Schaftsegmente neben Callusbildung auch die periostale Revascularisierung und der Knochenumbau günstig beeinflußt

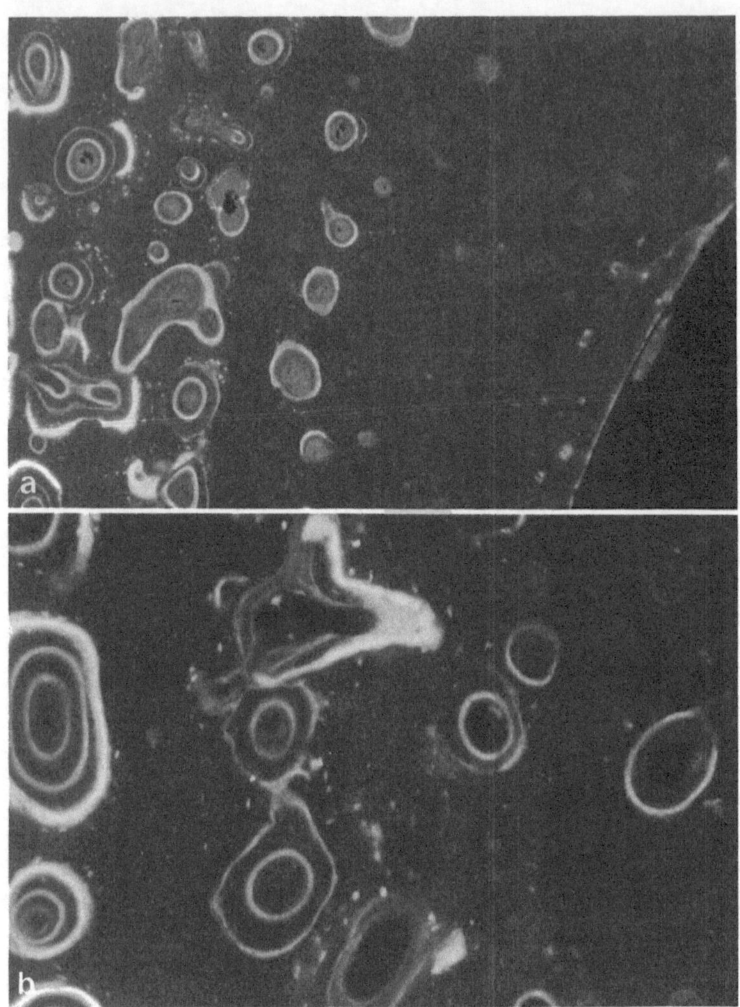

Abb. 8a, b. Fluorescenzmarkierung avasculäres Mittelsegment, 8 Wochen, Querschnitt 70 μ.
a Sekundärosteone mit Markierungsringen nur in der äußeren Cortexhälfte. Reaktionsloser
markraumnaher Knochen. Vergr. 8fach, **b** Gleiches Präparat wie Abb. 8a, Vergr. 16fach.
Querschnitt 70 μ. Die 3fach markierten Osteone subperiostal (*linker Bildrand*), 2fach markierten Osteone weiter zentral und Osteone mit nur einer Farbmarkierung am Übergang
zum reaktionslosen inneren Knochenzylinder (*rechter Bildrand*) zeigen den zeitlichen
Ablauf und das kontinuierliche Vorrücken des Haversschen Knochenumbaus von periostal
nach zentral im primär avasculären Cortexring des Mittelsegmentes

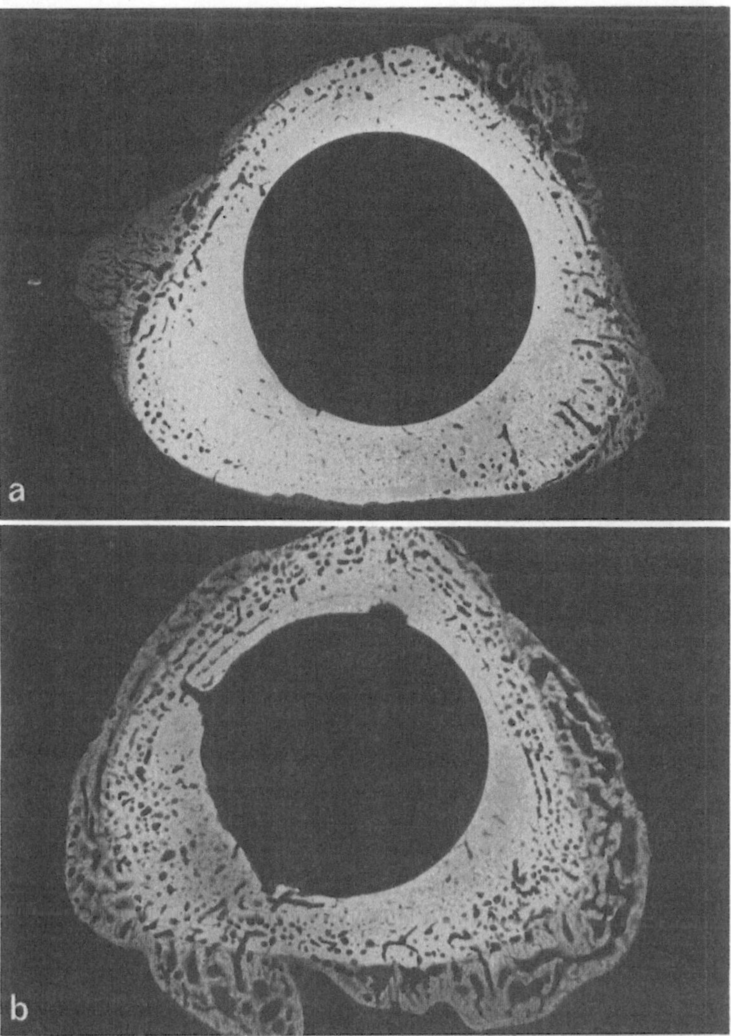

Abb. 9a, b. Übersichtsmikroradiographien von avasculären Mittelsegmenten mit unterschiedlich weit von periostal nach zentral fortgeschrittenem Haversschen Knochenumbau, 8 Wochen postoperativ. **a** Mittelsegment ohne Periost. Spärlicher Knochenumbau nur in den äußeren Cortexschichten, während der übrige Knochen reaktionslos und ohne Zeichen eines Haversschen Knochenumbaus ist. Vergr. 2fach, **b** Mittelsegment mit Periost, Querschnitt 70 μ. Im Vergleich zum periostfreien Mittelsegment (Abb. 9a) deutlich weiter nach zentral vorgerückte Front der Resorptionshöhlen mit intensivem Haversschen Knochenumbau in der äußeren Cortexhälfte. Teilweise erreichte der Umbau bereits die Markhöhle. Vergr. 2fach

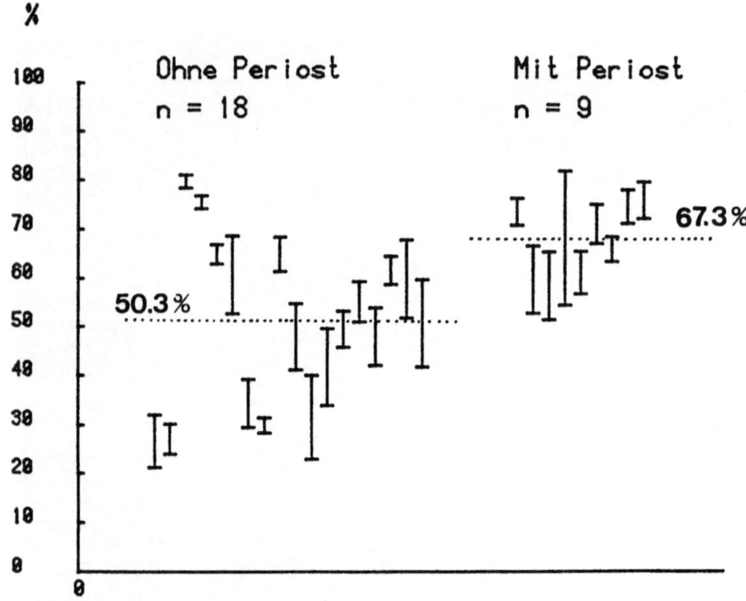

Abb. 10. Ergebnis der Morphometrie des Knochenumbaus im Vergleich zwischen Schaft-segmenten mit und ohne Periost. Der prozentuale Anteil an umgebauten Cortex beträgt in der Gruppe ohne Periost im Mittel 50,3%, in der Gruppe mit Periost dagegen 67,3%. Der Unterschied ist mit p < 0,05 statistisch signifikant. Dargestellt sind im Diagramm die Mittel-werte mit Standardabweichung aus durchschnittlich 12–16 ausgewerteten Serienschnitten eines Schaftsegmentes

wird. Die Periosterhaltung bewirkt eine statistisch signifikante Zunahme an revasculari-siertem Cortex von durchschnittlich 48,2% und eine Zunahme an umgebautem Cortex von durchschnittlich 33,8%. Die nachgewiesene Revitalisierung durch periostalen Gefäßan-schluß mit Revascularisierung und Haversschem Knochenumbau in zentripetaler Richtung bedeutet, daß dem biomechanisch günstigeren intramedullären Kraftträger bei diaphysären Mehrfragment- und Stückfrakturen dann der Vorzug gegeben werden sollte, wenn eine aus-reichende Stabilität z.B. durch Verriegelung auch bei diesen Frakturformen erzielt werden kann. Die Erhaltung der Fragmentvitalität ist beim geschlossenen Verfahren der Marknage-lung auch unter den Bedingungen einer verzögerten medullären Revascularisation eher gewährleistet als bei Plattenstabilisierung nach offener Reposition mit Verlust von Periost-Knochenverbindungen.

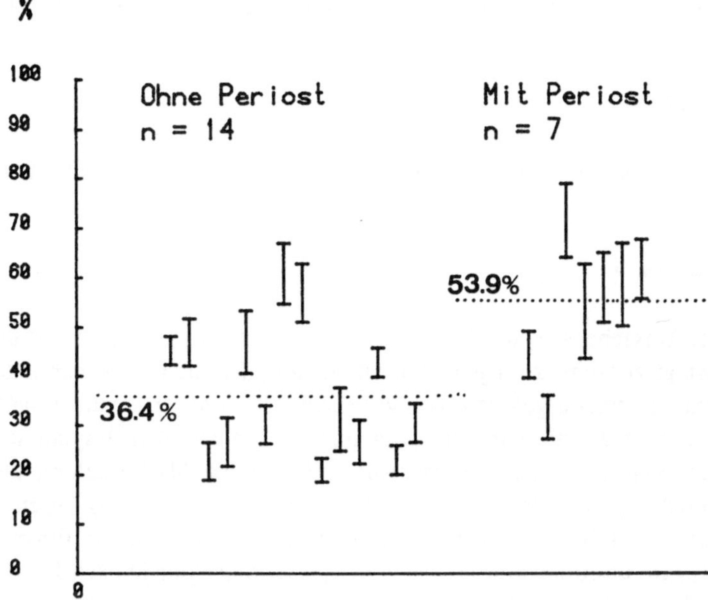

Abb. 11. Ergebnis der Angiometrie corticaler Revascularisation beim Vergleich zwischen Schaftsegmenten mit und ohne Periost. Der revascularisierte Cortexanteil beträgt in der Gruppe ohne Periost durchschnittlich 36,4%, in der Gruppe mit Periost dagegen 53,9%. Der Unterschied ist statistisch mit p < 0,05 signifikant. Graphisch dargestellt sind Mittelwert und Standardabweichung von durchschnittlich 12–16 Serienschnitten eines Schaftsegmentes

Literatur

1. Eitel F, Schenk KR, Schweiberer L (1980) Corticale Revitalisierung nach Marknagelung an der Hundetibia. Unfallheilkunde 83:202
2. Goethman L (1961) The Normal Arterial Pattern of the Rabbits Tibia, a Microangiographic Study. Acta Chir Scand 120:201
3. Hoerster G, Boehm E (1980) Corticale Durchblutungsstörung nach Fraktur und Osteosynthese. Hefte Unfallheilkd 153:17
4. Schweiberer L, Dambe LT, Eitel F, Klapp F (1974) Revascularisation der Tibia nach konservativer und operativer Frakturbehandlung. Hefte Unfallheilkd 119:18
5. Schweiberer L (1978) Nekrosepseudarthrose. Unfallheilkunde 81:228
6. Stürmer KM, Schuchardt W (1980) Neue Aspekte der gedeckten Marknagelung und des Aufbohrens im Tierexperiment. III. Knochenheilung, Gefäßversorgung und Knochenumbau. Unfallheilkunde 83:433
7. Stürmer KM (1979) Vollautomatische Herstellung von Knochenschliffen bei exakter Dickeneinstellung. Acta Anat 103:100
8. Weiß H, Schmit-Neuerburg KP (1981) Eine neue Methode zur quantitativen Bestimmung der Revaskularisation des Knochens. Hefte Unfallheilkd, Kongreßband 1981

Grundlagen der Verriegelungsnagelung – Biomechanische Grundlagen

V. Vécsei

I. Universitätsklinik für Unfallchirurgie, Alser Straße 4, A-1090 Wien

Einleitung

Die Tatsache, daß für die Verriegelungsnagelung Marknägel und Bolzen verwendet werden, zwingt zunächst zum gedanklichen Schluß, daß die Biomechanik der Verriegelungsnagelung und der Marknagelung etwas grundsätzlich identisches zum Inhalt haben muß. Analysiert man aber das mechanische Zusammenwirken zwischen Implantat und Knochen, so offenbart sich bald der Unterschied: während die Marknagelung die Wiederherstellung des Knochenrohres als krafttragendes Element anstrebt, das gegen Seitwärtsverschiebungen durch den Nagel, gegen Rotationsverschiebungen, durch Fragmentverzahnung gesichert ist, wird das Implantat bei der Verriegelungsnagelung je nach Frakturform und Lokalisation als Element der Lastaufnahme und -übertragung beansprucht.

Die Stufen der mechanischen Materialbeanspruchung sind:

Marknagelung → dynamische Verriegelungsnagelung → statische Verriegelungsnagelung.

Prüfobjekt

Um die Eignungsfähigkeit der Verriegelungsnagelung zu untersuchen, genügt es, die schwächste Spielart, das ist die statische Verriegelungsnagelung mit diaphysärem Defekt, auszuwählen.

In der Anwendung der Steifigkeitsanalyse müßte in diesem Fall $P = P\mathrm{Implantat} + P\mathrm{Knochen} \rightarrow P = P\mathrm{Implantat} + 0 \rightarrow P = P\mathrm{Implantat}$ sein.

Einfacher ausgedrückt: die Lastübertragung erfolgt ausschließlich über das Implantat. Um die Belastungsfähigkeit des Implantates zu erfassen, haben wir drei verschiedene Nagelprofile vergleichenden Biege- und Torsionsversuchen unterzogen[1]:

a) Kleeblattprofil mit Schlitz ϕ 11 x 1,5 mm (Werkstoff 1.4435);

b) Rohrprofil ϕ 11 x 1,5 mm (Werkstoff 1.4571);

c) Kleeblattprofil ohne Schlitz ϕ 11 x 1,5 mm (Werkstoff 1.4435).

---

[1] Die Untersuchungen wurden an der Fachhochschule Kiel, Fachbereich Technik, Gemeinschaftsinstitut für anwendungsbezogene Forschung, Laboratorium für Werkstoffprüfung (Leitung Dipl.-Ing. Kohz) vorgenommen. Für die Zusammenarbeit danke ich Herrn H. Harder, Howmedica International, Zweigniederlassung Kiel

Hefte zur Unfallheilkunde, Heft 161
Herausgegeben von J. Mockwitz u. H. Contzen
© Springer-Verlag Berlin Heidelberg 1983

Durchführung und Ergebnisse

Biegung

Die Biegeversuche wurden auf einer hydraulischen Materialprüfmaschine mit einer 4-Punkte-Biegeeinrichtung durchgeführt (Abb. 1).

Gemessen wurden die Supportverschiebung, das Widerstandsmoment auf Druck und Zug und die Biegekraft. Errechnet wurden das Biegemoment, die Biegespannung.

Die Werte für Biegekraft, Biegemoment, Widerstandsmoment, Biegespannung und Supportverschiebung sind in Tabelle 1 aufgeführt.

Ergebnis: Das Kleeblattprofil erträgt die höchsten Biegemomente (Abb. 2).

Torsion

Bei den Torsionsversuchen wurde das notwendige Drehmoment in Abhängigkeit vom Torsionswinkel gemessen. Als Kraftmesser wurde eine Federwaage benutzt. Zur Aufnahme der Profile in ein Vierbackenfutter wurde einseitig ein kurzes Stahlstück angeschweißt. Die Versuchsanordnung zeigt Abb. 3. Die Ergebnisse sind tabellarisch in Tabelle 2 zusammengestellt.

Ergebnis: Das Rohrprofil besitzt die größte Torsionssteifigkeit, gefolgt vom Kleeblattprofil ohne Schlitz. Das Kleeblattprofil mit Schlitz erreicht schon bei viel geringeren Drehmomenten sehr große Torsionswinkel.

Dauerschwingversuch (Wechselbiegebeanspruchung, Mittelspannung $6_m = 0$)

Die Nägel mit Kleeblattprofil und einem Durchmesser von 11, 12 und 13 mm mit einer Wandstärke von 1,5 mm und einer Schlitzbreite von 3 mm zeigten nach einer Lastspielzahl

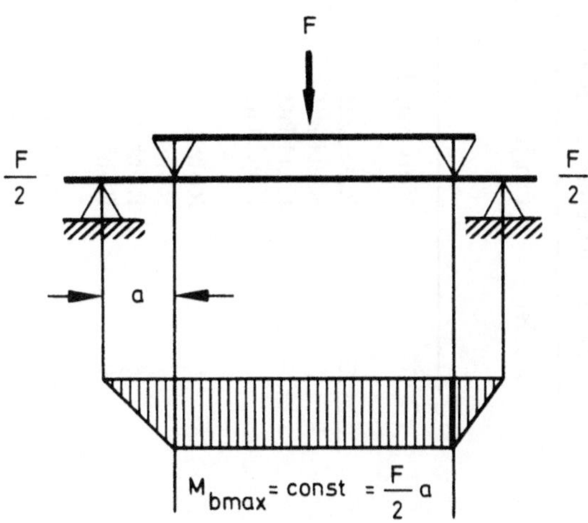

Abb. 1. Verlauf des Biegemoments Mb
bei einer Vierpunktauflage

Tabelle 1. Ergebnis der Biegeversuche bei verschiedenen Nagelprofilen

Lfd. Nr.	Profil	Biegekraft (N)	Biegemoment (Nm)	Widerstandsmoment Druck (mm^3)	Zug (mm^3)	Biegespannung (Nm^{-2})	Support-verschiebung (mm)
1	Vorversuch						
2	Kleeblatt	3750	56,3	69	60	937	1,5
3	Kleeblatt	3750	56,3	69	60	937	1,5
4	Kleeblatt	3750	56,3	69	60	937	1,6
5	Kleeblatt	3850	57,8	69	60	963	1,55
6	Rohr	2450	36,8	94		391	0,75
7	Rohr	2600	39	94		415	0,8
8	Rohr	2500	37,5	94		399	0,8
9	Rohr	2400	36	94		383	0,75
10	Kleeblatt o. Schlitz	3400	51	64	95	797	1,05
11	Kleeblatt o. Schlitz	3500	52,5	64	95	820	1,0
12	Kleeblatt o. Schlitz	3750	56,3	64	95	879	1,1

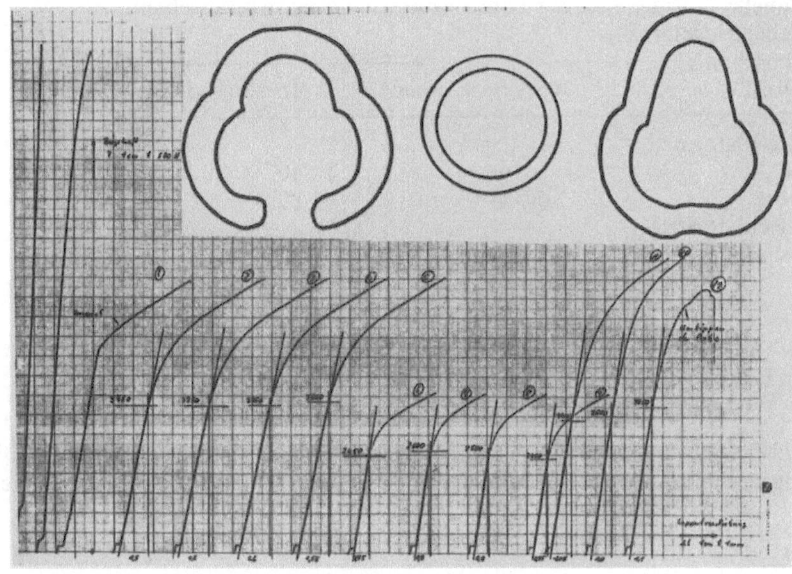

Abb. 2. Diagramm der Biegeversuche bei verschiedenen Nagelprofilen. Die Werte der bleibenden Deformierung sind eingetragen

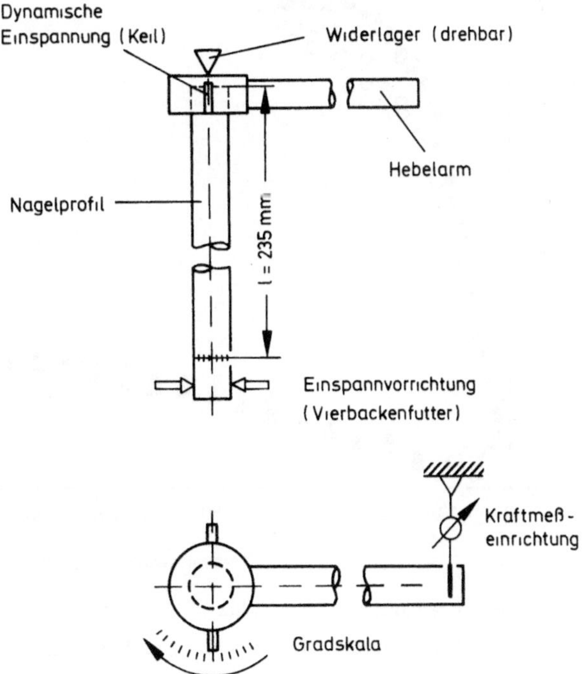

Abb. 3. Versuchsaufbau Torsion (schematisch)

Tabelle 2. Ergebnisse der Torsionsuntersuchung an unterschiedlichen Nagelprofilen

Profil	Torsionsmoment	Torsionswinkel
Kleeblatt mit Schlitz	7 Nm	40°
Rohr	30 Nm	10°
Kleeblatt ohne Schlitz	20 Nm	10°

von 2 x 10^6 ein Widerstandsmoment von 320 bis 400 N/mm^2 (weitere Versuche sind noch im Gange).

Überträgt man die unter statischen Bedingungen gewonnen Werte auf die mechanischen Eigenschaften des Femur und der Tibia, so kann festgestellt werden, daß die mechanischen Eigenschaften des Nagels annähernd jenen der Tibia entsprechen, während die jenen des

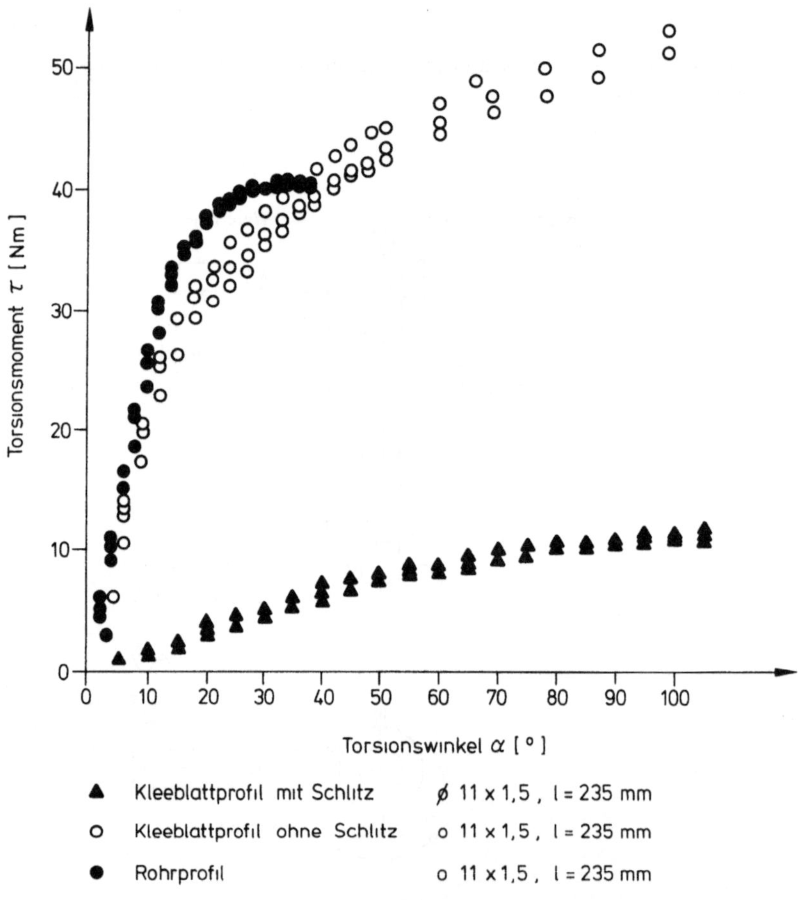

Abb. 4. Diagramm der Torsionsversuche mit verschiedenen Nagelprofilen

Oberschenkels weit unterlegen sind. So beträgt die Bruchlast am Femur zwischen 3887–6864 N, an der Tibia zwischen 1376–3180 N.

An der Tibia führt ein Biegemoment von 73,5–250 Nm zur Fraktur, während das Torsionsmoment um rund 60% niedriger liegt (45,1–100 Nm). Die Aufbohrung reduziert diese Festigkeit des Knochens für das Biegemoment für etwa 40% (32,4–144 Nm, im Durchschnitt 97 Nm) und um etwa 12% für das Torsionsmoment (49–61,6 Nm, im Durchschnitt 58,8 Nm). Die Festigkeit des Marknagels, geprüft im Durchmesserbereich zwischen 10–15 mm (Biegungswinkel 10°), ist mit 39–102 Nm schwächer als der aufgebohrte Knochen. Eine vermehrte Steifigkeit des Nagels ist durch andere Formgebung zwar erreichbar, jedoch wirkt sich diese auf das Elastizitätsverhalten negativ aus. Durch die Untersuchungen werden die Ergebnisse von Kempf und Mitarbeiter bestätigt, die bei statischer Biege- und Druckbelastung in Zusammenhang mit diaphysären Defekten am Femur eine Biegekraft, die zum Verlust der Festigkeit des Komplexes Knochen und Nagel führten, im oberen Drittel des Oberschenkels mit 130, im mittleren Drittel mit 151 und im unteren Drittel mit 158 daN (Mittelwert) ermittelt haben.

Bei querer Osteotomie und Kontakt der Osteotomieflächen, d.h. Lastaufnahme auch durch den Knochen, ebenfalls unter statischer Biege- und Druckbelastung am Femur sind die entsprechenden Werte für das obere Drittel 257, für das mittlere Drittel 226 und für das untere Drittel 270 daN (Mittelwert).

Die Rotationsfestigkeit des konventionellen Marknagels sinkt in Zusammenhang mit diaphysären Defekten auf nahezu 0. Die dynamische Verriegelung führt, eine langstreckige Verklemmung des Marknagels in einem der beiden Fragmente vorausgesetzt, zu einer Torsionssteifigkeit von 7,8 Nm, die statische Verriegelung zu einer solchen von 15,6 Nm. Beide Werte liegen weit unter der Torsionsfestigkeit sowohl des nichtaufgebohrten, wie des aufgebohrten Oberschenkelknochens und der Tibia.

Literatur

1. Allen WC, Heiple KG, Burstein AH (1978) A fluted femoral intramedullary rod. J Bone Joint Surg 60A:506
2. Aoyagi T, Mikuni Y, Ishigaki K (1976) A new method for osteosynthesis of long bone (Trans-Küntscher nail screw fixation). Hokkaido J Orthop Traum Surg (Japan) 21:28
3. Eid AM, Deif AI (1980) Aetiological factors in non-union following Küntscher intramedullary nailing of the femur. Arch Orthop Traum Surg 96:213
4. Eitel F, Schenk RK, Schweiberer L (1980) Cortikale Revitalisierung nach Marknagelung an der Hundetibia. Unfallheilkunde 83:202
5. Kempf I, Jaeger JH, Clavert JM, Mochel D, Glaesener (1978) L'enclouage centromedullaire avec alesage. Critique theorique et experimentale des principes de Küntscher. Rev Chir Orthop 64:629
6. Klemm K, Schellmann WD (1972) Dynamische und statische Verriegelung des Marknagels. Mschr Unfallheilkd 75:568
7. Küntscher G (1968) Die Marknagelung des Trümmerbruches. Langenbeck Arch Klin Chir 322:1063
8. Laurence M, Freeman MAR, Swanson SAV (1969) Engineering considerations in the internal fixation of fractures of the tibial shaft. J Bone Joint Surg 51B:754
9. Obara T (1979) A biomechanical study on the fracture treatment. Intravital measurement of the strain on a intramedullary nail in the healing process of the femoral fracture in goats. J Jpn Orthop Assoc 53/2:199

10. Osswald PM, Hartung HJ, Spier R, Uhrig J (1980) Verhalten der freien Fettsäuren bei der primären geschlossenen Marknagelung ohne Aufbohren von Oberschenkelschaftfrakturen. Unfallheilkunde 83:97
11. Pfister U, Frigg R (1980) Die Verklemmung des Marknagels in der Markhöhle der Tibia. In Vitro-Messung der Längs- und Querdeformation des Marknagels mit Hilfe von Dehnungsmaßstreifen. Akt Traumatol 10:117
12. Povacz F (1979) Verbrennungsschaden an der Tibiadiaphyse nach Marknagelung mit Aufbohren. Unfallheilkunde 82:126
13. Rand JA, An KN, Chao EY, Kelly PJ (1981) A comparison of the effect of open intramedullary nailing and compression-plate fixation on fracture-site blood flow and fracture union. J Bone Joint Surg 63A:427
14. Reis ND, Aginsky J (1979) A double compression medullary nail: Preliminary report of an early clinical trial. Injury 11:197
15. Sedel L, Christel P, Dewas J (1980) Comparison of the effects of intramedullary nailing of plating on the mechanical properties of fracture callus. J Biomed Erg 2:89
16. Schellmann WD (1976) Grundlagen der intramedullären Osteosynthesen. In: Hefte Unfallheilkd 129. Springer, Berlin Heidelberg New York, S 48
17. Stürmer KM, Schuchardt W (1980) Neue Aspekte der gedeckten Marknagelung und des Aufbohrens der Markhöhle im Tierexperiment. I. Die Schafstibia als Tiermodell für die Marknagelung. Unfallheilkd 83:341
18. Stürmer KM, Schuchardt W (1980) Neue Aspekte der gedeckten Marknagelung und des Aufbohrens der Markhöhle im Tierexperiment. II. Der intramedulläre Druck beim Aufbohren der Markhöhle. Unfallheilkunde 83:346
19. Stürmer KM, Schuchardt W (1980) Neue Aspekte der gedeckten Marknagelung und des Aufbohrens der Markhöhle im Tierexperiment. III. Knochenheilung Gefäßversorgung und Knochenumbau. Unfallheilkunde 83:433
20. Vecsei V (1978) Verriegelungsnagelung. Maudrich, Wien München Berlin
21. Vecsei V (1980) Biomechanische Grundlagen der Osteosynthese mit intramedullären Kraftträgern. Bericht über die Unfallmedizinische Tagung in Kiel am 12./13. September 1980. Schriftenreihe: Unfallmedizinische Tagungen der Landesverbände der gewerblichen Berufsgenossenschaften Heft 42:79

Extensionstisch für die Verriegelungsnagelung

H. Contzen

Berufsgenossenschaftliche Unfallklinik, Friedberger Landstraße 430, D-6000 Frankfurt

Bei der gedeckten Marknagelung ist die röntgenologische Kontrolle des gesamten Operationsablaufes unerläßlich. Sowohl die praeliminare und intraoperative Reposition der Fragmente als insbesondere auch die Plazierung der Führungssonde und das Vorschlagen des Marknagels erfordern den Einsatz eines Röntgenbildverstärkers, ohne den das Einbringen der Querbolzen beim Verriegelungsnagel zur Zeit gar nicht möglich wäre. Die Röntgen-Strahlenbelastung des Operateurs, seiner Mitarbeiter und auch des Patienten kann dabei nur durch gezielten, d.h. unbehinderten Einsatz des Röntgenbildverstärkers so gering als möglich, somit in vertretbaren Grenzen gehalten werden.

Nicht zuletzt auch aus diesen Gründen ist die gedeckte Marknagelung des Femurs und der Tibia nur bei Patienten üblich, die auf einem Extensionstisch gelagert worden sind.

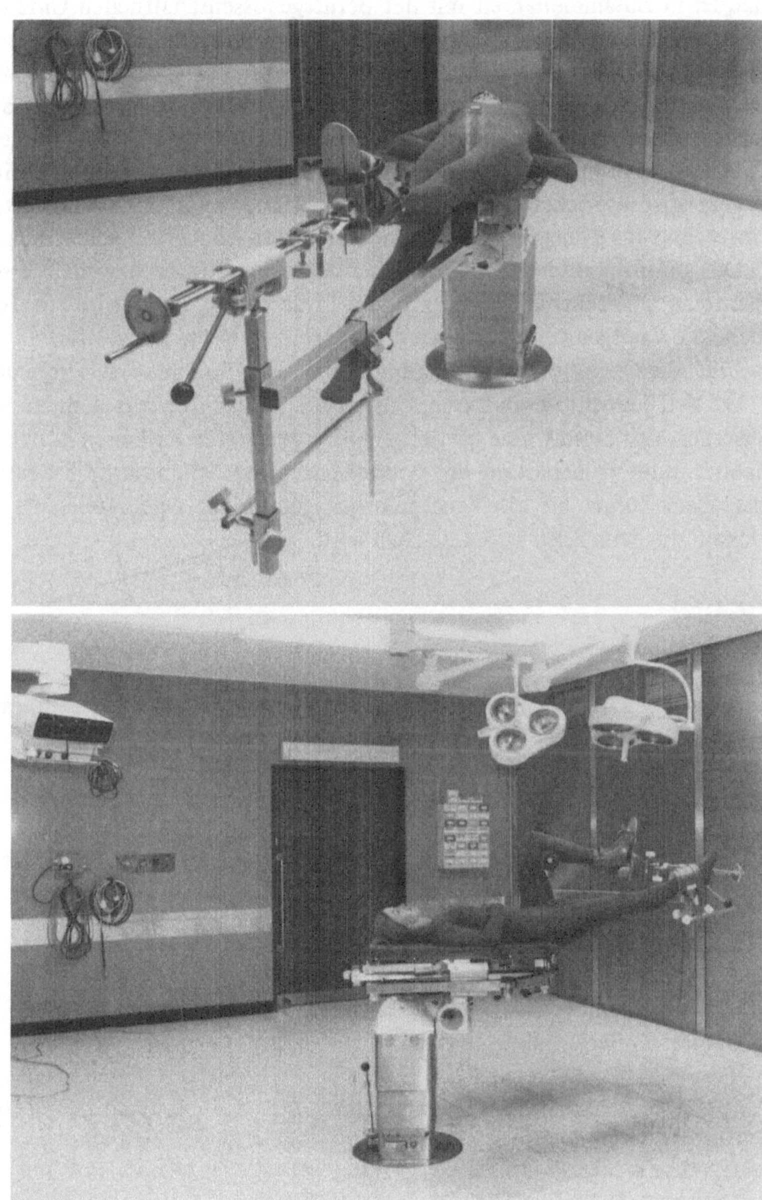

Abb. 1. Autarke Extensions-Tischplatte mit speziellem Zusatz für die Verriegelungsnagelung am Ober- und Unterschenkel zur Operationssäule 1120

Aber nicht jeder Extensionstisch erfüllt die Forderung nach möglichst unbehinderter Einstellung des Röntgenbildverstärkers in beiden Ebenen. Hier sind es vor allem die zur Stabilisierung der Holme dienenden Längs- und Diagonalstützen, die einmal das Unterfahren des Extensionsteiles erschweren und damit zum andern durch kaum zu vermeidende Manipulationen an den Abdecktüchern die Asepsis gefährden.

Auf dem zweiten Symposium 1978 in Wien habe ich bereits den seinerzeit von der Fa. Maquet in Zusammenarbeit mit der Berufsgenossenschaftlichen Unfallklinik Frankfurt am Main konstruierten, verstrebungsfreien Extensionsteil zum Säulentisch 1120 ausführlich demonstriert. Das unserer Klinik als Prototyp zur Verfügung gestellte Modell hat sich uns in mehrjährigem, täglichen Gebrauch sehr gut bewährt, so daß heute sämtliche Operationstische, auch die im Reinraumbereich (= Laminar-Air-Flow), damit ausgerüstet worden sind.

Dieser verstrebungsfreie Extensionsteil läßt bei den Lagerungspositionen für Eingriffe sowohl am Unterschenkel als auch am Oberschenkel eine unbehinderte und somit gezielte Einstellung des Röntgenbildverstärkers in beiden Ebenen an jedem Abschnitt des Beines zu.

Das gilt insbesondere auch bei Schenkelhalsnagelungen bzw. bei Versorgung einer pertrochanteren Oberschenkelfraktur z.B. mit Endernägeln; dabei wird zur Kontrolle der Frontalebene die Röntgenröhre zwischen die gespreizten Beine des gelagerten Patienten plaziert, so daß sich die Operationsmannschaft außerhalb des Strahlenkegels befindet.

Da sich jedoch dieser Extensionsteil nicht synchron mit dem Säulentisch in der Höhe verstellen läßt, somit eine Verletzung des gelagerten Patienten denkbar wäre, hat die Fa. Maquet unter Beibehaltung der Grundkonzeption eine autarke Extensions-Tischplatte mit speziellem Zusatz für die Verriegelungsnagelung zur Operationssäule 1120 (Abb. 1) entwickelt, die demnächst in Serie gehen wird.

Literatur

Contzen H (1978) Der Extensionstisch. In: Vécsei V (Hrsg) Verriegelungsnagelung. Maudrich, Wien München Berlin

Die Operationstechnik der Verriegelungsnagelung

A. Grosse, G. Beck und G. Taglang

Centre de Traumatologie et d'Orthopedie, 10 Avenue Baumann, F-67400 Illkirch-Graffenstaden

Im Jahre 1946 schrieb Dr. Pfister in Straßburg seine Doktorarbeit, in der die ersten Ergebnisse der gedeckten Markraumnagelung des Femurs veröffentlicht wurden, die hier seit 1943 angewendet wurde.

Hefte zur Unfallheilkunde, Heft 161
Herausgegeben von J. Mockwitz u. H. Contzen
© Springer-Verlag Berlin Heidelberg 1983

Die Skizzen verdeutlichen, mit welcher Sorgfalt man schon damals bestrebt war eine exakte Reposition zu erlangen, um eine gedeckte Markraumnagelung durchführen zu können. Wir sind seit 1946 diesem Dogma der gedeckten Nagelung treu geblieben.

Operationstechnik der Femurnagelung

Die Lagerung

Der Patient befindet sich in Rückenlage. Unter Bildwandlerkontrolle und unter sterilen Bedingungen wird ein transcondylärer Steinmann-Nagel eingeschlagen. Mit Hilfe dieses Nagels wird eine feste Verbindung zum Op-Tisch hergestellt und es wird direkt am distalen Fragment gezogen. Bei einer Tibiaextension würden elastische Momente durch Zug über die Kreuz- und Seitenbänder des Kniegelenkes auftreten.

Das gesunde Bein wird in Abduktion und in Beugung des Hüft- und Kniegelenkes gelagert, um mit dem Bildwandler in beiden Ebenen arbeiten zu können.

Das verletzte Glied ist in Adduktionsstellung, um den Zugang zum Trochanter major zu erleichtern.

Bestimmte Bruchbereiche machen Veränderungen in der Lagerung nötig:
- bei sehr proximalen Brüchen bleibt das Glied gerade und der Oberkörper wird zur entgegengesetzten Seite gebeugt,
- bei mittleren bis distalen Schaftbrüchen muß stark adduziert werden um eine Valgusdeformation zu vermeiden,
- bei sehr distalen Brüchen muß das Kniegelenk gestreckt werden um im a.p. und seitlichen Strahlengang ein ideales Repositionsergebnis zu erlangen.

Vor Operationsbeginn muß ein exaktes Repositionsergebnis erlangt werden, sonst können Mißerfolge auftreten, die jedoch nicht der Methode angelastet werden dürfen.

Bei Trümmer- und Defektbrüchen wird die Länge des Nagels durch eine Röntgenaufnahme des kontralateralen Knochens bestimmt.

Die Nagelung und die proximale Verriegelung

Der Hautschnitt ist vertikal, von der Spitze des Trochanter major etwa 6–7 cm aufwärts gerichtet. Der Markraum wird genau auf der Trochanterspitze mit dem Pfriem eröffnet, und der Führungsspieß wird eingeführt.

Das stumpfe Ende des Führungsspießes sollte leicht gebogen sein, um die Führung im Bruchbereich zu erleichtern.

Kann der Führungsspieß nicht in das distale Fragment eingeführt werden, so muß ein kleiner Küntscher-Nagel zu Hilfe genommen werden, mit dem das proximale Fragment gerichtet werden kann.

Die distale, zentrale Lage des Führungsspießes ist sehr wichtig und garantiert ein gutes Endergebnis.

Der Markraum wird bis auf 1 mm über der gewünschten Nagelstärke aufgebohrt. Bei Defekt- und Trümmerbrüchen wird der Frakturbereich nicht aufgebohrt. Der Bohrkopf wird bei abgestelltem Motor über den Bruchbereich geschoben bevor das distale Fragment aufgebohrt wird.

Das Aufbohren von „Zwei-Etagen-Frakturen" mit einem großen intermediären Fragment gibt immer wieder Stoff zu Diskussionen.

Kann man aufbohren oder besteht die Gefahr einer Rotation des Fragmentes?

Wir sind der Meinung, daß Muskeln und Sehnen an der linea Aspera ausreichen, um diese Rotation zu verhindern und wir haben sie in unserer Praxis tatsächlich noch nie beobachtet. Man sollte aber doch vermeiden, einen zu großen Nagel zu verwenden.

Die Führungsspieße werden dann mit Hilfe der Teflonhülse getauscht und der Nagel wird eingeschlagen.

Bei proximalen Frakturen bzw. wenn eine statische Verriegelung geplant ist, wird das Einschlaggerät gegen das proximale Zielgerät ausgetauscht, wenn der Nagel noch etwa 5 cm herausragt.

Nach vollständigem Einschlagen wird der Befestigungsbolzen des Zielgerätes nachgezogen und die Corticalis wird mit dem Pfriem angekörnt. Die laterale und mediale Corticalis werden dann mit dem 5 mm Bohrer durchbohrt. Nach Entfernen der Hülse wird die Schraubenlänge gemessen und die Schraube wird eingebracht.

Die distale Verriegelung

Zuerst werden die distalen Verriegelungslöcher durch den Rö-Assistenten auf dem Bildwandler genau rund dargestellt. Es kann fallweise zu einer Torsion des Nagels kommen, die es nötig macht, den C-Arm über das verletzte Glied zu fahren.

Das Zielgerät wird durch den Chirurgen steril am Gehäuse des Bildwandlers angebracht und dann durch den Rö-Assistenten blockiert.

Die Führungshülse des Zielgerätes wird dann mit einem Verriegelungsloch zur Deckung gebracht, so daß wieder ein genau rundes Loch entsteht.

Nach dem Hautschnitt und nach Einbringen der Bohrhülse bis an die äußere Corticalis wird die Deckung kontrolliert.

Die laterale Corticalis wird dann mit dem Pfriem angekörnt. Dieser Vorgang ist sehr wichtig um eine genaue Zentrierung des Bohrers zu gewährleisten.

Die laterale und mediale Corticalis werden mit dem 5 mm Bohrer „F" durchbohrt, bevor die laterale Corticalis mit dem 6 mm Bohrer „F" aufgebohrt wird. Die Bohrhülse wird entfernt, die Schraubenlänge wird gemessen und die Schraube wird eingebracht.

Derselbe Vorgang wird für die zweite Verriegelungsschraube wiederholt. Die Hautschnitte werden mit einem Stich verschlossen.

Operationstechnik der Tibianagelung

Die Lagerung

Der Patient befindet sich in Rückenlage, das Kniegelenk liegt gebeugt auf einer Stütze. Die Reposition erfolgt im allgemeinen durch Zug über einen Traktionsschuh. Bei sehr distalen Brüchen benützen wir eine Fersenbeinextension.

Im Falle von sehr proximalen Brüchen werden die Femurcondylen durch zwei Klappen festgehalten, um Rotationsfehler zu vermeiden.

Ein wichtiger Gesichtspunkt bei der Lagerung des Patienten ist die Vermeidung von Rotationsfehlstellungen. Diese Fehlstellungen haben Anlaß zur Kritik der gedeckten Marknagelung gegeben.

Es muß darauf hingewiesen werden, wie wichtig die Lagerung und die exakte Reposition vor Operationsbeginn ist. Die Abdeckung läßt das gesamte Feld zwischen Knie- und Sprunggelenk frei.

Die Nagelung und die proximale Verriegelung

Nach dem Hautschnitt wird die Patellasehne vertikal gespalten. Die äußere Corticalis wird mit dem geraden Pfriem genau oberhalb der Tuberositas Tibiae perforiert und der Markraum dann mit dem gebogenen Pfriem geöffnet.

Nach Einbringen des Führungsspießes wird der Markkanal aufgebohrt, wobei dieselben Gesichtspunkte wie bei der Femurnagelung berücksichtigt werden.

Im Falle einer „Zwei-Etagen-Fraktur" kann es hier beim Aufbohren zu einer Rotation des intermediären Fragmentes kommen. Das Fragment kann dann percutan, z.B. mit einer Tuchklemme, festgehalten werden.

Nach Auswechseln des Führungsspießes wird der Nagel eingeschlagen. Wird proximal verriegelt, wird auch hier das Einschlaggerät gegen das Zielgerät ausgetauscht, bevor der Nagel vollständig eingeschlagen ist.

Durch die Bohrhülse wird dann die vordere Corticalis angekörnt. Beide Corticales werden mit dem 3,5 mm Bohrer „T" durchbohrt und nur die vordere Corticalis dann mit dem 5 mm Bohrer aufgebohrt. Nach Abnehmen der Bohrhülse wird die Schraubenlänge gemessen und die Schraube eingebracht. Derselbe Vorgang wiederholt sich für die Querschraube.

Die distale Verriegelung

Für die distale Verriegelung an der Tibia wird dasselbe Zielgerät verwendet wie am Femur. Der Vorgang unterscheidet sich nur dadurch, daß von medial nach lateral verriegelt wird und daß ein 3,5 mm und ein 5 mm Bohrer „T" benutzt wird.

Strahlungsmessungen bei Verriegelungsnagelungen

J.C. Dosch, M. Dupuis und G. Beck

Centre de Traumatologie et d'Orthopedie, 10 Avenue Baumann, F-67400 Illkirch-Graffenstaden

Die Autoren schildern ihre Erfahrungen, die aus dosimetrischen Messungen während Verriegelungsnagelungen gewonnen wurden und die auf eine fünfjährige Praxis im Unfallkrankenhaus in Straßburg zurückgehen.

Die Strahlung wurde mit Dosimetern gemessen, die an verschiedenen Stellen des Op-Saals angebracht (Tabelle 1) und die auch vom chirurgischen und technischen Personal (Tabelle 2) sowie vom Patienten getragen wurden (Tabelle 3).

Aus den Messungen geht hervor, daß der Strahlungsanfall unwesentlich wird, sofern folgende Vorsichtsmaßnahmen getroffen werden:
eine gewisse Distanz zur Strahlenquelle,
die Benützung eines Bildwandlers mit Speicherautomatik,
die Benützung eines Zielgerätes.

Die Distanz

Oberhalb einer Entfernung von 80 cm wird die Strahlung unwesentlich. Wenn zusätzlich zu dieser Entfernung eine Bleischürze von 0,5 mm Stärke getragen wird, verringert sich die Körperbestrahlung noch mehr und wird unmeßbar.

Tabelle 1. Messungen im Operationssaal innerhalb von 7 min

40 cm	17 mR
60 cm	9 mR
80 cm	2 mR
100 cm	0
120 cm	0

Tabelle 2. Durchschnittsergebnisse der Strahlung während 1 min

	Gesamtzeit	Verriegelung allein
Chirurg unter Bleischürze	0	0
Chirurg über Bleischürze	4,2 mR	0,5 mR
Anästhesist unter Bleischürze	0	0
Instrumentarium unter Bleischürze	0	0

Hefte zur Unfallheilkunde, Heft 161
Herausgegeben von J. Mockwitz u. H. Contzen
© Springer-Verlag Berlin Heidelberg 1983

Tabelle 3. Strahlung am Patienten während 1 min

Gonaden	geschützt	2,5 mR
	ungeschützt	4,0 mR
Augenlinse		1,0 mR
Knie am op. Bein		6,8 mR
Fuß am op. Bein		1,3 mR
Fuß Gegenseite		0 mR

Durch die Speicherautomatik des Bildwandlers verringert sich die effektive Durchleuchtungszeit um 60%.

Das Zielgerät

Während der gesamten Verriegelungszeit kann der Chirurg eine gewisse Entfernung zur Strahlenquelle beibehalten und nur das Rö-Personal ist direkt oder indirekt den Rö-Strahlen ausgesetzt.

Die unter diesen Bedingungen, im Jahre 1981 bei 194 Verriegelungsnagelungen gemessenen Durchleuchtungszeiten werden beschrieben (Tabelle 4).

Die reelle Strahlungsdauer verteilt sich mit einer mittleren Dauer von 3 bis 4 min (Abb. 1), nach einer Gausschen Kurve.

Diese Strahlungsdauer verteilt sich wie folgt:
70% während der Reposition,
30% während der Verriegelungsnagelung.

Da es sich um eine neue Technik handelt, die in einer Universitätsklinik gelehrt wird, kann man annehmen, daß diese — immer noch relativ hohen — Werte durch erfahrene Chirurgen verringert werden können.

Tabelle 4. Durchleuchtungsdauer (Messungen bei 29 V.N.)

Femur	Durchschnittliche Zeit	3' 43"	
	Repositionszeit	2' 38"	(71%)
	Nagelungs- und Verriegelungszeit	1' 04"	(29%)
Tibia	Durchschnittliche Zeit	3' 08"	

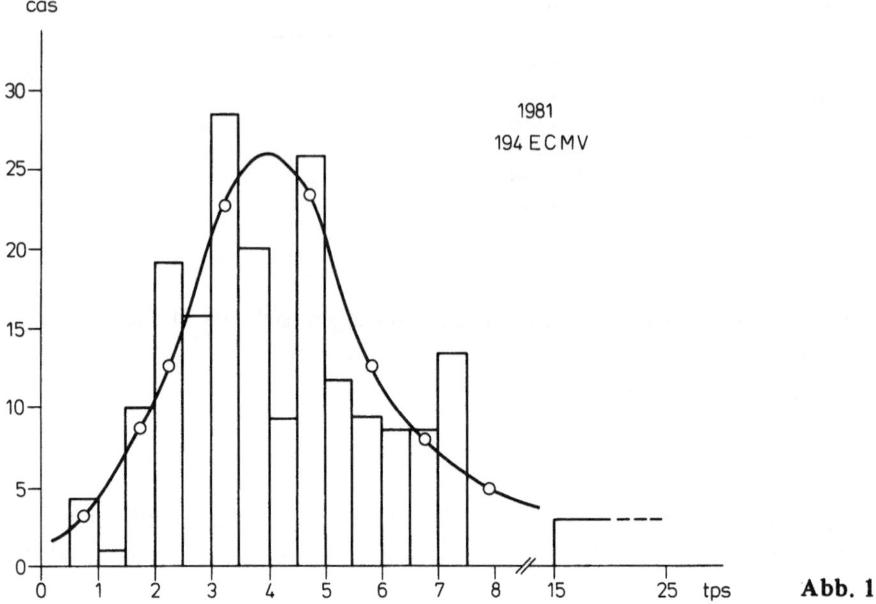

Abb. 1

Die Revascularisation von Intermediärfragmenten nach Verriegelungsnagelung

S.B. Kessler[1], B.A. Rahn[1], L. Schweiberer[2] und S.M. Perren[1]

[1] Laboratorium für experimentelle Chirurgie am Schweizerischen Forschungsinstitut, Obere Straße 22, CH-7270 Davos-Platz
[2] Chirurgische Klinik Innenstadt der Universitätskliniken München, Nußbaumstraße 20, D-8000 München 2

Bei der Verriegelungsnagelung haben Intermediärfragmente sehr günstige Revascularisationsbedingungen. Aufgrund der raschen Wiederherstellung der Fragmentdurchblutung bietet sie bei Trümmerfrakturen die Voraussetzung zu einer raschen Heilung. Hierzu seien kurz einige experimental-chirurgische Befunde angefügt.

Bei Trümmerfrakturen sind Plattenosteosynthesen prinzipiell möglich, technisch jedoch anspruchsvoll. Sie gewährleisten bei richtiger Technik stabile Verhältnisse, was das Einwachsen der Gefäße begünstigt. Es besteht aber — besonders in der Hand weniger Geübter — die Gefahr einer ausgedehnten Weichteilablösung. Die Folge davon sind avasculäre bzw. nekrotische Fragmente. Diese können nicht mehr umgebaut, sondern nur noch abgebaut werden, was langwierig und komplikationsträchtig ist.

Hefte zur Unfallheilkunde, Heft 161
Herausgegeben von J. Mockwitz u. H. Contzen
© Springer-Verlag Berlin Heidelberg 1983

Die Verriegelungsnagelung testeten wir an Schafen, bei denen wir in Tibiaschaftmitte Osteotomien mit zusätzlichen dorsalen Fragmenten angelegt hatten. Nach acht Wochen untersuchten wir die eingetretene Knochenneubildung durch polychrome Sequenzmarkierung und die Revascularisation durch Intravitalfärbung.

Es zeigte sich, daß man — wie nach jeder Marknagelung — durch Aufbohren und Nagelimplantation beträchtliche zirkulatorische Ausfälle erzeugt hatte. Für die Trümmerfragmente ist das von untergeordneter Bedeutung, da sie ohnehin von der medullären Gefäßversorgung abgelöst sind.

Die Revascularisation der Intermediärfragmente erfolgt auf zwei Arten:

1. Über die periostalen Gefäße, die unmittelbar nach dem Trauma etwa ein Viertel bis ein Drittel der Corticalisdicke versorgen. Dies ist in der Ausdehnung zwar relativ wenig. Die biologische Bedeutung der von periostal her versorgten Gebiete ist aber beträchtlich, da durch sie die Entstehung eines Sequesters verhindert wird.

   Das periostale System kann nicht sofort die Corticalisdurchblutung in gesamter Dicke übernehmen. Es tritt aber mit der Erhöhung der Gefäßkapazität eine einwärts gerichtete Revascularisation ein.

2. Wächst der entstehende Callus von durchbluteten in nicht durchblutete Frakturbereiche ein. An der Kontaktfläche von Callus und Fraktur sprossen Gefäße in das isolierte Fragment, und zwar meist schneller, als das die von periostal aus versorgten Gefäße tun. Das Fragment wird in relativ kurzer Zeit, die durch die Fragmentgröße und -dicke beeinflußt wird, vollständig in das Gefäßsystem des Callus integriert und mit diesem bis zu der typischen ortsständigen Corticalisstruktur umgebaut.

   Vom Standpunkt der Gefäßversorgung von Trümmerfragmenten bietet die Verriegelungsnagelung auf Grund der mechanischen und operativtechnischen Gegebenheiten wesentliche biologische Vorteile. Sie erhält zuverlässig die periostale Versorgung der Fragmente und verhindert so die Ausbildung von Nekrosefragmenten. Außerdem begünstigt sie die Revascularisation der Fragmente durch die periostalen und die Callusgefäße.

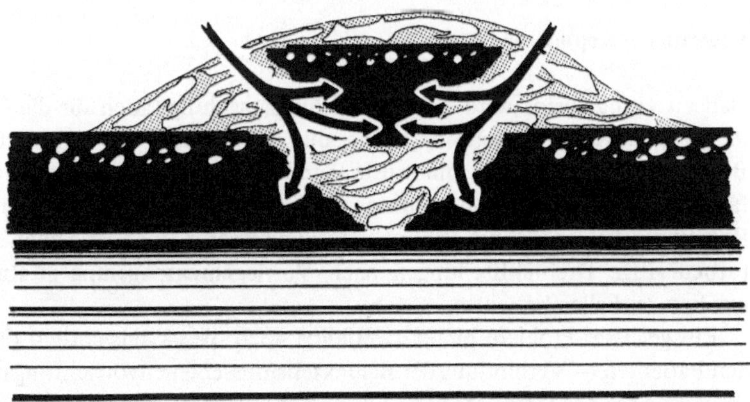

Abb. 1. Schema einer durch Marknagel stabil versorgten Schaftfraktur mit intermediärem Fragment und unmittelbar anliegendem Marknagel. Die periostale Versorgung beträgt in diesem Fall etwa ein Viertel bis ein Drittel der Corticalisdicke. Die Pfeile geben die Richtung an, in der die Callusgefäße die avasculären Areale wieder revascularisieren. Sofern ein endostaler Callus vorliegt, kann auch von diesem eine Revascularisation erfolgen

Diskussion zu den Vorträgen von K. Klemm bis S.B. Kessler, S. 1–39

Zielgeräte

Während die Beschickung des proximalen Schrägloches (bei der Oberschenkelnagelung) mit den handeslüblichen Zielgeräten ohne Bildverstärker mühelos durchzuführen ist – dies gilt ebenso für die Beschickung des zusätzlichen proximalen Bolzens von vorn nach hinten bei der Unterschenkelnagelung –, ist die Einbringung der distalen Querbolzen weiterhin problematisch. Die von Grosse (Fa. Howmedica) und Berentey (Eigenentwicklung) entwickelten Zielgeräte sind prinzipiell verwendbar, jedoch zeitaufwendig und hinsichtlich der Asepsis im unmittelbaren Operationsgebiet nicht unbedenklich. Zielgeräte in Verbindung mit dem proximalen Nagelende sind in der Regel nicht praktikabel, da sie der häufigen Verwindung des Nagels in der Markhöhle nicht Rechnung tragen. Somit können die distalen Querbohrungen des Nagels nicht mehr sicher getroffen werden. Ein 100%ig funktionierendes Zielgerät für die distalen Querbohrungen gibt es demnach noch nicht.

In der Hand des mit der Methode vertrauten und geübten Operateurs scheint die Lokalisation der distalen Querbohrungen mit dem Handzielgerät noch das genaueste und zeitsparendste Verfahren zu sein. Die radiologisch nachgewiesene Strahlenbelastung ist für den Operateur äußerst gering, der Bildverstärker-Einsatz kann auf insgesamt 1,5 bis maximal 3 min (für die gesamte Operationsdauer) beschränkt werden. Die Möglichkeit der Bildspeicherung und des Bildabrufes (Memory) wird dabei als Vorteil angesehen. Um der Methode zu der weiteren verdienten Verbreitung und Anwendung zu verhelfen, wird die noch ausstehende Entwicklung eines Zielgerätes zur Beschickung der distalen Querbohrungen gewünscht. Es ist dies ein technisches Problem, zu dessen Lösung die Herstellerfirma aufgefordert sind. Ob die Ortung der Löcher durch Ultraschall oder Laserstrahlen problemloser und ohne jegliche Strahlenbelastung möglich sind, muß abgewartet werden.

Lagerung – Reposition

Nahezu ausnahmslos wird die Verriegelungsnagelung (auch für die Oberschenkelnagelung) in Rückenlagerung durchgeführt, da die Beurteilung der Rotation durch Kontrolle der Bezugspunkte Trochanter minor und Patella sowie der Vergleich mit dem gesunden – ebenfalls in Streckung (aber abgesenkten) – Bein problemlos ist. Die Erreichung der korrekten Rotationsachse bei Mehrfragment- oder Trümmerbrüchen ist sicher schwierig, über korrekturbedürftige Drehfehlstellungen nach Verriegelungsnagelung in Rückenlage wird jedoch nur in zwei Fällen berichtet.

Ein gewisses Problem bietet zweifellos noch die – hinsichtlich risikoloser Lagerung für den Patienten – Verbindung der Beinextensionsschienenvorrichtung mit dem heute üblichen Säulensystem der Firma Maquet. Ein an der Berufsgenossenschaftlichen Unfallklinik Frankfurt verwendetes System existiert nur als Prototyp, soll als verbesserte serienreife Entwicklung jedoch bald auf dem Markt erscheinen (s. Abb. Vortrag H. Contzen).

Beim Einführen des Bohrspießes, beim Aufbohrvorgang und Einschlagen des Nagels sind ggf. Repositionshilfen durch den Assistenten (z.B. durch um den steril abgedeckten Ober-

Hefte zur Unfallheilkunde, Heft 161
Herausgegeben von J. Mockwitz u. H. Contzen
© Springer-Verlag Berlin Heidelberg 1983

schenkel angelegte Bindengurte) notwendig, unter gleichzeitiger Bildverstärkerkontrolle ist eine – wenn auch geringe – Strahlenbelastung nicht auszuschließen.

Als ideale Repositionshilfe wird vereinzelt der Wittmoser-Tisch angesehen. Für die Oberschenkelnagelung ist dieser jedoch für die Seitenlagerung des Patienten konzipiert, die nach überwiegender Meinung die Beurteilung einer exakten Rotationsachse sehr erschwert.

Prinzipiell ist der Wittmoser-Tisch auch bei Nagelung in Rückenlagerung anwendbar. In jedem Falle erfolgt die Reposition mit den unsterilen Fixationsringen. Nach Einschlagen des Nagels und proximaler Verriegelung ist die Entfernung der Fixationsringe und ein erneutes Abdecken zum Beschicken der distalen Querbohrungen nötig. Eine Aufeinanderstauchung der Fragmente (wie sie ansonsten bei primärer Beschickung der distalen Löcher und Einsatz des Ausschlaginstrumentariums unter gleichzeitigem Nachlassen der Extension möglich und oft auch notwendig erscheint) ist so nicht durchführbar. Zudem gefährden der notwendige Einsatz des Bildverstärkers von der Seite des Operateurs her sowie die zur Betrachtung der seitlichen Ebene notwendige Schwenkung des C-Bogens über das Operationsgebiet die Asepsis.

Ideal wären zur Reposition sterilisierbare Fixationsringe des Wittmoser-Tisches, welche mit auf der Extensionsschiene des Maquet-Extensionstisches zu befestigenden Holmen verwendet werden könnten. Nur so wären der Einsatz des Bildverstärkers (von der dem Operateur gegenüberliegenden Seite) und die Beschickung der distalen Querbohrungen (ohne erneutes Abdecken) problemlos.

II. Indikationen für die Verriegelungsnagelung am Oberschenkel

Proximale Femurfrakturen

H.W. Bayer

St. Josef-Krankenhaus, Chirurgische Abteilung, Alte Kölner Straße 9, D-5272 Wipperfürth

Die Femurfraktur des Erwachsenen gilt als absolute Operationsindikation. Als proximale Femurfrakturen benennen wir hier diejenigen Brüche, die zwischen dem intertrochanteren Raum und dem proximalen Drittelpunkt des Femur gelegen sind. Sie stellen 20% aller Femurschaftfrakturen (Ecke). Bei ihrer operativen Versorgung konkurrieren verschiedene Verfahren. Die Plattenosteosynthese mit Winkelplatten oder geraden Platten als Kompressions- und Zuggurtungsplatten gewährleistet an diesem Knochenabschnitt Übungsstabilität bis zur knöchernen Konsolidierung. Unter den intramedullären Kraftträgern sind bei weit proximal gelegenen Frakturen die Y-Nagelung und die Federnagelung nach Ender-Simon-Weidner mögliche Operationsmethoden. Bei ausreichend langem intaktem proximalen Femurrohr können Querbrüche in Höhe des oberen Drittelpunktes mit dem Küntscher-Nagel versorgt werden, wenn das Verhaken der Bruchzacken die Rotationsfestigkeit unterstützt. Wir bevorzugen die Verriegelungsnagelung bei den proximalen Femurfrakturen, da die Verblockung des Nagels mit dem kurzen oberen Femurfragment im Regelfall frühzeitig Belastungsstabilität gewährleistet. Je nach Frakturform erfolgt die dynamische Verriegelung proximal, längere Schrägbrüche und Trümmerbrüche müssen in typischer Weise statisch verriegelt werden. Das proximale Femurfragment soll mindestens 7 cm lang sein. Zugunsten der Stabilität ist es möglich, unterhalb des proximalen Schrägbolzens einen weiteren quer-verlaufenden Verriegelungsbolzen durch das kurze proximale Fragment einzubringen. Von Vécsei wurde bei ungünstig verlaufender proximaler Schrägfraktur eine Variante der Nagel-verriegelung angegeben. Wenn die Frakturform eine typische Verriegelung nicht erlaubt, wird ein kontralateraler Verriegelungsnagel verwendet und der proximale Verriegelungs-bolzen aufsteigend in den Schenkelhals eingeschraubt. Bei hohen Schrägfrakturen und bei Trümmerbrüchen im proximalen Femurdrittel hat das kurze obere Fragment bei der ge-deckten Nagelung die Tendenz, im Varussinne abzukippen. Um dieser Fehlstellung vorzu-beugen, kann die Nageleinschlagstelle etwas weiter medial gewählt werden, wobei jedoch die am Gelenkkapselansatz liegenden Gefäße zur Blutversorgung des Femurkopfes nicht gefährdet werden dürfen.

Wenn Repositionshindernisse bestehen, die ein achsengerechtes Einrichten der Fraktur erschweren, wird die kraftvolle Manipulation vermieden und von uns die Indikation zur offenen Marknagelung eher großzügig gestellt. Ob das Infektionsrisiko dadurch erhöht wird, kann mit Sicherheit noch nicht ausgesagt werden (Weller). Die Fraktur kann dann bei ge-eigneter Frakturform mit Drahtcerclagen gehalten werden. Durchblutungsstörungen am

Hefte zur Unfallheilkunde, Heft 161
Herausgegeben von J. Mockwitz u. H. Contzen
© Springer-Verlag Berlin Heidelberg 1983

Knochen sind dadurch bei rechtzeitiger Entfernung der Cerclagen nicht zu befürchten. Wenn in seltenen Fällen diese zusätzliche Fixation bei der Nagelung überhaupt erforderlich ist, kann sie auch durch ein oder zwei neben dem Nagel plazierte interfragmentäre Zugschrauben erfolgen.

Vorteil der Osteosynthese proximaler Femurfrakturen durch die Nagelung des Markraumes mit dem Verriegelungsnagel ist die frühere Belastungsfähigkeit. Diese ist bei Querfrakturen und bei kurzen Schrägbrüchen immer zu erreichen. Lange Schrägbrüche, Frakturen mit drittem Fragment und Trümmerbrüche können auch bei statischer Verriegelung Entlastung oder Teilbelastung für eine gewisse Zeit, höchstens jedoch 6 Wochen erfordern.

Bei dem hier in Röntgenbildern demonstrierten Fall handelt es sich um einen 30jährigen Mann, der bei einem Verkehrsunfall eine proximale Femurfraktur links erlitt (Abb. 1). Er war bei nächtlicher Fahrt mit seinem Pkw einem Reh ausgewichen und frontal gegen einen Baum geprallt. Die geschlossene Oberschenkelfraktur links mit Biegungskeil wurde am 4. Tag nach Unfall genagelt. Es erfolgte eine statische Verriegelungsnagelung, die nach 6 Wochen in eine dynamische Verriegelung umgewandelt wurde. Vier Wochen nach der Nagelung war das li. Bein belastungsfähig.

Schlußfolgerung

Unter den möglichen Methoden zur operativen Behandlung proximaler Femurschaftfrakturen ist die Verriegelungsnagelung bei richtiger Indikation und technisch einwandfreier

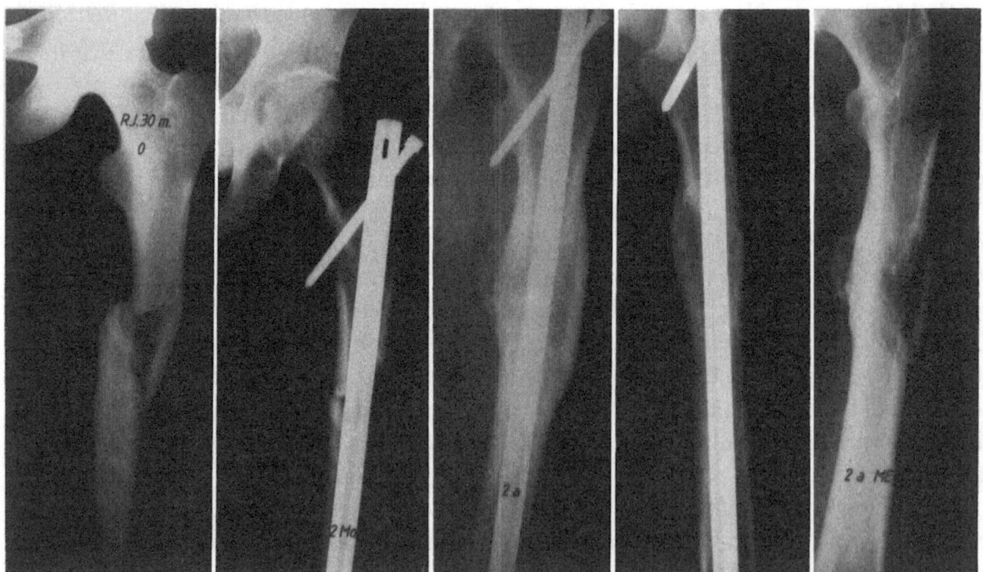

Abb. 1. Geschlossene Oberschenkelfraktur links im proximalen Drittel mit großem Biegungskeil und einem vierten Fragment. Statische Verriegelungsnagelung, nach 6 Wochen Dynamisierung. Knöcherne Durchbauung. Nach Ablauf von 2 Jahren Materialentfernung

Handhabung das bestgeeignete Verfahren, um frühzeitig Mobilisation, Belastungsfähigkeit und damit rasche Rehabilitation des verletzten Patienten zu erreichen.

Literatur

Ecke H, Neubert Chr, Neeb W (1980) Analyse der Behandlungsergebnisse von 1 127 Patienten mit Oberschenkelfrakturen aus der Bundesrepublik Deutschland und der Schweiz. Unfallchir 6:38–43 (Nr. 1)

Klemm K, Schellmann WD (1972) Dynamische und statische Verriegelung des Marknagels. Mschr Unfallheilkd 75:568

Küntscher G (1968) Die Marknagelung des Trümmerbruchs. Langenbecks Arch Klin Chir 322:1063

Mockwitz J, Klemm K (1974) Der Verriegelungsnagel – eine Bereicherung der intramedullären Osteosyntheseverfahren. Klinikarzt 11:319

Weller S, Knapp U (1975) Die Marknagelung. Gute und relative Indikationen, Ergebnisse. Chirurg 46:152–154

Indikation für die Verriegelungsnagelung am mittleren Oberschenkeldrittel

U. Mommsen, P.R. Bock-Lamberlin und K.H. Jungbluth

Chirurgische Universitätsklinik, Unfallchirurgische Abteilung, Martinistraße 52, D-2000 Hamburg-Eppendorf

Einleitung

Aufgrund der günstigen biomechanischen Eigenschaften des Verriegelungsnagels [1, 2] und wegen der relativ hohen Komplikationsrate bei der osteosynthetischen Versorgung langer Schräg-, Spiral-, Mehrfragment- und Trümmerbrüche des mittleren Femurschaftdrittels mit der Platte oder dem konventionellen Marknagel werden diese Frakturen seit 1974 in der Abteilung für Unfallchirurgie des Universitäts-Krankenhauses Hamburg-Eppendorf in zunehmendem Maße mit dem Verriegelungsnagel stabilisiert (Abb. 1).

Krankengut

Seit 1974 bis Ende des Jahres 1981 wurden 42 Oberschenkelschaftbrüche mit dem Verriegelungsnagel versorgt. Achtmal handelte es sich um eine Querfraktur am Übergang vom mittleren zum proximalen oder distalen Oberschenkeldrittel, 11mal lag ein langer Schräg-

Hefte zur Unfallheilkunde, Heft 161
Herausgegeben von J Mockwitz u. H Contzen
© Springer-Verlag Berlin Heidelberg 1983

46

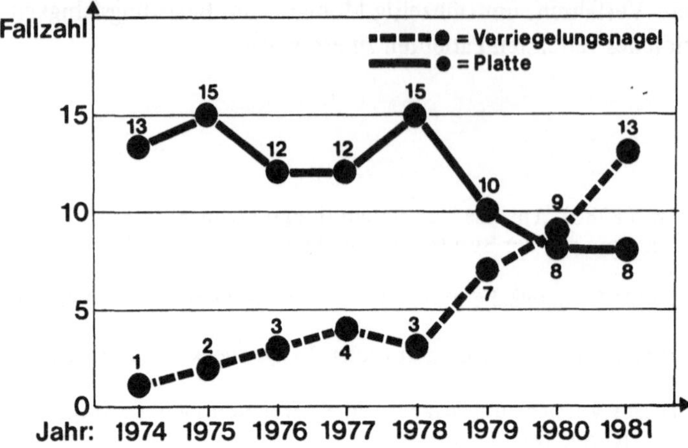

Abb. 1. Zahl der Platten- und Verriegelungsnagelosteosynthesen beim Oberschenkelschaftbruch im mittleren Drittel

oder Spiralbruch, 13mal ein Mehrfragmentbruch und 11mal eine Trümmerfraktur des mittleren Femurdrittels vor (Abb. 2).

Bei 7 Patienten handelte es sich um eine erstgradig offene Fraktur. Zweit- und drittgradig offene Brüche wurden und werden auch heute noch regelmäßig primär mit einer Plattenosteosynthese stabilisiert.

Bei 71% der Patienten wurden die Brüche durch Verkehrsunfälle hervorgerufen. Der Motorradunfall stand dabei ganz im Vordergrund. Entsprechend hoch ist der Anteil der Patienten unterhalb des 40. Lebensjahres (Abb. 3).

Aufgrund des Verletzungsmechanismus erklärt sich auch die große Zahl polytraumatisierter Patienten. Bei 32 Verletzten lag ein Polytrauma vor. Es handelt sich um solch

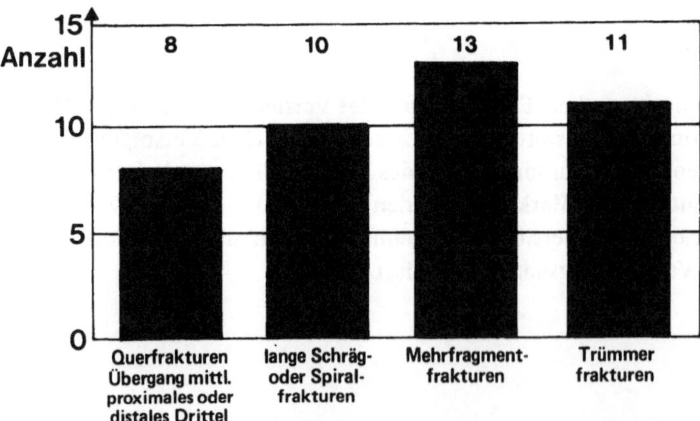

Abb. 2. Anzahl der einzelnen Frakturformen, die mit dem Verriegelungsnagel stabilisiert wurden (n = 42)

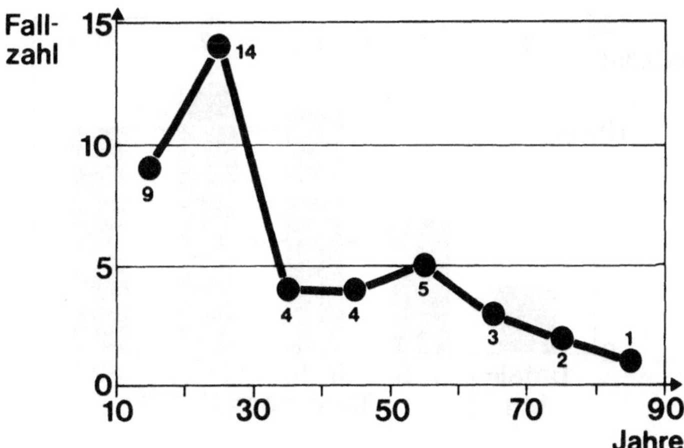

Abb. 3. Altersverteilung
(n = 42)

erhebliche Zusatzverletzungen, die für sich allein eine stationäre Aufnahme erforderlich gemacht hätten. Im Vordergrund standen schwere Schädelhirnverletzungen, Frakturen, Thoraxverletzungen, Verletzungen der Abdominalorgane, periphere Nervenschäden und schließlich Gefäßverletzungen.

Infolge der Schwere der Zusatzverletzungen war bei einem Großteil der Patienten eine frühzeitige Stabilisierung des Oberschenkelschaftbruches nicht möglich. Zum Teil konnte erst nach weit mehr als 20 Tagen der Bruch mit einem Verriegelungsnagel stabilisiert werden. Bis zu diesem Zeitpunkt wurde der Bruch über die Tuberositas tibiae extendiert (Abb. 4).

Operatives Vorgehen und postoperative Komplikationen

Bei 38 Patienten war eine geschlossene Reposition der Fraktur möglich. Besonders bewährt hat sich hierbei der Extensionstisch von Wittmoser-Scheuba[1], der seit einem Jahr benutzt wird. Die vier offenen Repositionen mit Einbringen einer Cerclage fallen in die Zeit vor Einführung dieses Tisches.

Aufgrund von Frakturlokalisation und Frakturform war bei allen Patienten eine sichere Verklemmung des Nagels proximal oder distal der Fraktur nicht möglich. Es wurde daher stets eine statische Verriegelung durchgeführt. Die relativ lange Operationsdauer (Abb. 5) ist auf die anfängliche Unerfahrenheit mit diesem Osteosyntheseverfahren zurückzuführen. Heute wird für die geschlossene Reposition des Oberschenkelschaftbruches und die Stabilisierung mit einem Verriegelungsnagel im Mittel eine Operationszeit von 2 Std benötigt.

Postoperativ wurde einmal eine Achsenfehlstellung gesehen. Sie war bedingt durch einen technischen Fehler. Durch den fehlenden zweiten Querbolzen kam es zum Abknicken des kurzen distalen Fragmentes (Abb. 6a, b).

Eine besondere Beachtung verdient die hohe Infektionsrate. Dreimal trat ein Infekt auf. Bei allen 3 Patienten handelte es sich um schwerverletzte intensivpflichtige Patienten mit

---

[1] Fa. Telos, 6103 Griesheim

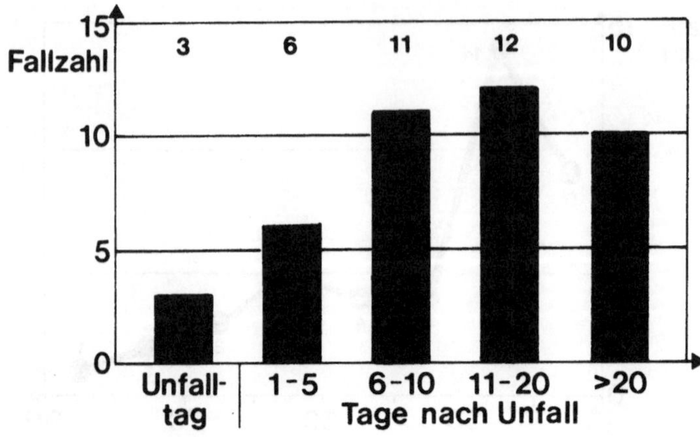

Abb. 4. Operationszeit-
punkt (n = 42)

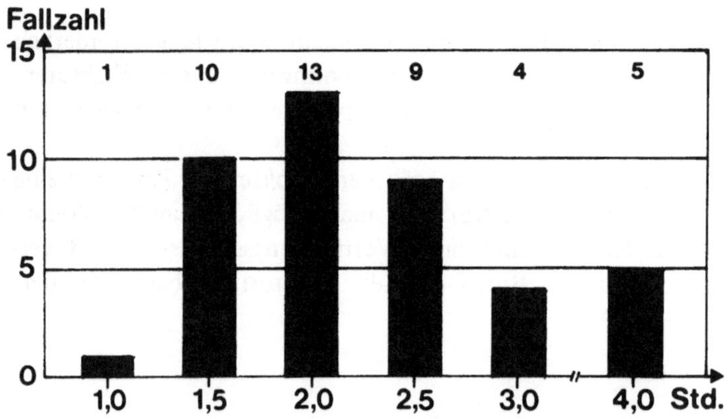

Abb. 5. Narkosedauer beim Verriegelungsnagel (n = 42)

Begleitinfektionen und erheblich reduziertem Allgemeinzustand. Es ist daher anzunehmen, daß die erheblich reduzierte Abwehrlage zur Manifestation des Infektes geführt hat.

Bei allen 3 Patienten konnte in der Zwischenzeit der Infekt beherrscht und der Bruch zur Ausheilung gebracht werden. Zum Zeitpunkt der Nachuntersuchung waren die Patienten subjektiv beschwerdefrei. Die Operationswunden waren reizlos verheilt, die laborchemischen Untersuchungen lagen im Bereich der Norm und das Osteosynthesematerial war bereits entfernt.

Die mehrfach beschriebene Lockerung der Verriegelungsbolzen [3, 4, 5] konnte im eigenen Krankengut nicht gesehen werden.

Über die Dauer der stationären Behandlung des eigenen Patientengutes kann keine schlüssige Aussage gemacht werden. Die stationäre Behandlung wurde bei der Mehrzahl der Patienten durch schwerwiegende Zusatzverletzungen, wie schweres Schädelhirntrauma, abdominelle und thorakale Verletzungen oder zusätzliche Frakturen bestimmt.

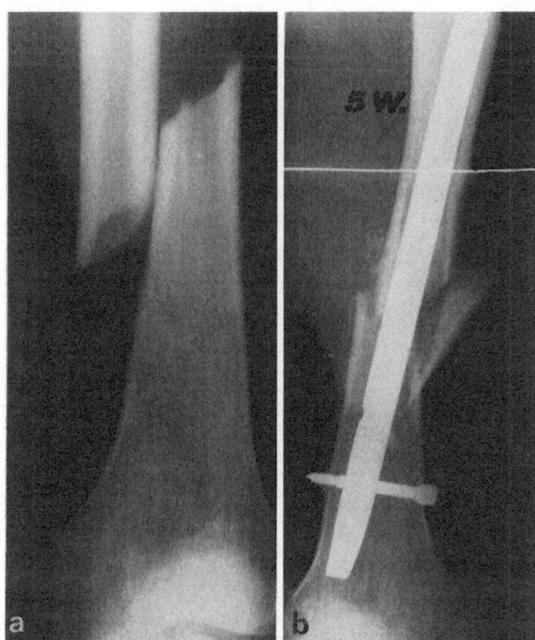

Abb. 6. a Femurschaftbruch Übergang mittleres-distales Drittel
60jährige Frau. **b** Postoperative
Valgusdeformität wegen fehlendem
2. Querbolzen

Nachuntersuchungsergebnisse

Die Ergebnisse unserer Nachuntersuchungen waren belastet durch die teils erheblichen
Zusatzverletzungen. Zur Nachuntersuchung, die im Mittel 15 Monate nach der Operation
stattfand, kamen insgesamt 22 Patienten. Die restlichen Verletzten waren zum Teil an ihren
Zusatzverletzungen verstorben, zum anderen Teil befanden sie sich noch in einer Rehabili-
tationsklinik oder waren an einen unbekannten Ort verzogen.

Bei allen Nachuntersuchten waren die Frakturen zum Zeitpunkt der Begutachtung knöchern verheilt. Ein sehr gutes bis gutes Endresultat wurde dann festgehalten, wenn der
Bruch in achsengerechter Stellung knöchern fest verheilt und die Funktion der Gelenke
nicht beeinträchtigt war (Abb. 7a–c, Abb. 8a, b).

Insgesamt bei 17 Patienten konnte ein sehr gutes bis gutes Endresultat nachgewiesen
werden. Dreimal fand sich ein befriedigendes und zweimal ein schlechtes Endergebnis
(Tabelle 1). Die befriedigenden Resultate wurden verursacht zum einen durch eine Beinverkürzung von mehr als 1 cm, zum anderen durch einen Rotationsfehler von 10° und
schließlich durch eine Valgusfehlstellung von 8° (Tabelle 2). Die schlechten Endresultate,
es handelte sich um nicht gehfähige, bettlägerige Patienten, waren nicht Folge des Oberschenkelschaftbruches, sondern beruhten auf schweren bleibenden Hirnschädigungen.

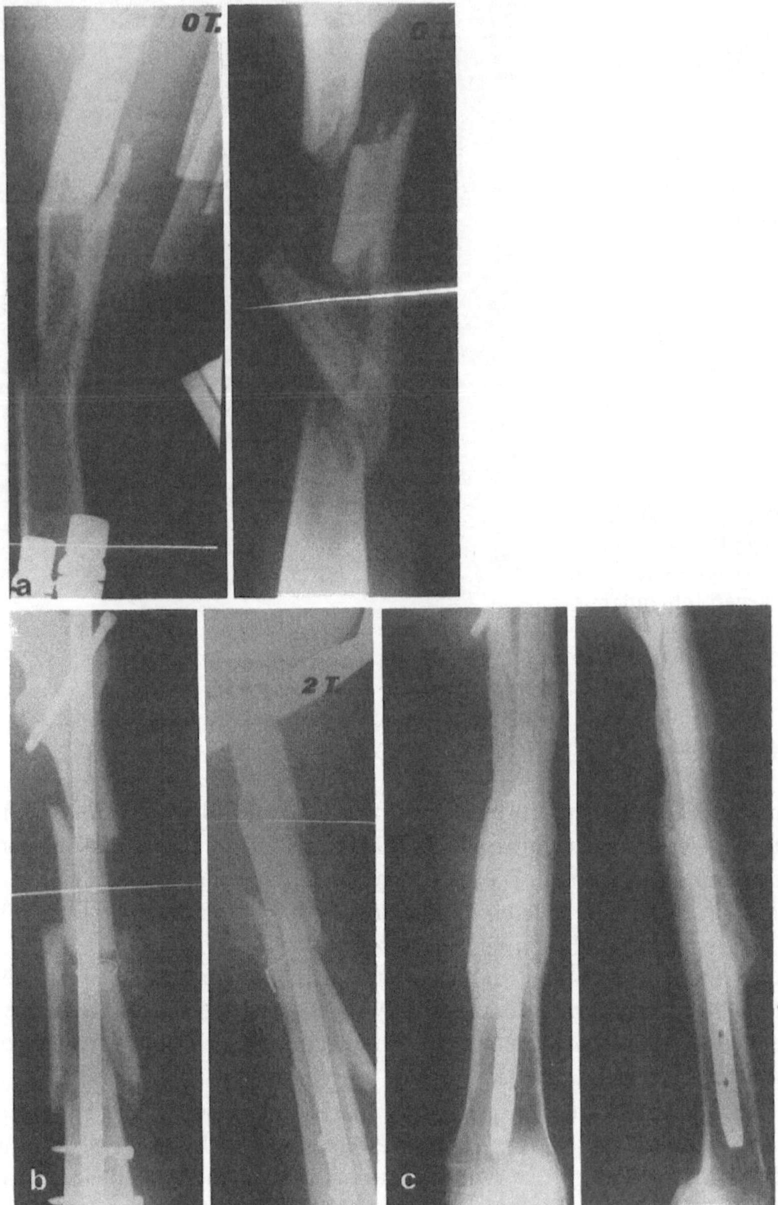

Abb. 7. a Oberschenkelschafttrümmerbruch 25jähriger Mann, **b** Postoperative Röntgenkontrolle, **c** Ausheilungsbild nach 54 Monaten

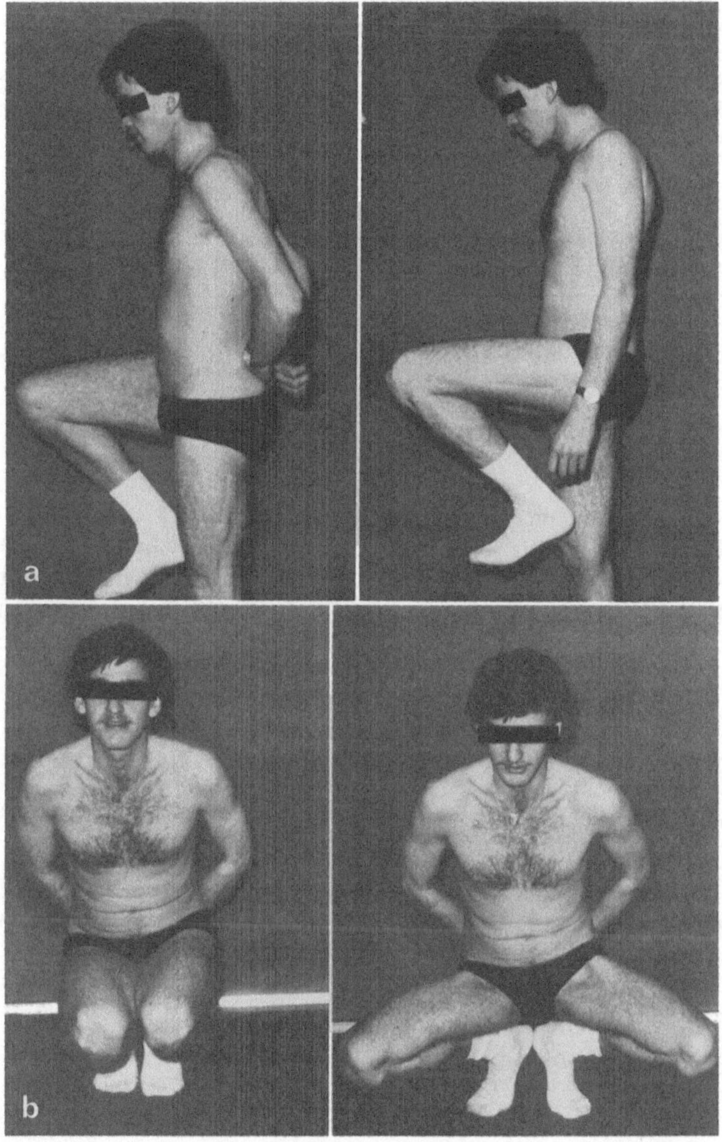

Abb. 8a, b. Funktionelles Ergebnis nach 54 Monaten

Zusammenfassung

Eigene klinische Erfahrungen und Nachuntersuchungen zeigen, daß der Verriegelungsnagel für die Versorgung von Mehrfragment-, Trümmer-, langen Schräg- und Spiralbrüchen des mittleren Femurschaftdrittels besonders geeignet ist. Mit diesem Osteosyntheseverfahren kann in der Regel die Freilegung der Bruchzone mit dem Risiko der Denudierung der

Tabelle 1. Beurteilung der Nachuntersuchungs-
ergebnisse (n = 22)

Sehr gut–gut	17 Pat.
Befriedigend	3 Pat.
Mäßig–schlecht	2 Pat.

Tabelle 2. Grad und Anzahl der verbliebenen
Achsenfehler bei der Nachuntersuchung (n = 22)

Beinverkürzung > 1 cm	1 Pat.
Beinverlängerung > 1 cm	0
Rotationsfehler > 5°	1 Pat.
Übrige Achsenfehler > 5°	1 Pat.

Fragmente und den daraus resultierenden schwerwiegenden Komplikationen vermieden werden. Gleichzeitig kann eine sofortige Übungsstabilität und eine Frühbelastbarkeit des verletzten Beines erzielt werden. Bei ausreichender Erfahrung mit dieser Osteosyntheseform läßt sich die Operationsdauer und die Strahlenbelastung auf ein vertretbares Minimum reduzieren.

Literatur

1. Klemm K (1976) Begründete Indikation für den Verriegelungsnagel. Hefte Unfallheilkd 129. Springer, Berlin Heidelberg New York, S 84
2. Klemm K, Schellmann WD (1965) Verriegelungsnagelung bei Oberschenkelfragmentbrüchen. Kongreßbericht, Ges Chir Wien, S 424–426
3. Kuderna H (1965) Erfahrungen mit dem Verriegelungsnagel nach Klemm und Schellmann bei Oberschenkelmehrfragmentbrüchen. Kongreßbericht, Ges. Chir Wien, S 427–431
4. Vécsei V (1978) Verriegelungsnagelung Symposion 3.2.78. Maudrich, Wien München Bern
5. Vécsei V (1980) Der Dübelbolzen – eine Ergänzung zur Verriegelungsnagelung. Unfallchirurgie 6:193–198

Indikationen für die Verriegelungsnagelung am Oberschenkel im distalen Drittel

E. Trojan, V. Vécsei und O. Wruhs

I. Universitätsklinik für Unfallchirurgie (Vorstand: Prof. Dr. E. Trojan), Alserstraße 4, A-1090 Wien

Einleitung

Frakturen im distalen Drittel des Oberschenkels werden im allgemeinen unabhängig von der Frakturform zu den relativen oder Ausnahmeindikationen für eine Marknagelung gezählt. Aus Erfahrung weiß man, daß z.B. reine Querfrakturen in der Übergangszone des Oberschenkels im 4. und 5. Sechstel bei Patienten mit guter metaphysärer Knochenstruktur mit Erfolg genagelt werden können – aber im Vergleich der Behandlungsergebnisse sind die Grenzen der Marknagelung im distalen Femurabschnitt klar zu erkennen.

Diese Grenzen sind teils in der anatomischen Beschaffenheit des distalen Femurmarkraumes, teils in der Altersstrukturierung der Verletzten mit den Frakturtypen begründet [2–6, 8, 15, 16, 19, 20, 22].

Der Markraum im distalen Femurabschnitt erweitert sich gleichmäßig. Im 4. und 5. Sechstel kann auch durch maximale Aufbohrung ein zirkulärer Wandkontakt des Nagels mit der Corticalis nicht mehr erzielt werden. Die Rohr-inRohr-Stabilisierung ist nicht mehr zu verwirklichen. Ob Kipp-Seitwärtsbewegungen des distalen Fragmentes um den Nagel möglich sein werden, hängt nunmehr neben der Frakturform (nur 1/4 der Frakturen sind bei derartiger Lokalisation Querfrakturen) von Umständen ab, die in Zusammenhang mit einer gedeckten Operationstechnik kaum mehr vom Operateur mit Sicherheit kontrolliert werden können. Der distale Femurmarkraumabschnitt zwingt nicht mehr den Marknagel zur Verformung, vielmehr folgt das Bruchstück dem Nagel, der den Stempel der Passage durch die engste Stelle des Markraumes, den Querschnitten entsprechend, aufgedrückt bekam. Der letzte rettende Anker, die feste Impaktierung des distalen Nagelendes in die metaphysäre Spongiosa wird mit zunehmenden Alter der Verletzten zur trügerischen Hoffnung.

In der Regel wird hier also weder eine biegungs- noch eine rotationsstabile Osteosynthese bei dieser Frakturlokalisation mit dem klassischen Marknagel möglich sein [3, 4, 6, 7, 9, 13, 15, 17, 20, 21].

Um die im Zusammenhang mit der intramedullären Versorgung zu erwartende Instabilität zu unterbinden, muß zu extramedullären Hilfen gegriffen werden, die einerseits den Eingriff erweitern, andererseits die sichere Stabilisierung nicht im nötigen Maße gewährleisten und/oder ihrerseits weitere Komplikationsmöglichkeiten heraufbeschwören. Gemeint sind Cerclagen, Platten, Extension und Gipsverband [3, 7, 10, 15, 16]. Die zweifellos bestechendste der Lösungsmöglichkeiten ist die Verriegelungsnagelung [1, 3, 7, 13, 15, 17, 18].

Hefte zur Unfallheilkunde, Heft 161
Herausgegeben von J Mockwitz u H Contzen
© Springer-Verlag Berlin Heidelberg 1983

54

Krankengut

An der I. Universitätsklinik für Unfallchirurgie Wien wurden im Zeitraum 1975 bis 1981 27 distale Femurfrakturen mit dem Verriegelungsnagel versorgt. Das Durchschnittsalter war 45,7 Jahre (der jüngste Patient war 17, der älteste 90 Jahre). Die Geschlechtsverteilung: männlich 17, weiblich 10 Verletzte. In 25 Fällen handelte es sich um eine frische Fraktur, in einem Fall um eine Ermüdungsfraktur und im letzten um eine pathologische Fraktur bei Bronchuscarcinom. Zehn Patienten waren mehrfach verletzt.

Folgende Frakturtypenverteilung haben wir beobachtet:
Querfraktur 8, Schrägfraktur 5, Stückfraktur 6. Trümmerfraktur 5,
Fracture à deux étages 2, Spiralfraktur 1.
Zeitpunkt der Operation: am ersten Tag in 9, zwischen dem zweiten und achten Tag in 18, nach dem achten Tag in 5 Fällen.
Art der Reposition: gedeckt 15, offen 12.
Art der Verriegelungsnagelung: dynamisch 16, statisch 11.
In einem Fall wurde aufgrund einer entstandenen Infektion die dynamische Verriegelung im Zuge eines Zweiteingriffes in eine statische umgewandelt.

Die postoperative Achsenfehlstellungen sind in Tabelle 1 aufgeführt.

Um den klinischen Verlauf einigermaßen transparent zu gestalten, haben wir das Krankengut in zwei Gruppen, nämlich in jene mit Mehrfachverletzungen und schweren Begleiterkrankungen und in jene mit isolierter distaler Femurfraktur eingeteilt. Den Gruppenvergleich zeigt Tabelle 2.

Die im Zusammenhang mit der Verriegelungsnagelung entstandenen Komplikationen sind in Tabelle 3 dargestellt.

In der Beurteilung des Krankengutes ergibt sich, daß die Verriegelungsnagelung eine sichere Behandlungsmethode der distalen Oberschenkelschaftfrakturen darstellt, eine geringe Komplikationsrate hat und eine frühe belastende Mobilisierung ermöglicht.

Klinische Beispiele

Fall 1: C.F., männlich, 21 Jahre, zieht sich am 3. 7. 1981 im Rahmen eines Verkehrsunfalles eine distale Oberschenkelschaftfraktur rechts zu. Gedeckte dynamische Verriegelungsnagelung am Tage des Unfalles. Wegen Hautveränderungen lateral Verriegelung von medial her. Zur sicheren Verankerung wird proximal distal ein Dübelbolzen benützt. Die Röntgenkontrolle am 12. 7. 1981 nach der Mobilisierung zeigt eine achsengerechte Stellung der Fraktur. Bereits am 3. 10. 1981 ist die Fraktur knöchern konsolidiert (Abb. 1).

Fall 2: R.A., weiblich, 52 Jahre. Aufnahme nach Sturz über die Stiegen am 27. 2. 1981. Kurze Oberschenkelschrägfraktur mit kurzer Trümmerzone. Wegen schwerer Leberschädigung infolge Medikamentenabusus und einem entsprechenden organischen Psychosyndrom kann die gedeckte statische Verriegelungsnagelung erst am 3. 3. 1981 durchgeführt werden. Mobilisierung am 5. postoperativen Tag. Die Röntgenkontrolle am 9. 10. 1981 vor der Entlassung zeigt eine achsengerechte Stellung der Fragmente. Die Röntgenkontrolle am 9. 10. 1981 zeigt bereits eine volle knöcherne Konsolidierung. Eine Dynamisierung, die der Patientin nach drei Monaten vorgeschlagen wurde, ließ sie nicht vornehmen. Die rechte untere Extremität ist bei freier Beweglichkeit voll belastungsfähig (Abb. 2).

Tabelle 1. Postoperative Achsenfehlstellung (n = 27)

0°	= 22
Varus 5°	= 1
Valgus 5°	= 1
Rekurvation 5°	= 2
Rekurvation 15°	= 1

Klinisch relevante Rotationsfehler = 0

Tabelle 2. Verlauf

	A	B
	Mehrfachverletzung, Polytrauma n = 10 Schwere Begleit-erkrankung n = 6	Isolierte distale Femurfraktur n = 11
ϕ Alter	47,2 Jahre (17–90)	41 Jahre (17–85)
†	n = 4 ϕ = 48 Tage	0
ϕ stationärer Aufenthalt	= 44 Tage	= 20 Tage
ϕ Mobilisie-rungszeitpunkt	–	= 12 Tage
	Gangrän – Amputation n = 1	

Tabelle 3. Komplikationen – VN

	A	B
Infektion	2	0
Bolzenlockerung	1	0
Pseudarthrose		
Nagelbruch	1	0

Fall 3: T.M., weiblich, 69 Jahre. Verunfallt am 15. 12. 1980. Neben einer subcapitalen Humerusfraktur links und einer lateralen Schienbeinkopfimpressionsfraktur rechts zog sie sich eine distale Schaftfraktur des linken Oberschenkels zu. Es wird am 14. 12. 1980 eine gedeckte dynamische Verriegelungsnagelung durchgeführt. Die distalen Bolzen werden fälschlicherweise von medial her eingebracht. Zehn Tage nach der Osteosynthese ist die Wunde der Trochanterregion inflammiert, es entleert sich ein infiziertes Hämatom. In dieser Situation wird am 8. 1. 1981 revidiert: proximal Debridement, Einlegen von Septopalketten, Drainage, statische Verriegelung; distal Auswechseln des zu kurzen proximalen Bolzens, der bereits aus der Verankerung geglitten ist, gegen einen Dübelbolzen. Es kommt zur primären

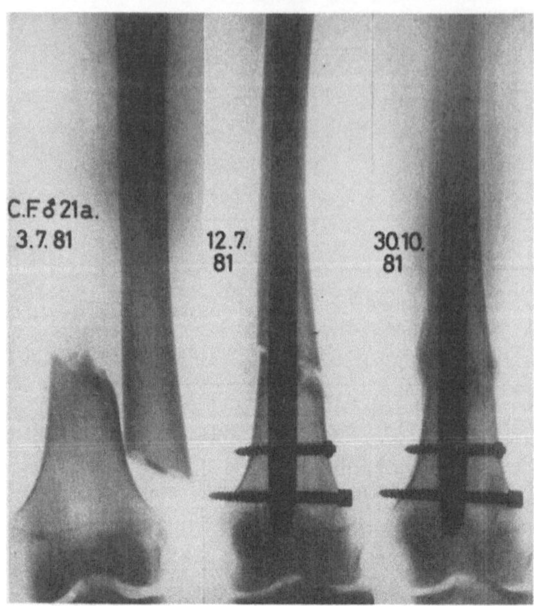

Abb. 1. S. Fallbeschreibung 1

Wundheilung. Belastende Mobilisierung drei Wochen nach der Revision. Am 21. 3. 1981 ist die partielle Überbrückung in einer Rekurvationsstellung von 5° zu erkennen. Am 8. 1. 1982 werden der Verriegelungsnagel und die proximal in situ belassenen Septopalketten entfernt. Aufbohren des Markraumes, Spülung, Wundverschluß. Neuerlich primäre Wundheilung. Die linke untere Extremität ist voll belastungsfähig bei endgradig behinderter Beweglichkeit der Kniebeugung (Abb. 3).

Fall 4: S.J., männlich, 24 Jahre, wird im Rahmen eines Verkehrsunfalles als Lenker eines Motorrades verletzt. Er zieht sich eine Oberschenkelschaftfraktur im Bereiche des distalen Drittels links zu und eine drittgradig offene Unterschenkelfraktur links. Primäre offene dynamische Verriegelungsnagelung des Oberschenkels und Plattenosteosynthese des Unterschenkels. Das postoperative Ergebnis ist absolut achsengerecht und anatomisch im Bereiche des Oberschenkels. Am Unterschenkel kommt es akut zur Osteitis. Die Platte muß an der Tibia entfernt werden, es wird auf einen Fixateur externe umgestiegen. Nach einer langwierigen Behandlungsphase von 9 Monaten ist die Infektion am Unterschenkel eingedämmt, die infizierte Pseudarthrose knöchern überbrückt. Bei der Kontrolle des Oberschenkels sieht man nun eine atrophe Pseudarthrose. In der Hoffnung, daß im Zuge der dynamisch cyclischen Belastung diese Pseudarthrose am dynamisch verriegelten Nagel sich überbrücken würde, kommt es am 2. 6. 1980 zum Bruch des Nagels an der Pseudarthrosenstelle. Der Nagel wird gedeckt gewechselt, neuerlich aufgebohrt und ein um 2 mm dickerer Verriegelungsnagel eingeführt, der dynamisch verriegelt wird. Am 2. 1. 1981 ist die Pseudarthrose knöchern konsolidiert.

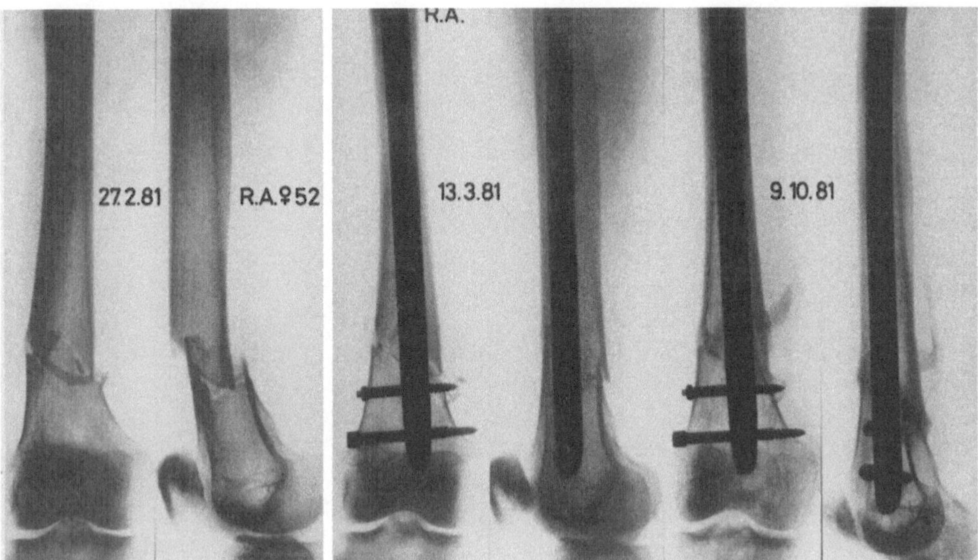

Abb. 2. S. Fallbeschreibung 2

Diskussion

Im Zusammenhang mit den distalen Oberschenkelschaftfrakturen sind zwei Gesichtspunkte diskussionswürdig:
1. spezifische biomechanische, und
2. materialtechnische.

1. Biomechanische Gesichtspunkte

Der supracondyläre Femurabschnitt ist eine biomechanische Übergangszone. Die Belastungsachse: Femurkopfmittelpunkt — Kniemittelpunkt, die im proximalen und mittleren Drittel des Oberschenkels medial des Knochens liegt, kommt distal mit den knöchernen Strukturen in Deckung. Das Zuggurtungssystem des Tractus iliotibialis und die Belastungsachse nähern sich. Aus dieser Tatsache folgt, daß sich die Druckzone am Femur von proximal medial in Richtung distal lateral verlagert. Aufgrund dieser Druckzonenverlagerung bzw. der Schaftinsertion der Adductoren und des Ursprunges des Musculus gastrocnemius an den Condylen resultiert bei intaktem Tractus iliotibialis die typische Valgus- und Rekurvationstendenz dieser Frakturen.

Der intramedulläre Kraftträger wird daher in der Regel besonders bei langen Schrägfrakturen und Frakturen mit einem lateralen Keil vorwiegend auf Biegung (dh. Valgus) beansprucht, bis durch Verbiegung des Nagels eine mediale oder zirkuläre Abstützung den Kraftfluß übernehmen kann. Diese Verbiegung setzt eine Verkürzungsmöglichkeit des Femurs voraus und ist durch statische Verriegelung oder aber durch Einpassung eines lateral ausgebrochenen dritten Fragmentes aufzuhalten.

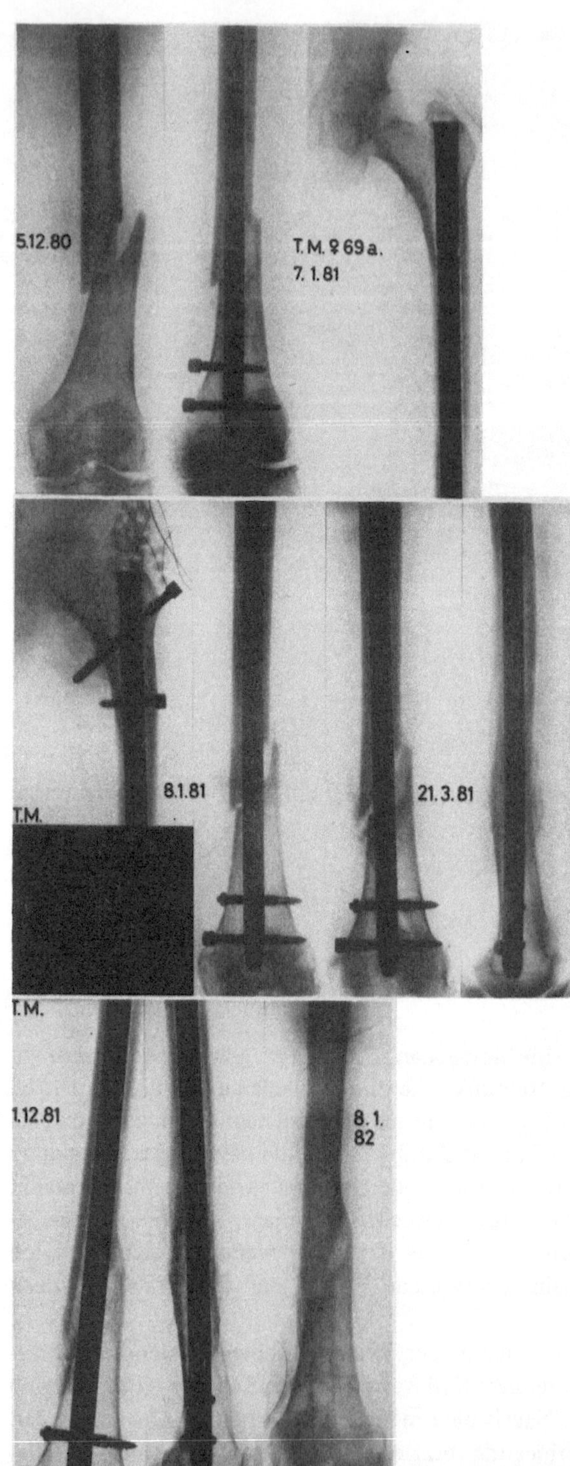

Abb. 3. S. Fallbeschreibung 3

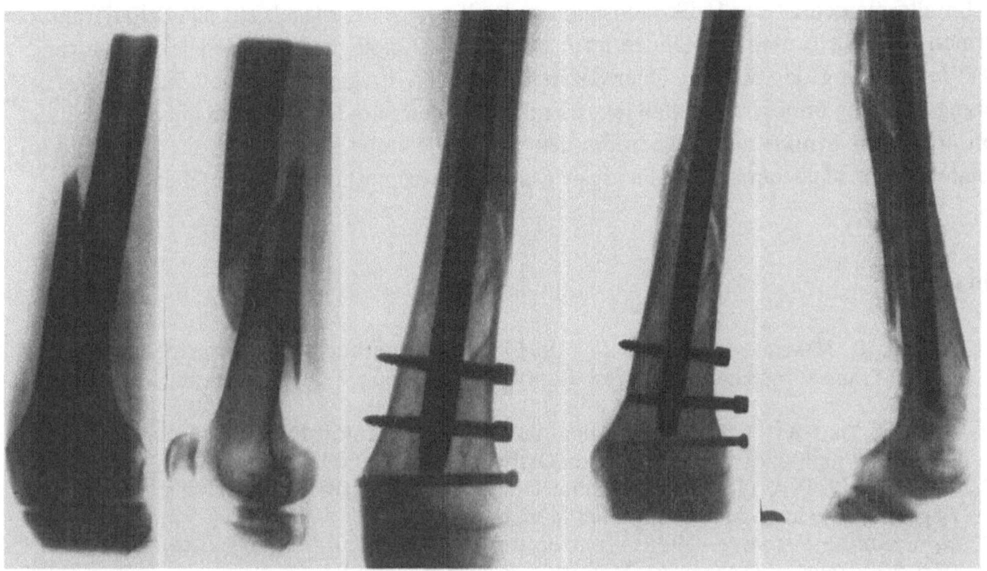

Abb. 4. R.F. Patientenzahl 15.451/80. Distale Oberschenkelschaftfraktur mit Ausbruch eines dorso-lateralen dritten Fragmentes mit diacondylärer Fissur. Gedeckte dynamische Verriegelungsnagelung am 2. Tag nach dem Unfall. Vollbelastende Mobilisierung am 14. postoperativen Tag. Sechs Wochen nach dem Unfall ist die Lockerung der Spongiosaschraube bzw. des distalen Querbolzens zu sehen. Nach 10 Wochen Entfernung der Spongiosaschraube. Wechsel des distalen Bolzens gegen einen Dübelbolzen. Innerhalb weiterer 6 Wochen einwandfreie knöcherne Konsolidierung der Fraktur ohne Achsenfehler

2. Materialtechnische Gesichtspunkte

Der Nagel vollführt während der Passage durch die engste Stelle des Markraumes eine Rotationsbewegung, deren Ausmaß kaum vorausgesagt werden kann (Abb. 4). Diese Rotationsbewegung erfolgt aufgrund des physiologischen Varus und der Antekurvation des Femurs im Sinne einer Innenrotationsbewegung. Sie ist umso stärker je kleiner die Diskrepanz zwischen Durchmesser der engsten Stelle und Nageldurchmesser ist. Sie ist also teilweise korrigierbar durch Implantation eines um ein oder zwei Millimeter dünneren Nagels, dann muß allerdings statisch verriegelt werden, oder aber durch Retrotorsion des Nagels während des Einschlagens.

Die Haftungsfähigkeit der Bolzen kann in der cortico-spongiösen Übergangszone am Femur, besonders bei poröser Knochenstruktur, an sich Wünsche offen lassen. Diese Tatsache einerseits, die cyclische Bewegung des Nagels andererseits, sind neben der Überdrehung der Gewindebolzen durch den Operateur bei der Insertion der Bolzen, die häufigsten Ursachen für die sekundäre Bolzenlockerung. Der Bolzenlockerung kann durch die primäre Implantation von Dübelbolzen, die eine schlüssige Verbindung zwischen Knochenbolzen und Nagel ermöglichen, vorgebeugt werden. Selbstverständlich ist nach eingetretener Bolzenlockerung der Wechsel eines normalen Gewindebolzens gegen einen Dübelbolzen ebenfalls möglich.

Im allgemeinen ist der Indikationsbereich des Verriegelungsnagels auf alle Schaftfraktur-
formen begrenzt (unter Umständen auch mit Gelenksbeteiligung) bei denen eine einwand-
frei Verankerung der distalen Querbolzen im distalen Fragment gegeben ist. Die Verriegelungsnagelung ermöglicht bei all jenen Frakturformen, wo der Kraftfluß überwiegend von
den corticalen Strukturen mitübernommen wird, eine frühe Belastung. Somit kann sie im
distalen Femurschaftbereich als die ideale Osteosynthesemethode angesprochen werden.

Literatur

1. Aoyagi T, Mikuni Y, Ishigaki K (1976) A new method for osteosynthesis of long
bone (Trans-Kuntscher nail screw fixation). Hokkaido J Orthop Traum Surg (Japan)
21:28
2. Eid AM, Deif AI (1980) Aetiological factors in non-union following Kuntscher intramedullary nailing of the femur. Arch Orthop Traum Surg 96:213
3. Grosse A, Zeil A (1978) Die distale Oberschenkelfraktur. In: Vecsei V (Hrsg) Verriegelungsnagelung. Maudrich, Wien München Berlin
4. Horaczek A, Vecsei V (1978) Grenzen der Indikation zur Marknagelung. In: Vecsei V
(Hrsg) Verriegelungsnagelung. Maudrich, Wien München Bern
5. Kempf I, Grosse A, Lafforgue D (1978) L'apport du verrouillage dans l'enclouage
centro-medullaire des os longs. Rev Chir Orthop 64:635
6. Kempf I, Jaeger JH, Clavert JM, Mochel D, Glaesener (1978) L'enclouage centre-
medullaire avec alesage. Critique theorique et experimentale des principes de Kuntscher.
Rev Chir Orthop 64:629
7. Klemm K, Schellmann WD (1972) Dynamische und statische Verriegelung des Marknagels. Mschr Unfallheilkd 75:568
8. Knapp U (1976) Ergebnisse von 1 500 Marknagelungen am Femur und Tibia. Hefte
Unfallheilkd 129:118
9. Mittelmeier H (1975) Draht und Nagel als Osteosynthesemittel. Med Orthop Technik
95:49
10. Povacz F (1979) Verbrennungsschaden an der Tibiadiaphyse nach Marknagelung mit
Aufbohren. Unfallheilkunde 82:126
11. Reschauer R, Szyszkowitz R, Paul K (1979) Die Stabilisierung von Frakturen des
Femurschaftes mit Marknagelung und Cerclage. Unfallchirurgie 5:158
12. Schellmann WD (1976) Grundlagen der intramedullären Osteosynthesen. Hefte Unfallheilkd 129:48
13. Vécsei V (Hrsg) (1978) Verriegelungsnagelung. Maudrich, Wien München Bern
14. Vécsei V (1980) Der Dübelbolzen — Eine Ergänzung zur Verriegelungsnagelung. Unfallchirurgie 6:193
15. Vécsei V (1980) Biomechanische Grundlagen der Osteosynthese mit intramedullären
Kraftträgern. Bericht über die Unfallmedizinische Tagung in Kiel am 12./13. Sept. 1980.
Schriftenreihe: Unfallmedizinische Tagungen der Landesverbände der gewerblichen
Berufsgenossenschaften Heft 42:79
16. Vécsei V, Horaczek A (1978) Komplikationen und Fehler bei der Marknagelung. In:
Vécsei V (Hrsg) Verriegelungsnagelung. Maudrich, Wien München Bern
17. Vécsei V, Trojan E, Hertz H, Opitz A (1979) Ergebnisse und Behandlung der supracondylären Femurfrakturen mit dem Verriegelungsnagel. 20. Tagung der Öst. Gesellschaft für Chirurgie, Innsbruck 14.–16. Juni 1979. Demeter-Verlag, Gräfeling, S 726
18. Vittali HP, Klemm K, Schellmann WD (1974) Der Verriegelungsnagel — eine Erweiterung des Indikationsbereiches für die Markraumstabilisierung. Brun's Beitr Klin Chir
221:301
19. Weller S (1976) Begründete Indikationen für die Anwendung des Marknagels. Hefte
Unfallheilkd 129:78

20. Weller S, Knapp U (1975) Die Marknagelung. Gute und relative Indikationen, Ergebnisse. Chirurg 46:152
21. Weller S, Kuner E, Schweikert C (1979) Medullary nailing according to Swiss Study Group principles. Clin Orthop 138:45
22. Weller S, Renne J (1973) Grundsätzliche Fehler und Komplikationsmöglichkeiten der Marknagelung. Chirurg 44:533

Indikationen für die Verriegelungsnagelung am Oberschenkel bei Trümmer-, Stück- und Etagenfrakturen

M. Börner, J. Mockwitz und E. Soldner

Berufsgenossenschaftliche Unfallklinik, Friedberger Landstraße 430, D-6000 Frankfurt 60

In den letzten zwanzig Jahren wurde die Ansicht vertreten, daß gerade diese Frakturformen — Trümmer-, Stück- und Etagenfrakturen — eine Domäne für die Plattenosteosynthese darstellen, so daß der konventionelle Marknagel, auch dann, wenn die Nagelung durch zusätzliche Cerclagen ergänzt wird, mehr und mehr verdrängt wurde.

Eine Sammelstudie aus 6 Kliniken über die „Behandlung von Mehrfragment- und Trümmerbrüchen des Femurschaftes" (Tscherne et al. 1977) bestätigte die Bedeutung der Plattenosteosynthese, da von den insgesamt 160 Frakturen 127 (= 79,4%) nach dieser Methode versorgt wurden. Auffallend war neben der hohen Komplikationsrate von 14 Infekten (= 8,8%) sowie 21 Pseudarthrosen (= 13,1%) eine verzögerte Knochenbruchheilung bei 24 Patienten (= 15,0%).

Diese Problemfrakturen lassen bei durchgeführter Plattenosteosynthese neben einer starken Denudierung eine Spongiosierung der Corticalis erwarten und damit nach Plattenentfernung Ermüdungsbrüche gehäuft auftreten. Aus diesem Grunde wird in den letzten Jahren die Überbrückung der Trümmerzone durch eine Neutralisationsplatte ohne Fragment-Adaptation empfohlen, wodurch jedoch die Elastizität und die Belastbarkeit des Osteosynthesematerials eingeschränkt wird.

Küntscher hat bereits 1968 auf dem Chirurgenkongreß in München diese Probleme erkannt und daher zur Versorgung des Defekttrümmerbruches am Oberschenkel seinen Detentionsnagel vorgestellt.

Die Weiterentwicklung dieses Nagels zum Verriegelungsnagel nach Klemm und Schellmann ergab dann die Moglichkeit, bisher nicht nagelfähige Frakturformen mit diesem speziellen zentralen Lastträger zur versorgen und somit auch die Trümmer-, Stück- und Etagenbrüche.

Um die Verriegelungsbolzen komplikationslos unter Bildwandlerkontrolle einzubringen, führen wir die Verriegelungsnagelung bei Rückenlage des Patienten auf dem Extensionstisch durch. Der erste Abschnitt der Operation wird wie bei dem konventionellen Marknagel

Hefte zur Unfallheilkunde, Heft 161
Herausgegeben von J Mockwitz u H Contzen
© Springer-Verlag Berlin Heidelberg 1983

vorgenommen, wobei sich die Fragmente bei Trümmer- und Etagenfrakturen unter Extension erfahrungsgemäß gut ausrichten, so daß das Auffädeln mit dem Führungsspieß meist ohne Schwierigkeiten gelingt. Nur in Ausnahmefällen kann für die Reposition eines querliegenden Fragmentes eine kleine Incision zur Einführung eines Elevatoriums für die Reposition erforderlich werden. Von ganz entscheidender Bedeutung ist jedoch, daß im Bereich der Trümmerzone bzw. der mittleren Etage der Bohrkopf *ruhend* vorgeschoben wird, um ein Herauslösen von Fragmenten aus dem Periostschlauch zu vermeiden. Bei diesen Frakturformen ist stets eine statische Verriegelung anzustreben, um spätere Sinterungen bzw. postoperative Rotationsfehler zu vermeiden. Das Einbringen des proximalen Schrägbolzens bereitet bei Benutzung des Führungsgerätes keine Schwierigkeiten, das Aufsuchen und Bohren der distalen Querlöcher im Knochenschaft durch Ausrichtung einer handgeführten Führungsbuchse unter Bildverstärkerkontrolle ist für den Geübten ebenfalls meist problemlos.

Seit 1971 wurden an der Berufsgenossenschaftlichen Unfallklinik Frankfurt am Main 103 Patienten mit diesen Problemfrakturen am Oberschenkel operativ versorgt; dabei handelte es sich bei 76 Patienten um Trümmer- und Stück- und bei 27 Patienten um Etagenbrüche. 16mal (= 15,6%) lagen offene, überwiegend erstgradig offene Frakturen vor. Zweit- und drittgradig offene Frakturen wurden entsprechend unfallchirurgischer Grundsätze durch andere Osteosyntheseverfahren versorgt.

Bei allen Patienten wurde eine statische Verriegelungsnagelung vorgenommen, um einerseits postoperative Rotationsfehler zu vermeiden und zum anderen, um die Vorteile der Verriegelungsnagelung bei diesen Frakturformen, nämlich die frühe Belastbarkeit der Extremität, auszunützen.

Die stationäre Verweildauer bei Trümmer-/Stückfrakturen betrug im Durchschnitt 48 Tage (21–81), bei Etagenfrakturen 63 Tage (28–116). Teilbelastung — abhängig vom postoperativen Verlauf — war im Durchschnitt nach 9 Tagen, Vollbelastung — sobald Röntgenkontrollaufnahmen beginnende knöcherne Durchbauung erkennen ließen — nach 28 Tagen möglich. In Abhängigkeit von der Röntgenverlaufskontrolle wurde die Dynamisierung durchgeführt; im Durchschnitt konnte dieser kleine Eingriff nach 16 Wochen erfolgen.

Da es sich entsprechend unserem Krankengut um überwiegend berufsgenossenschaftlich versicherte Patienten handelt, konnte anhand der Aktenlage die mittlere Dauer der Arbeitsunfähigkeit ermittelt werden; diese betrug im Durchschnitt 25 Wochen.

An Komplikationen beobachteten wir 4 tiefe Infektionen sowie 2 Pseudarthrosen, einmal bei tiefer Infektion mit Sequestrierung und in einem zweiten Fall nach Nagelbruch. Bei 2 Patienten mit tiefer Infektion kam es zu keiner Sequestrierung von Fragmenten, die knöcherne Konsolidierung war nicht verzögert und nach Entfernen des Osteosynthesematerials trat völlige Beruhigung der chronischen Osteomyelitis ein (Tabelle 1).

In 2 Fällen wurde ein Bruch des Verriegelungsnagels in Höhe des oberen der distalen Querlöcher bei routinemäßigen Röntgenkontrollen beobachtet. Wegen bereits eingetretener knöcherner Durchbauung konnte auf einen Nagelwechsel verzichtet werden. Lediglich bei einem Patienten mit Nagelbruch in Höhe der Pseudarthrose mußte eine nochmalige Marknagelung mit einem dickeren Nagel vorgenommen werden. Es muß besonders darauf hingewiesen werden, daß bei keinem Patienten nach Entfernung des Verriegelungsnagels eine Refraktur beobachtet wurde.

Tabelle 1. Komplikationen

	Trümmer-/ Stückfraktur (76)	Etagen- fraktur (27)
Tiefe Infektion		
– ohne Sequestrierung	2	1
– mit Sequestrierung	1	–
	↓	
	1	
	↓	
Pseudarthrose	2	–
	↑	
	1	
	↑	
Nagelbruch	3	–
	8	1

Für die Beurteilung der röntgenologischen Ausheilung sowie der funktionellen Ergebnisse wurden drei Bewertungsgruppen aufgestellt:

sehr gut = keine Verkürzung, keine Drehfehler, freie Beweglichkeit in den benachbarten Gelenken;

gut = Verkürzung 1–2 cm, Drehfehler unter 15°, Beweglichkeit in den benachbarten Gelenken bis 15° eingeschränkt;

mäßig = Verkürzung mehr als 2 cm, Drehfehler über 15°, Beweglichkeit mehr als 20° eingeschränkt in den benachbarten Gelenken.

Die Auswertung entsprechend dieser Kriterien ergab, daß bei 98 Patienten (= 95,1%) ein sehr gutes bis gutes Ergebnis erzielt werden konnte (Tabelle 2).

Tabelle 2

	Sehr gut	Gut	Mäßig
Trümmer-/ Stückfrakturen (76)	56	16	4
Etagenfrakturen (27)	17	9	1
	73 (= 70,8%)	25 (= 24,3%)	5 (= 4,9%)

Zusammenfassung

Ein wesentlicher Vorteil der Verriegelungsnagelung ist die vergleichsweise frühe Belastbarkeit durch die zentrale Lastübertragung des intramedullären Kraftträgers und dessen Verankerung durch Gewindebolzen am Knochen ober- und unterhalb der Bruchzone. Sobald

64

Röntgenkontrollaufnahmen beginnende knöcherne Abbindung bei Trümmer-, Stück- und Etagenfrakturen erkennen lassen, ist volle Belastung gegeben. Die Konsolidierung erfolgt stets unter deutlicher Knochenneubildung im Sinne eines Transfixationscallus, primäre Knochenbruchheilung wird weder angestrebt noch erzielt.

Ergänzend sollte noch erwähnt werden, daß 98 von 103 Patienten (= 96%) mit einer gedeckten Verriegelungsnagelung versorgt wurden.

Anhand der sehr guten bis guten Ergebnisse (95%) vertreten wir die Ansicht, daß bei Trümmer-, Stück- und Etagenfrakturen eine sehr gute Indikation für die Verriegelungsnagelung aus folgenden Gründen gegeben ist:
1. Keine Freilegung der Bruchzone mit der Gefahr der Devitalisierung von Fragmenten.
2. Keine Notwendigkeit für zusätzliche äußere Fixationsmittel wie Drahtextension oder Gipsverband.
3. Sofortige Übungsstabilität der Osteosynthese und frühe Belastbarkeit des Beines.
4. Keine Gefahr der Spongiosierung des Knochens.
5. Nach knöcherner Konsolidierung risikolose Metallentfernung.

Fallbeispiele

Th. A.: 18jähriger Mann, erlitt einen Autounfall und zog sich dabei einen geschlossenen Oberschenkeltrümmerbruch zu, der noch am Unfalltage durch eine gedeckte statische Ver-

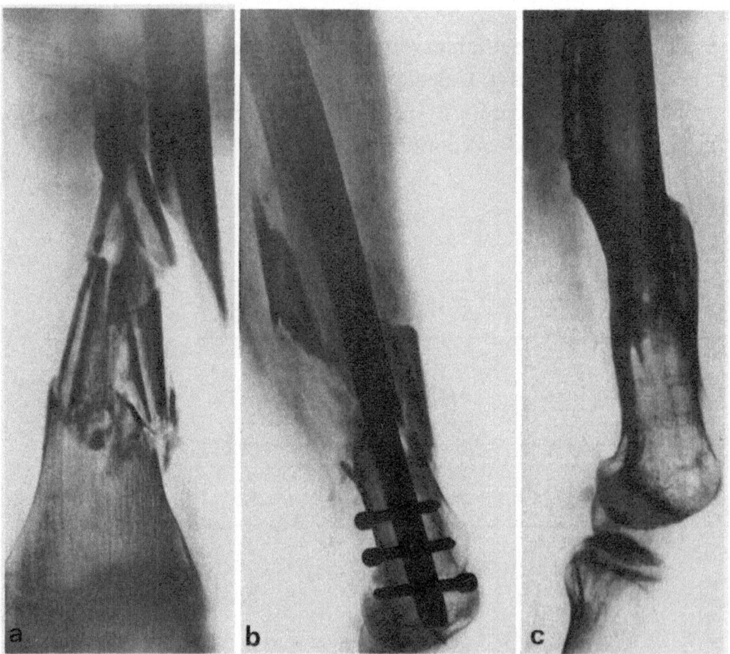

Abb. 1. a Unfallbild, **b** Röntgenaufnahme 1 Woche postoperativ, **c** Knöcherne Ausheilung, Zustand nach Nagelentfernung

riegelungsnagelung versorgt wurde. Komplikationsloser Heilverlauf. Dynamisierung nach 12 Wochen, Nagelentfernung nach 26 Monaten. Gutes funktionelles Ergebnis (Abb. 1a–c).

P. J.: 20jähriger Mann mit geschlossenem Stückbruch des rechten Oberschenkels. Gedeckte Versorgung mit statischer Verriegelungsnagelung am Unfalltage. Dynamisierung nach 12 Wochen, Nagelentfernung 14 Monate nach Unfalltag. Sehr gutes funktionelles Ergebnis (Abb. 2a–c).

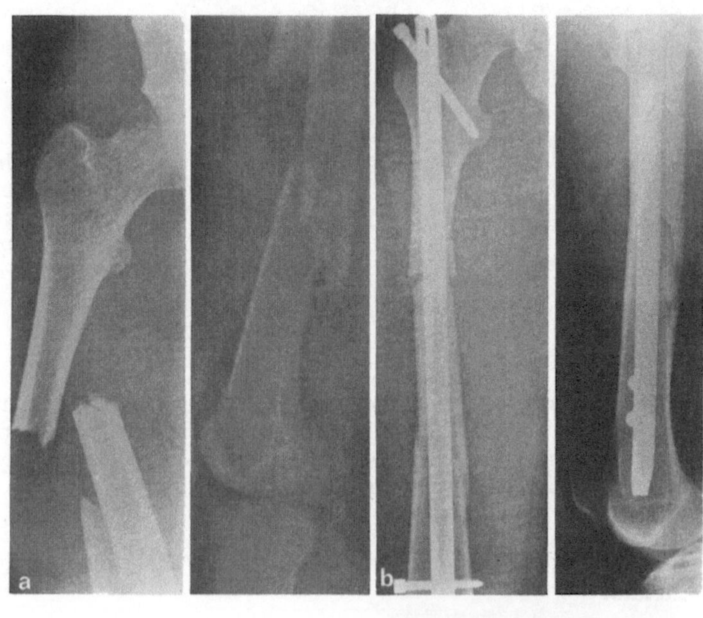

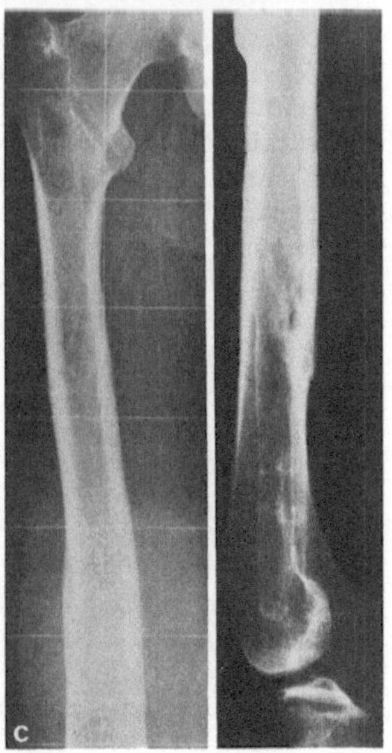

Abb. 2. a Unfallbild, **b** Postoperative Röntgenaufnahme des rechten Oberschenkels in 2 Ebenen, **c** Ausheilungsbild nach Nagelentfernung (15 Monate post operationem)

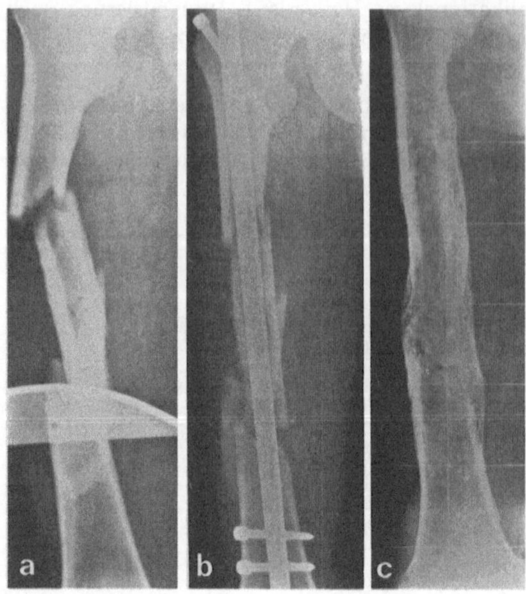

Abb. 3. a Unfallbild des rechten Oberschenkels, **b** Röntgenaufnahme rechter Oberschenkel a.p., 10 Tage nach durchgeführter Operation, **c** Zustand nach Nagelentfernung, 2 Jahre nach Unfalltermin

R. F.: 36jähriger Mann mit einem geschlossenen Mehrfragmentbruch am rechten Oberschenkel, der am Unfalltag mit einer gedeckten statischen Verriegelungsnagelung versorgt wurde. Dynamisierung nach 14 Wochen, Nagelentfernung 18 Monate nach durchgeführter Operation. Sehr gutes funktionelles Ergebnis (Abb. 3a–c).

Literatur

1. Börner M, Contzen H (1978) Der Verriegelungsnagel. BG-UMed 35
2. Börner M, Klemm K (1981) Die Verriegelungsnagelung. Chirurgie der Gegenwart, Bd. 4a:59
3. Ecke H, Neubert Chr, Neeb W (1980) Analyse der Behandlungsergebnisse von 1 127 Patienten mit Oberschenkelfrakturen aus der Bundesrepublik Deutschland und der Schweiz. Unfallchir 6:38–43
4. Klemm K, Börner M (1982) Die Verriegelungsnagelung bei Oberschenkelschaftbrüchen. Hefte Unfallheilkd 158. Springer, Berlin Heidelberg New York
5. Klemm K, Schellmann W-D (1972) Dynamische und statische Verriegelung des Marknagels. Mschr Unfallheilkd 75:568
6. Koudsi F, Kirschner P (1977) Die Behandlung der Mehrfachfrakturen am Femur. Unfallheilkd 80:89–94
7. Küntscher G (1968) Die Marknagelung des Trümmerbruches. Langenbecks Arch Klin Chir 322:1063
8. Küntscher G (1964) Die Nagelung des Defekttrümmerbruches. Chirurg 6:35
9. Trentz O (1977) Verfahrenswahl bei der operativen Behandlung von Mehrfragment- und Trümmerbrüchen des Femurschaftes. Hefte Unfallheilkd 129. Springer, Berlin Heidelberg New York
10. Tscherne H, Trentz O (1977) Operationstechnik und Ergebnisse bei Mehrfragment- und Trümmerbrüchen des Femurschaftes. Unfallheilkd 80:221–230

Die Verriegelungsnagelung am Oberschenkel: Alternative oder Konkurrenz zu anderen Osteosyntheseverfahren?

D. Maroske und K. Thon

Zentrum für Operative Medizin I, Chirurgische Klinik der Philipps-Universität (Leiter: Prof. Dr. med. H.-D. Röher), Robert-Koch-Straße 8, D-3550 Marburg/Lahn

Einleitung

Die Wiederherstellung der vollen Funktion einer Extremität ist das Hauptziel der operativen Frakturenbehandlung. Adäquate Indikationsstellung, geeignetes Osteosyntheseverfahren, Operationstechnik und richtig gewählter Operationszeitpunkt sowie konsequent durchgeführte Nach- und Übungsbehandlung sind für das Spätresultat entscheidend.

Eine wesentliche Bereicherung in der operativen Frakturenbehandlung des Oberschenkels stellt die Verriegelungsnagelung dar [5, 14]. Wir sehen eine Indikation zu diesem Osteosyntheseverfahren bei (Tabelle 1):

In der vorliegenden Arbeit soll untersucht werden, ob die Verriegelungsnagelung andere klassische Verfahren in der operativen Frakturbehandlung des Oberschenkels verdrängt oder eine zusätzliche Methode mit eigener Indikationsstellung darstellt.

Methodik

Die im Zeitraum 1.1.1973–31.12.1981 an der Chirurg.-Univ.-Klinik Marburg operativ behandelten Oberschenkelfrakturen wurden retrospektiv erfaßt und untersucht. Insbesondere wurde die Indikation zum angewendeten Osteosyntheseverfahren in Abhängigkeit vom Frakturtyp und Lokalbefund überprüft. Krankheitsverlauf und Spätergebnisse stellten die entscheidenden Parameter für die Beurteilung dar.

Operationstechnik

Den Vorteilen der gedeckten Marknagelung, wie frakturferner kleiner Hautschnitt, keine Denudierung im Frakturbereich, keine Deperiostierung und genaue Bestimmung der Nagellänge stehen Gründe zur offenen Marknagelung gegenüber: exakte Reposition, bessere Beurteilung der Frakturzone, verringerte Strahlenbelastung sowie Ausräumung des Frakturhämatoms und des Bohrmehls [6].

Schwierigkeiten in der geschlossenen Frakturreposition stellten für uns die Indikation zur offenen Reposition dar. Meistens gelang es, von einer kleinen Freilegung im Frakturbereich aus den Führungsspieß unter dem tastenden Finger in den distalen Markraum vorzuführen und unter Extension die Reposition zu vervollständigen. Eine ausgedehnte Frakturfreilegung mit der Gefahr einer Fragmentdenudierung ist hierbei nicht erforderlich, um eine achsen- und rotationsgerechte Stabilisierung mit dem Verriegelungsnagel zu erreichen.

Hefte zur Unfallheilkunde, Heft 161
Herausgegeben von J. Mockwitz u H Contzen
© Springer-Verlag Berlin Heidelberg 1983

Tabelle 1. Indikationen zur Verriegelungsnagelung am Oberschenkel

1. „Erweiterte" Femurmarknagelung
   A) Drehbrüche
   B) Stückbrüche
   C) Trümmerbrüche
   D) Defektbrüche
   E) Gelenknahe Brüche
2. Pathologische Frakturen
3. Infizierte Pseudarthrosen
4. Korrekturosteotomien

Mit der erweiterten Indikation zur Marknagelung durch den Verriegelungsnagel haben wir uns entschlossen, die Lagerung von Patienten mit Oberschenkelfrakturen mit dem Hüftplatten-Operationstisch vorzunehmen. Eine offene Reposition, vorübergehende Frakturschienung, exakte Rotations- und Achsstellung sowie Längenmessungen im Vergleich zur Gegenseite erwiesen sich einfacher und sicherer als bei der Lagerung auf dem Extensionstisch. Insbesondere zeigten sich Vorteile dieser Lagerung bei ausgedehnten Trümmer- und Defektfrakturen. Die Nachteile durch erschwerte Röntgenkontrolle im seitlichen Strahlengang sind demgegenüber gering. Eine wesentliche Bereicherung erscheint uns hier der verstrebungsfreie Extensionsteil zum Maquet-Säulentisch 1120 darzustellen [2].

Patienten

Im Zeitraum 1.1.1973–31.12.1981 wurden 491 Oberschenkelschaftfrakturen osteosynthetisch versorgt, darunter 131 (27%) mit einem Verriegelungsnagel stabilisiert. Die Tabelle 2 zeigt, daß diese Methode nach einer Phase der Erfahrungssammlung in den Jahren 1973

Tabelle 2. Anzahl der Osteosynthesen am Oberschenkelschaft im Zeitraum 1.1.1973– 31.12.1981 an der Chirurg. Univ.-Klinik Marburg. Angegeben sind die Gesamtzahl (n) in den einzelnen Jahren sowie die Anzahl der Verriegelungsnagelungen (VN) und deren prozentualer Anteil der Femurschaftfrakturen (n = 491)

Jahr	N (alle)	VN	(%)
73	45	1	(2)
74	52	2	(4)
75	38	9	(24)
76	56	12	(21)
77	58	17	(29)
78	60	23	(38)
79	57	23	(40)
80	57	19	(33)
81	68	25	(37)
9 Jahre	491	131	(27)

bis 1977 heute einen festen Platz in der Versorgung von Oberschenkelschaftfrakturen eingenommen hat. Insgesamt haben wir 193 Marknagelungen und 298 Platten- und Winkelplattenosteosynthesen wegen einer Oberschenkelfraktur durchgeführt. Die genaue Analyse zeigt einerseits, daß früher konservativ behandelte Frakturen der operativen Versorgung durch den Verriegelungsnagel zugeführt wurden und andererseits die Anzahl der Platten- und Winkelplattenosteosynthesen zugunsten der Verriegelungsnagelung verdrängt wurden. Die AO-Marknagelung wurde seit 1977 in gleichbleibender Häufigkeit durchgeführt (Tabelle 3).

Die unterschiedlichen Klassifikationen [11] bei den durch AO-Marknagel und Verriegelungsnagel versorgten Oberschenkelschaftfrakturen zeigt Abb. 1. Bei einer Frakturlokalisation im mittleren Drittel des Oberschenkelschaftes kam die Verriegelungsnagelung nur bei Trümmer- und Defektfrakturen zur Anwendung. Allein 15 von 131 mit einem Verriegelungsnagel versorgten Oberschenkelschaftfrakturen wiesen Frakturzonen auf, die vom proximalen bis in das distale Femursegment reichten.

Unter 193 Oberschenkelschaftfrakturen fanden sich 23 offene Frakturen, die primär oder primär verzögert mit einem Marknagel versorgt wurden (Tabelle 4).

Eine offene Reposition wurde bei der AO-Marknagelung in 24% und bei der Verriegelungsnagelung in 39% durchgeführt. Bei dem Kollektiv der Verriegelungsnagelungen fällt auf, daß wir zunächst unter 105 Verriegelungsnagelungen nur 32 offene Repositionen vornahmen (30%) und allein von den letzten 26 Oberschenkelschaftfrakturen 19 offen reponiert werden mußten. Dieser hohe Anteil offener Repositionen erklärt sich aus dem Schweregrad der Verletzungen mit ausgedehnten Trümmerzonen, die ein Vorschieben des Führungsspießes unter dem tastenden Finger erforderten. Eine ausgedehnte Frakturfreilegung und damit verbundene Denudierung war in keinem Fall erforderlich.

Die Altersverteilung unserer Patienten, deren Oberschenkelschaftfrakturen mit der Marknagelung versorgt wurden ist in Tabelle 5 dargestellt. 34% des Gesamtkollektivs unserer Patienten war zum Zeitpunkt der Marknagelung jünger als 20 Jahre, in jedem Fall war das Knochenwachstum mit Verschluß der Epiphysenfugen abgeschlossen. Das 30. Lebensjahr hatten zum Zeitpunkt der operativen Versorgung einer Oberschenkelschaftfraktur 62% unseres Kollektivs noch nicht überschritten. Hochbetagte Patienten, die das 80. Lebensjahr

Tabelle 3. Marknagelungen (*AO* = AO-Marknagel, *VN* = Verriegelungsnagel) am Oberschenkel im Zeitraum 1.1.73–31.12.81

Jahr	AO/VN	Alle
73	7/1	8
74	12/2	14
75	2/9	11
76	10/10	22
77	6/17	24
78	6/23	29
79	5/23	28
80	6/19	25
81	7/25	32
9 Jahre	62/131	193

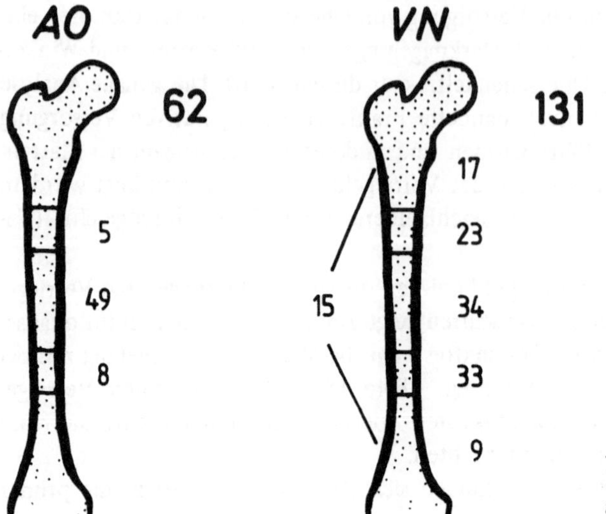

Abb. 1. Verteilung der Frakturlokalisation auf die einzelnen Schaftabschnitte. *AO* = AO-Marknagelung; *VN* = Verriegelungsnagelung

überschritten hatte, wurden 22mal (11,39%) durch Marknagelung stabilisiert. Das Ziel einer sofortigen Belastungsstabilität konnte in allen 22 Fällen erreicht werden.

Die Komplikationen der Femurnagelung sind in Tabelle 6 aufgelistet. Zusätzlich beobachteten wir einmal eine Rotationsinstabilität nach dynamischer Verriegelungsnagelung einer im proximalen und mittleren Drittel lokalisierten Trümmerfraktur. Durch geschlossene manuelle Derotation unter Bildwandlerkontrolle mit sekundärer distaler Verriegelung am 12. postoperativen Tag gelang die bleibende Korrektur der Fehlstellung. Metallermüdungsbrüche traten nicht auf. Bei 5 Patienten wurde ein postthrombotisches Syndrom der kontralateralen Seite beobachtet. Klinisch relevante Thrombosen am operierten Bein sahen wir nicht.

Diskussion

Ecke u. Mitarb. [4] zeigen in einer Zusammenstellung von 1127 Patienten mit Oberschenkelfrakturen eine Bevorzugung der Lokalisation im mittleren Drittel (53,4%) gegenüber dem

Tabelle 4. Verfahren der Oberschenkelmarknagelung am Oberschenkelschaft. *AO* = AO-Marknagelung, *VN* = Verriegelungsnagelung. Angegeben sind die Anzahl und die Häufigkeit der offenen Frakturen sowie der offenen Repositionen der beiden Verfahren (n = 193)

Verfahren		Offene Frakturen		Offene Repositionen	
AO	(n = 62)	8	(13%)	15	(24%)
VN	(n = 131)	15	(11%)	51	(38%)
Alle	193	23	(12%)	66	(34%)

Tabelle 5. Altersverteilung der Patienten mit Oberschenkelschaftfrakuren. AO = AO-Marknagelung versorgt, VN = durch Verriegelungsnagelung versorgt

Alter bis (Jahre)	AO (n = 62)	VN (n = 131)	Alle (n = 193)
20	29	37	66
30	18	36	54
40	4	13	17
50	3	8	11
60	3	7	10
70	2	11	13
80	2	9	11
90	1	7	8
100	–	3	3

Tabelle 6. Komplikationen der Marknagelung am Oberschenkel. AO = AO-Marknagelung, VN = Verriegelungsnagelung. Angegeben sind die Anzahl (n) der Komplikationen sowie deren prozentuale Häufigkeit in Abhängigkeit des Osteosyntheseverfahrens (n = 193)

Komplikationsart	AO (n = 62)		VN (n = 131)	
Osteomyelitis	2	(3,2%)	4	(3,1%)
Verkürzung ($>$ 1 cm)	2	(3,2%)	3	(2,3%)
Rotationsfehler ($>$ 10°)	1	(1,6%)	2	(1,5%)
Achsenfehler ($>$ 10°)	1	(1,6%)		
Schenkelhalsfraktur	1	(1,6%)	1	(0,8%)
Klinikletalität	–		1	(0,8%)
Fettembolie	–		–	
Hämatom	1	(1,6%)	2	(1,5%)
Zusammen	8	(13%)	13	(10%)

proximalen und distalen Oberschenkelsegment. Eine große Zahl von Trümmerbrüchen konnten wir beobachten (Abb. 1). Hieraus erklärt sich der große Anteil der Verriegelungsnagelung an der Gesamtzahl aller Oberschenkelmarknagelungen.

Die Oberschenkelschaftfraktur wurde im eigenen Krankengut in 39% durch die Marknagelung versorgt. Damit unterscheiden wir uns nicht von den in Deutschland bevorzugt angewendeten Osteosyntheseverfahren (42% Marknagelungen [4]) aber deutlich gegenüber den in der Schweiz durchgeführten Stabilisierungen am Oberschenkel (25% Marknagelungen [4]). Selbst in den letzten 4 Jahren, in denen die Verriegelungsnagelung am eigenen Krankengut einen Anteil zwischen 33% und 40% einnimmt, beträgt der Anteil der durch Marknagelung versorgten Oberschenkelschaftfrakturen nur 47%.

Das Ziel einer guten Stabilität im Frakturbereich mit nachfolgender funktioneller Nachbehandlung und frühzeitiger Belastungsstabilität ließ sich gerade durch die Verriegelungsnagelung errreichen. Zusätzliche äußere Stabilisierungen [1] waren nicht erforderlich. Dabei hat sich unser Vorgehen mit Zurückhaltung in der Sofortstabilisierung am Unfalltag unter

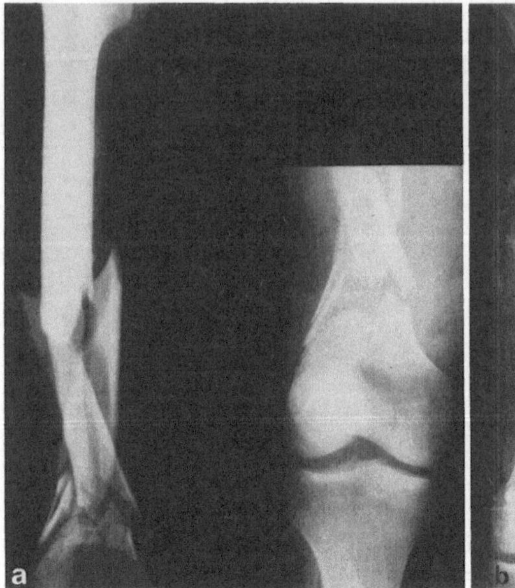
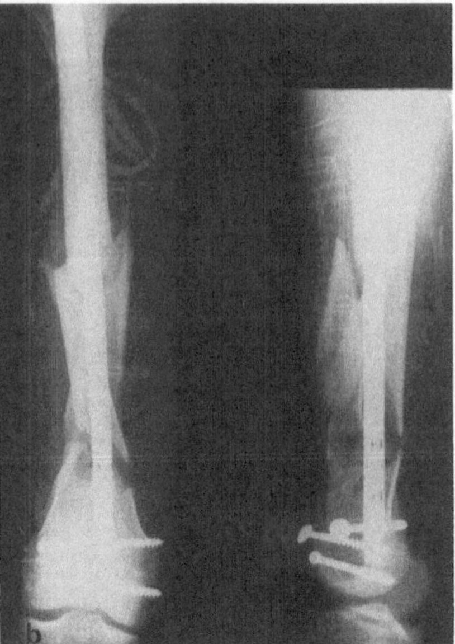
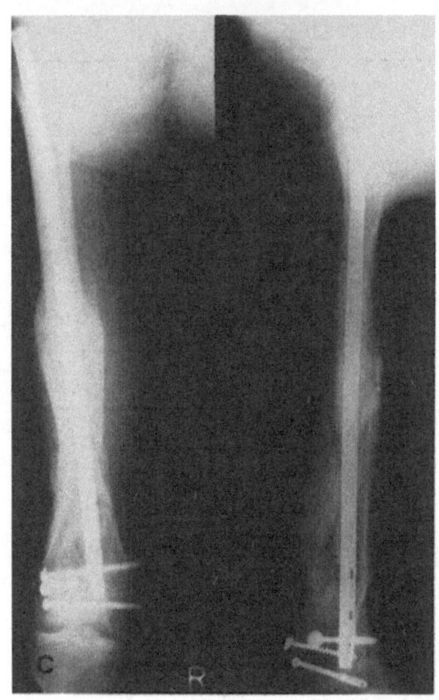

Abb. 2a–c. Pat. P.L., 45 J., männl. Drittgradig offene Oberschenkelschafttrümmerfraktur re., diacondyläre Fraktur re. (a). Stabilisierung 14 Tage nach dem Unfall durch Verriegelungsnagelung und Schraubenosteosynthese mit einem extra angebrachten Bohrloch im distalen Nagel (b). Belastungsstabilität bei nur endgradiger Bewegungseinschränkung (0/0/ 120°) im Kniegelenk, 3,5 Monate nach der Stabilisierung (c)

Berücksichtigung der gültigen Regeln für offene Frakturen [13] bewährt. Wir bevorzugen die frühzeitige Stabilisierung zwischen dem 3. und 8. Tag.

Nachteile der offenen Reposition haben wir nicht gesehen und können auch keine vermehrte Infektionshäufung darin finden [6, 13]. Entscheidend ist, daß ein Wundverschluß bei offenen Frakturen nicht erzwungen werden soll, der Knochen aber ausreichend mit Weichteilen gedeckt bleibt oder wird und notfalls ausgedehnte Haut- und Fascienspaltungen die Durchblutung sichern. Die großen Vorteile der Verriegelungsnagelung am Oberschenkel

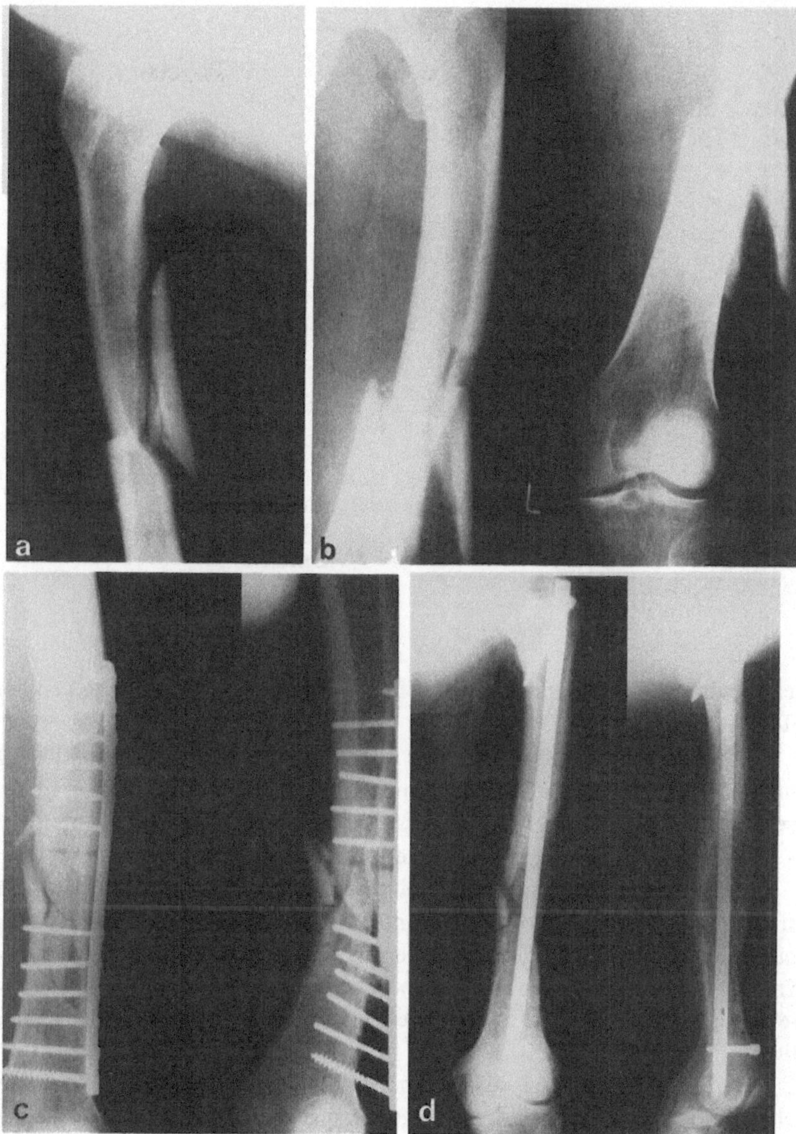

Abb. 3a–d. Pat. S.F., 69 J., männl. Beidseitige Oberschenkelfraktur, re. geschlossen (**a**), li. offen (**b**). Primärversorgung li. durch Plattenosteosynthese ohne Spongiosaplastik, Plattenausbruch nach 6 Wochen unter funktioneller Therapie (**c**). Plattenentfernung 6 Wochen nach primärer Plattenosteosynthese mit anschließender Verriegelungsnagelung. Rö.-Bild 2 Wochen nach Verriegelungsnagelung (**d**), infektfreier Verlauf

74

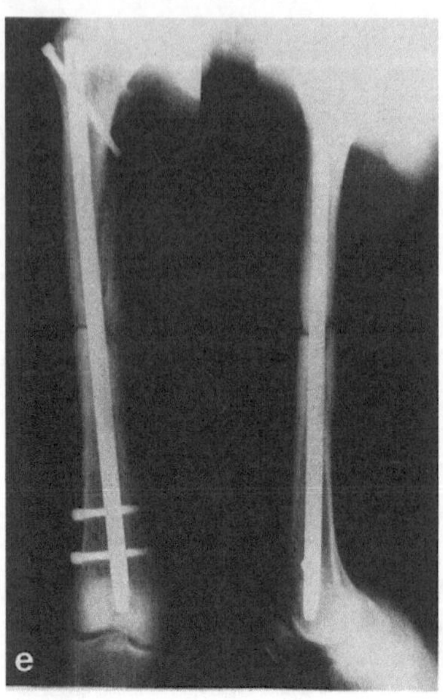

Abb. 3e. Stabilisierung des re. Oberschenkels durch statische Verriegelungsnagelung, Rö.-Bild 6 Wochen postoperativ, 8 Wochen nach dem Unfall

sehen wir vor allem darin, daß auf eine Freilegung der Fragmente verzichtet werden kann (Tabelle 7).

Andererseits kann auf die primäre oder auch sekundäre Spongiosaplastik, wie sie sich für die Plattenosteosynthese bei Trümmerfrakturen als erforderlich erwiesen hat, verzichtet werden [3, 4, 9, 12, 13]. Selbst große Trümmer- und Defektfrakturen heilen ohne zusätzliche Spongiosaplastik nach der Verriegelungsnagelung knöchern aus.

Im Vergleich zu der geraden und gewinkelten Plattenosteosynthese am Oberschenkel ist die Infektionshäufigkeit nach der Marknagelung im eigenen Krankengut gering. Dabei müssen wir berücksichtigen, daß gerade die drittgradig offenen Frakturen im eigenen Krankengut durch Plattenosteosynthese stabilisiert wurden; die Plattenosteosynthese also bevorzugt bei schweren Bruchformen und den meisten Polytraumatisierten zur Anwendung kam.

Die retrospektive Analyse des eigenen Krankengutes von Patienten mit Oberschenkelschaftfrakturen zeigt, daß der Verriegelungsnagel ein gutes Osteosyntheseverfahren darstellt [7, 8, 14, 15, 16]. Bei guter Indikationsstellung, Beherrschung der Operationstechnik und sorgfältiger Wahl des richtigen Operationszeitpunktes lassen sich überzeugend gute Ergebnisse erzielen, ohne daß die Verriegelungsnagelung als Alternativ- oder Konkurrenzverfahren zu anderen Osteosynthesemethoden gemacht werden sollte.

Zusammenfassung

Es wird über 193 Marknagelungen am Femurschaft im Zeitraum 1973 bis 1981 berichtet (62mal AO-Marknagelung, 131mal Verriegelungsnagelung). 23 offene Frakturen wurden versorgt, 66 von 170 geschlossenen Frakturen wurden offen reponiert. Die Altersvertei-

Tabelle 7. Vorteile der Verriegelungsnagelung

---

1. Hohe Stabilität durch intramedullären Kraftträger in Kombination mit Verankerung am Knochen durch Gewindebbolzen.
2. Gedeckte Durchführung, also keine Denudierung von Fragmenten.
3. Die axiale Kraftübertragung ermöglicht eine frühe Belastbarkeit.
4. Durch rechtzeitige Umwandlung von der statischen in die dynamische Verriegelung besteht keine Gefahr der Spongiosierung des Knochens.
5. Kleiner Eingriff zur Metallentfernung.

---

lung zeigt 62% der Patienten jünger als 30 Jahre und 11% der Patienten im Alter von über 80 Jahren. Unter der Gesamtkomplikationsrate von 13% bei der AO-Marknagelung und 10% bei der Verriegelungsnagelung wurde die Infektion nur in 3,2%–3,1% beobachtet. Damit liegt die Infektionsrate deutlich unter der der Plattenosteosynthese, die bevorzugt zur Versorgung schwerer Bruchformen bei offenen Verletzungen und Polytraumatisierten zur Anwendung kam. Gute Operationstechnik und -indikation sowie sorgfältig gewählter Operationszeitpunkt lassen gute Ergebnisse erzielen. Die Verriegelungsnagelung hat ihren festen Stellenwert in der Versorgung der Oberschenkelschaftfraktur ohne den Anspruch, als Alternativ- oder Konkurrenzverfahren zu anderen Osteosynthesemethoden zu gelten.

Literatur

1. Baltensweiler J (1979) Komplikationen bei geschlossener Marknagelung. Zbl Chir 104: 273–279
2. Contzen H (1978) Hilfsmittel zur Marknagelung: Der Extensionstisch. In: Vecsei V (Hrsg) Verriegelungsnagelung. Symposium am 3. 2. 78, Wien. Maudrich, Wien München Bern, S 17–20
3. Dambe LT, Saur K, Eitel F, Schweiberer L (1981) Morphologie der Einheilung von frischen autologen und homologen Spongiosatransplantaten in Diaphysendefte. Unfallheilkd 84:115–120
4. Ecke H, Neubert Chr, Neeb W (1980) Analyse der Behandlungsergebnisse von 1 127 Patienten mit Oberschenkelfrakturen aus der Bundesrepublik Deutschland und der Schweiz. Unfallchirurgie 6:38–43
5. Hempel D, Fischer S (1980) Marknagelungspraxis nach Küntscher. Thieme, Stuttgart New York
6. Hertz H, Vecsei V (1978) Offene oder gedeckte Marknagelung? Kritische Wertung. In: Vecsei V (Hrsg) Verriegelungsnagelung. Symposium am 3. 2. 78, Wien. Maudrich, Wien München Bern, S 11–16
7. Klemm K (1973) Die Stabilisierung infizierter Pseudarthrosen mit dem Verriegelungsnagel. Langenb Arch Chir 334:595–661
8. Klemm K, Schellmann WD (1972) Dynamische und statische Verriegelung des Marknagels. Mschr Unfallheilkd 75:568–575
9. Knapp U, Weller S (1979) Weichteilbehandlung bei offenen Frakturen. Zbl Chirurgie 104:154–160
10. Mockwitz J, Schellmann WD (1978) Die Anwendung des Verriegelungsnagels bei Umstellungsosteotomien. Klinikarzt 7:552–556
11. Müller ME (1980) Klassifikation und internationale AO-Dokumentation der Femurfrakturen. Unfallheilkd 83:251–259

12. Rehn J, Lies A (1981) Die Pathogenese der Pseudarthrose, ihre Diagnostik und Therapie. Unfallheilkd 84:1–13
13. Tscherne H, Trentz O (1977) Operationstechnik und Ergebnisse bei Mehrfragment- und Trümmerbrüchen des Femurschaftes. Unfallheilkd 80:221–230
14. Vecsei V, Wruhs O, Hertz H, Trojan E (1981) Ergebnisse nach Verriegelungsnagelung. Unfallheilkd 84:387–389
15. Vécsei V, Scharf W, Hertz H (1980) Die Verriegelungsnagelung als Behandlungsmethode der distalen Unterschenkelschaftfraktur. Unfallheilkd 83:54–59
16. Vécsei V (1978) Verriegelungsnagelung. Symposium am 3. 2. 1978 in Wien. Maudrich, Wien München Bern

„Spongiosierung" der Corticalis

S.B. Kessler

Laboratorium für Experimentelle Chirurgie am Schweizerischen Forschungsinstitut, Obere Straße 22, CH-7270 Davon-Platz

Die „Vermeidung der Spongiosierung" der Corticalis unter Frühbelastung wurde in verschiedenen Vorträgen als Vorteil der Verriegelungsnagelung angeführt. Dies bedarf eines Kommentars.

Bei jeder Osteosynthese, ob mit Platte oder Marknagel, entstehen avasculäre Areale. Beim Marknagel sind die inneren Corticalisanteile betroffen, deren Ausdehnungen im Einzelfall recht unterschiedlich sind. Der Wiederanschluß an das Gefäßsystem ist mit einer osteoklastischen Erweiterung und nachfolgender osteoblastischer schichtweiser Auskleidung der Knochenkanäle verbunden. Bei Rö-Aufnahmen senkrecht zur Schaftachse verteilt sich die Verminderung der Knochensubstanz gleichmäßig über den Knochen und wird die plattennahe Corticalis mehr betroffen, so daß der Unterschied in der Mineraldichte zur plattenfernen Corticalis auffällig ist.

Die Dauer der Umbauvorgänge hängt vom Ausmaß der Durchblutungsstörungen ab. Indem das Remodelling von den durchbluteten Arealen zu den nicht durchbluteten fortschreitet, bezieht es den durchblutungsgestörten Knochen im Verlaufe von einigen Wochen bis Monaten wieder in das Zirkulationssystem ein. Lediglich bei Komplikationen wie etwa im Infekt kann dieser Vorgang sich über einen längeren Zeitraum erstrecken.

Diese Erscheinungen haben nichts mit ‚Spongiosierung' zu tun. Man sollte deshalb diesen Ausdruck durch ‚Porosierung' ersetzen. Sie werden auch nicht durch ‚stress-protection' hervorgerufen, können also auch nicht durch Belastung des Knochens vermieden werden. Es besteht keine Veranlassung, diese Vorgänge als nachteilig anzusehen. Sie bedeuten nämlich nichts anderes, als daß avasculäre Corticalis umgebaut und somit wieder an das Gefäßsystem angeschlossen wird (Abb. 1).

Hefte zur Unfallheilkunde, Heft 161
Herausgegeben von J. Mockwitz u H. Contzen
© Springer-Verlag Berlin Heidelberg 1983

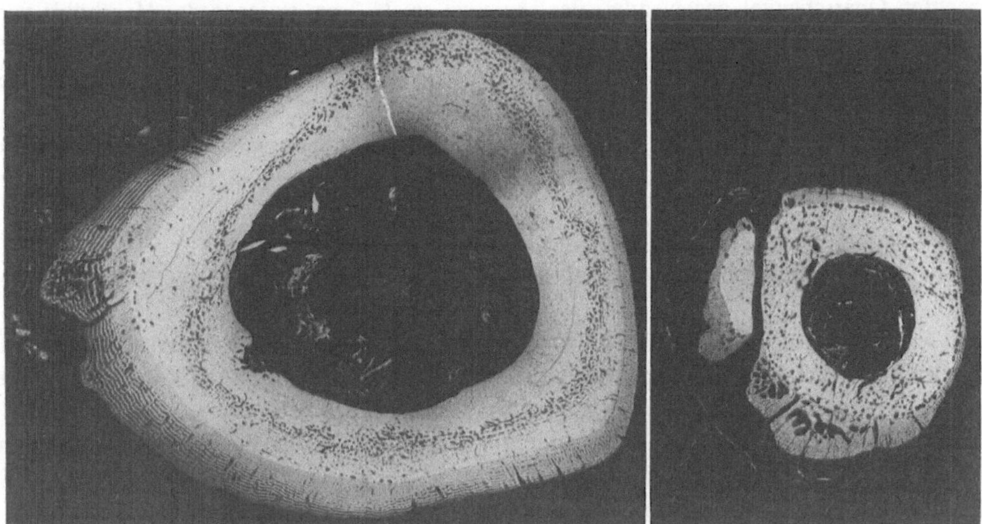

Abb. 1

Die Abb. 1 zeigt die Tibia im Querschnitt nach Marknagelung, links vom Schaf, rechts vom Beagle. Beide Knochen sind im gleichen Maßstab vergrößert. Man sieht, daß sich die Umbauvorgänge in einigen Details unterscheiden, jedoch ausdehnungsmäßig in der gleichen Größenordnung liegen. Da beim Hund der Knochen dünner ist, wird die gesamte Corticalisdicke erfaßt.

Diskussionen zu den Vorträgen von H.W. Bayer bis S.B. Kessler, S. 43–77

Verriegelungsnagelung des Oberschenkels bei gleichzeitigem Vorliegen von Schenkelhalsbrüchen

Als Methode der Wahl für die Versorgung derartiger Kombinationsverletzungen am Oberschenkel ist selbstverständlich prinzipiell die Druckplattenosteosynthese nach den Richtlinien der Arbeitsgemeinschaft für Osteosynthesefragen und die gesonderte gleichzeitige Versorgung des Schenkelhalsbruches mit einer Winkelplatte (ggf. auch Pohlschen Laschenschraube) anzusehen.

Nur für den Geübten wird auf die Möglichkeit hingewiesen, eine derartige Kombinationsverletzung mit einem kontralateralen Verriegelungsnagel zu versorgen. Bei einer derartigen Verletzung des linken Oberschenkels wird z.B. ein Oberschenkel-Verriegelungsnagel für den

Hefte zur Unfallheilkunde, Heft 161
Herausgegeben von J. Mockwitz u. H. Contzen
© Springer-Verlag Berlin Heidelberg 1983

rechten Oberschenkel angewendet, der proximal ca. 1–2 cm tiefer in der Markhöhle versenkt werden muß als sonst üblich. Nur dann kann der proximale Schrägbolzen „umgekehrt" (nämlich von distal nach proximal ansteigend) in das proximale Schrägloch des Nagels und gleichzeitig in das Gebiet des Schenkelhalses und -kopfes eingebracht werden. Zusätzlich können 1 bis 2 am Verriegelungsnagel vorbei in den Schenkelhals eingebrachte Spongiosaschrauben für sofortige Übungsstabilität sorgen.

Problematik bei distalen Oberschenkelbrüchen

Bei sehr weit nach distal reichenden Brüchen kann die Beschickung – zumindest des proximalen – der distalen Querbohrungen problematisch sein. Gelegentlich kommt der obere distale Querbolzen sehr nahe oder gar auf einer Seite in der Bruchzone direkt zum liegen. Somit droht Lockerung bzw. Auswanderung des betreffenden Bolzens, verbunden mit Instabilität. Dem kann begegnet werden mit:
1. Gewindebolzen (Anwendung distal nicht einfach).
2. Dübelbolzen (verklemmt sich durch Spreizung im Nagel).
3. Spezial-Verriegelungsnagel mit zusätzlichem dritten, distal gelegenen Nagelbohrloch.

Bei nicht mehr nagelfähigen distalen Oberschenkelfrakturen hat die Condylen-Abstützplatte bzw. Winkelplatte jedoch durchaus auch weiterhin ihre Anwendungsberechtigung. Gleichzeitig muß darauf hingewiesen werden, daß die Komplikationsrate nach Anwendung der Plattenosteosynthese im distalen Oberschenkelbereich mit ca. 10% doppelt so hoch ist (Vécsei) wie nach Anwendung des Verriegelungsnagels.

Auf die Vorteile der Verwendung von gefertigten vorgekrümmten Nägeln, die sich der physiologischen Antekurvation des menschlichen Oberschenkels besser anpassen, wird hingewiesen.

Zeitpunkt der Belastung und Dynamisierung

Mit einer statischen Verriegelungsnagelung kann – insbesondere bei Trümmer- und Etagenbrüchen – sofortige Übungsstabilität erreicht werden. Der Zeitpunkt der ersten Teil- bzw. Vollbelastung kann nicht starren Regeln unterliegen. Die Strecke der Nagelverklemmung (Nagelführung) distal und proximal der Hauptbruchzone und die Röntgenverlaufsserie (Beginn der ersten Callusbildung) sind entscheidende Kriterien. So variiert auch dieser Zeitpunkt zwischen 8–17 Tagen (bei Teilbelastung) und 3–8 Wochen (bei Vollbelastung) bei diesen Brucharten. Die gleichen Kriterien gelten selbstverständlich für den Zeitpunkt der Dynamisierung.

Primäre Spongiosaplastik

Prinzipiell erscheint eine primäre Spongiosaplastik nicht angezeigt, es sei denn bei eventuell notwendiger offener Reposition mit Verwerfung größerer Corticalisanteile wegen fehlender Ernährung. Es kann generell festgestellt werden, daß die knöcherne Ausheilung über den Weg der überschießenden Callusbildung um so schneller erfolgt, je größer die beim Nagelungsvorgang unbehelligt bleibende Trümmerstrecke ist.

Einer Einzelbeobachtung zufolge (Berentey) soll die knöcherne Ausheilung nach von der Nageleinschlagstelle über ein Kunststoffrohr in den Defektbereich installierter Beckenkammspongiosa beschleunigt werden. Vergleichende Beobachtungen liegen jedoch nicht vor.

Posttraumatische Korrekturen:
Korrektur von Längendifferenzen, Achsen- und Rotationsfehlstellungen mit dem Verriegelungsnagel

J. Mockwitz und R. Küper

Berufsgenossenschaftliche Unfallklinik, Friedberger Landstraße 430, D-6000 Frankfurt 60

Die Osteotomie stellt einen der häufigsten Korrektureingriffe nach in Fehlstellung ausgeheilten Frakturen am Oberschenkel dar. Soweit es, von der Lokalisation und Art der Fehlstellung her gesehen, möglich war, haben wir das Korrekturergebnis mit einer für den Patienten vorteilhaftesten Weise fixiert, nämlich mit dem Verriegelungsnagel.

Krankengut

In den Jahren 1971 bis 1981 sind an der Berufsgenossenschaftlichen Unfallklinik Frankfurt/Main insgesamt 48 Patienten nach der wegen posttraumatischer Fehlstellungen erforderlichen Korrekturosteotomie mit dem Verriegelungsnagel stabilisiert worden.

Das durchschnittliche Alter der Patienten am Unfalltage betrug 27,4 Jahre, der Älteste war 51, der Jüngste 14 Jahre alt. 33 Patienten waren männlichen und 15 weiblichen Geschlechts. Der rechte Oberschenkel stand 27mal, der linke 21mal zur Korrektur an. Bei insgesamt 48 operativ korrigierten Fehlstellungen am Oberschenkel handelte es sich primär (Verletzungsdiagnose) um

Schrägbrüche	24
Trümmerbrüche	13
Querbrüche	5
Spiralbrüche	3
Etagenbrüche	3
	n = 48

Bei 9 Verletzten lagen primär offene Frakturen vor. Da 92% der bei uns korrigierten Fehlstellungen primär auswärts vorbehandelt worden sind, konnte der Grad der offenen Fraktur nicht mehr mit ausreichender Sicherheit ermittelt werden.

Hefte zur Unfallheilkunde, Heft 161
Herausgegeben von J Mockwitz u H Contzen
© Springer-Verlag Berlin Heidelberg 1983

Die Erstbehandlung erfolgte bei 16 Patienten konservativ mit Drahtextension und Gips (7), alleiniger Extension (6) oder nur mittels Gipsruhigstellung (3). Bei 32 Patienten wurde primär eine operative Behandlung durchgeführt, im Einzelnen mit:

Marknagel	21	Marknagel + Cerclagen	4
Winkelplatte	4	Winkelplatte + Laschennagel	1
DC-Platte	3	Winkelplatte + Schrauben	1
Rush-Pin	1	Marknagel + Platte	1
Endernagel	1		

In 5 Fällen erfolgte vor der endgültigen Korrekturosteotomie ein zusätzlicher zweiter operativer – nur teilweise erfolgreicher – Versuch der Stellungskorrektur. Bei diesem, nicht optimal erstversorgten Krankengut bestanden folgende *isolierte* Fehlstellungen:

3 Außendrehfehlstellungen,	2 Verkürzungen,
2 Varusfehlstellungen,	1 Rekurvationsfehlstellung.

An *kombinierten* Fehlstellungen (zweifache Kombination) fanden sich:

Verkürzung mit Außendrehfehler	19
Verlängerung mit Außendrehfehler	1
Verkürzung mit Valgus-Fehlstellung	2
Verkürzung mit Varus-Fehlstellung	3
Valgus-Fehlstellung mit Innendrehfehler	2
Varus-Fehlstellung mit Antekurvation	1
Varus-Fehlstellung mit Rekurvation	1
Verkürzung + Innendrehfehler	2

Drei- bis vierfach kombinierte Fehlstellungen lagen alle im Zusammenhang mit einer Verkürzung vor:

Verkürzung mit	
Außendrehfehler + Varus-Fehlstellung	
+ Antekurvation	1
Innendrehfehler + Varus-Fehlstellung	
+ Antekurvation	1
Außendrehfehler + Valgus-Fehlstellung	1
Rekurvation + Valgus-Fehlstellung	1
Außendrehfehler + Varus-Fehlstellung	1
Innendrehfehler + Valgus-Fehlstellung	2
Außendrehfehler + Antekurvation	2

Indikationen

Als Indikation für eine (offene) Umstellungsosteotomie und anschließende Stabilisierung mittels Verriegelungsnagel sahen wir folgende unfallbedingte Fehlstellungen an:

1. Achsenabweichungen von mind. 10°.
2. Drehfehlstellungen von mind. 15°.
3. Verkürzungen von 2 bis max. 4 cm.
4. Relative Verlängerung des unverletzten Oberschenkels gegenüber dem in Verkürzung (jedoch achsen- und rotationsgerecht) ausgeheilten verletzten von 2–4 cm bei ausreichender Körpergröße.

Die Anwendung der gedeckten Osteotomie (mit der Innensäge nach Küntscher) sahen wir dagegen nur bei mit Drehfehlern kombinierten Verkürzungen bzw. bei isolierten Verkürzungen oder Drehfehlstellungen als gegeben an. Bei einem 192 cm großen Patienten haben wir die Beinlängendifferenz von 3 cm zuungunsten der verletzten Seite, die ansonsten ohne weitere posttraumatische Fehlstellungen ausgeheilt war, durch eine gedeckte Verkürzungsosteotomie (mit der Innensäge) und anschließender intermedullärer Stabilisierung mittels statischer Verriegelungsnagelung ausgeglichen.

Die gedeckte Korrektur von Achsenfehlstellungen mit der Innensäge ist zwar prinzipiell möglich; da oft jedoch posttraumatisch bestehende Defekte einer – nachträglichen – Auffüllung mit Spongiosa bedürfen, muß dann doch die Osteotomiestelle zu einem späteren Zeitpunkt operativ freigelegt werden. Der Vorteil der gedeckten Osteotomie entfällt damit. Leider hat die gedeckte Osteotomie mit der Innensäge nicht die breite Anwendung gefunden. Vielleicht liegt dies daran, daß das Verfahren größere unfallchirurgische Erfahrung und Geschicklichkeit voraussetzt und ein höchstes Maß an präoperativer Planung und Vorbereitung erfordert.

Technik

Die Lagerung des Patienten zum Korrektureingriff erfolgt bei uns prinzipiell in Rückenlagerung auf dem Maquet-Säulentisch 1120. Um ein Herausrutschen des Fußes aus dem Extensionsschuh bei manchmal notwendiger starker Extension zu vermeiden, erfolgt die Befestigung auf der bloßen Sohlenplatte mittels breitem Leukoplast.

Nach genauer Lokalisation der geplanten Osteotomiestelle unter Bildwandlerkontrolle wird dieselbe freigelegt und mit der oscillierenden Säge durchtrennt. Bei geplanter Derotation empfiehlt es sich, vor der Osteotomie an der Außenseite der Knochenrinde eine Längsmarkierung (z.B. mit einem Meißel) oberhalb und unterhalb der geplanten Durchtrennung anzubringen, damit die erforderliche Beseitigung der Drehfehlstellung korrekt erfolgen kann.

Erst dann wird die Trochanterspitze mittels Längsincision freigelegt und die Markhöhle mittels Pfriem dorsal-medial derselben eröffnet. Nach Einführung des Bohrspießes erfolgt die notwendige größtmögliche Aufbohrung der Markhöhle. Nach Einbringen des Verriegelungsnagels empfiehlt sich die statische Verriegelung, um die erreichte Korrektur (hauptsächlich Verlängerung und Derotation) bis zur knöchernen Abbindung sicher zu erhalten. Bestehende Defekte (nach Korrektur von Verkürzung und Achsenabweichungen) sollten mit reichlich Spongiosa aufgefüllt werden.

Bei der gedeckten Osteotomie ist – und das ist der Vorteil dieses Verfahrens – eine gesonderte Freilegung der Osteotomiestelle nicht erforderlich, da die Durchtrennung des Knochens von innen her erfolgt. Auf eine gesonderte Darstellung dieser speziellen Technik glauben wir hier verzichten zu können.

Ergebnisse

Bei unserem Krankengut lag zwischen Unfalltag und Korrekturosteotomie ein Zeitraum von durchschnittlich 18 Monaten (in einem extremen Fall 28 Jahre). In fast allen Fällen konnte die geplante Korrektur erreicht werden. Im Einzelnen kamen zur Anwendung:
42 x statische Verriegelungsnagelung – davon 11 x nach Innensäge –
 4 x primär dynamische Verriegelungsnagelung,
 2 x statische Verriegelungsnagelung nach vorheriger Beseitigung
    der Verkürzung mit dem Wagner-Spanner.
    Bei 2 Patienten war u.a. eine Beseitigung der Verkürzung von 3–4 cm notwendig, die in einer Sitzung intraoperativ nicht zu erreichen ist. Deshalb erschien uns die Aufdehnung mit dem Wagner-Spanner über mehrere Wochen angebracht. Nach erreichter Verlängerung wurde der Wagner-Spanner entfernt und die Distanz mit einer supracondylären distalen Drahtextension mit maximalem Zuggewicht gehalten. Erst nach reizlosen Wundverhältnissen wurde dann die statische Verriegelungsnagelung durchgeführt, jeweils mit zusätzlicher sekundärer Spongiosaplastik.

Zeitpunkt der Belastung

Nach erfolgter postoperativer Röntgenkontrolle konnte die Teilbelastung (10–20 kp) nach durchschnittlich 5 Tagen (3–14 Tage), die Vollbelastung nach durchschnittlich 12 Tagen (4–40 Tage) erlaubt werden. Insbesondere bei erreichter Verlängerung oder Beseitigung einer Achsendrehfehlstellung, welche eine zusätzliche Spongiosaplastik erforderlich machte, wurde die Vollbelastung erst zu einem späteren Zeitpunkt (bis zu 40 Tage nach der Operation) gestattet.

Komplikationen

Ernstzunehmende Komplikationen waren relativ gering. Nur einmal trat eine postoperative Fistelung auf (= 2% Infektionsrate), deren blandes Stadium erst nach der Metallentfernung sistierte. Vier Nagel-Ermüdungsbrüche (2mal bei der gleichen Patientin) machten eine erneute Operation erforderlich, ehe die knöcherne Ausheilung – bei erreichter Korrektur – eintrat. Nur einmal mußte eine verzögerte knöcherne Ausheilung (14 Monate) beobachtet werden.

Minderung der Erwerbstätigkeit (MdE)

Die vor dem Korrektureingriff gutachterlich eingeschätzte MdE nach posttraumatischer Fehlstellung konnte nach dem korrigierenden operativen Eingriff in der Überzahl der Fälle niedriger (teilweise sogar in nicht rentenberechtigendem Ausmaß) eingeschätzt werden, da wesentliche Unfallfolgen nun nicht mehr evident waren:

MdE < 10% = 22
10% = 8
20% = 9
25% = 1
30% = 8

Bei Vorhandensein privater Versicherungsträger (Einschätzung nach der Gliedertaxe) wurden die funktionellen und röntgenologischen Endergebnisse auf die Maßstäbe der gesetzlichen Unfallversicherung übertragen. Bei der hohen Einschätzung (ab 25%) flossen gleichzeitig andere Unfallfolgen (Zustand nach Polytraumata) in die Beurteilung mit ein.

Endergebnisse

Die Endergebnisse wurden gemäß den funktionellen und röntgenologischen Befunden nach 4 Bewertungsgraden eingeteilt:

Sehr gut   Korrektur erreicht, freie Beweglichkeit der angrenzenden Gelenke, keine Muskelverschmächtigung.

Gut   Korrektur erreicht, endgradige Bewegungseinschränkung eines angrenzenden Gelenkes, Muskelverschmächtigung bis 1 cm.

Mäßig   Korrektur nicht vollständig (nicht ganz erreichter Längenausgleich), Einschränkung der Beweglichkeit beider angrenzenden Gelenke von $10^{\circ}-20^{\circ}$, Muskelverschmächtigung über 1 cm bis 2 cm.

Schlecht   Korrektur nicht erreicht, Einschränkung der Beweglichkeit beider angrenzender Gelenke über 20°, Muskelverschmächtigung über 2 cm, gestörtes Gangbild.

Die Auswertung der funktionellen und röntgenologischen Endresultate ergab, daß in rund 90% der mittels Verriegelungsnagelung operativ korrigierten posttraumatischen Fehlstellungen ein sehr gutes und gutes Ergebnis erzielt werden konnte (Abb. 1, 2):

Sehr gut	29	(= 60,4%)
Gut	14	(= 29,2%)
Mäßig	5	(= 10,4%)
Schlecht	0	(= 0%)
	48	(= 100%)

Aufgrund dieser überwiegend positiven Ergebnisse ist die Anwendung des (statischen) Verriegelungsnagels bei wegen posttraumatischer Fehlstellung im Oberschenkelbereich indizierter Umstellungsosteotomie als ideale Indikation anzusehen. Der Verriegelungsnagel ist damit unseres Erachtens allen anderen Osteosyntheseverfahren (insbesondere Plattenosteosynthesen) überlegen, dies zusammenfassend aus folgenden Gründen:

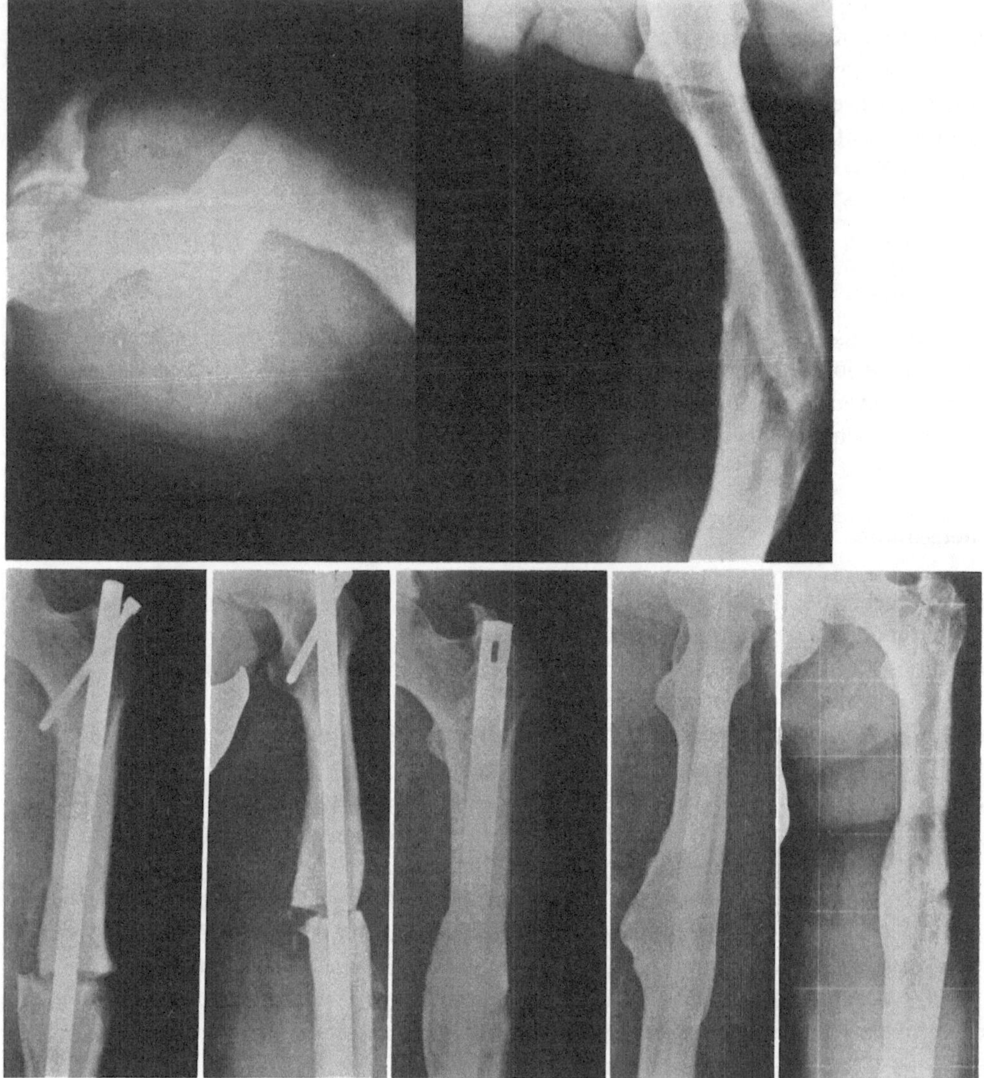

Abb. 1. 52jähriger Patient, 28 Jahre nach konservativ behandeltem Oberschenkelbruch links, der mit einer Antekurvation von 40°, Varusfehlstellung von 25° sowie daraus resultierender Verkürzung von 2 cm ausgeheilt war. Offene Osteotomie, Stabilisierung mittels statischer Verriegelungsnagelung. Dynamisierung nach 10 Wochen, sehr gutes Ergebnis mit erreichter Korrektur, Metallentfernung nach 18 Monaten

1. Die erreichte Korrektur kann durch die statische Anwendung des Verriegelungsnagels bis zur knöchernen Abbindung der Osteotomiestelle sicher gehalten werden.
2. Auf zusätzliche Fixationsmittel kann verzichtet werden.
3. Sofortige Übungsstabilität sowie frühestmögliche Teil- bzw. Vollbelastung infolge hoher Stabilität des zentralen Kraftträgers mit den Verriegelungsbolzen.

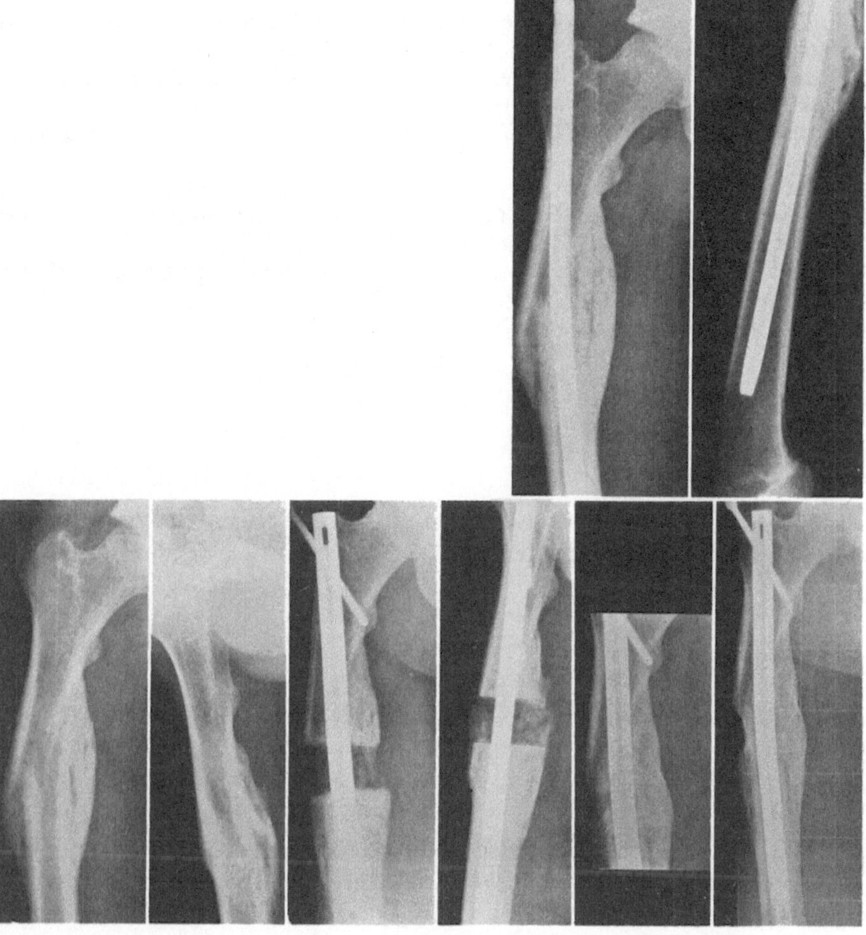

Abb. 2. 22jähriger Patient mit Oberschenkel-Biegungsbruch rechts, primär operativ mittels konventionellem Küntscher-Nagel behandelt. Es resultierte eine Varus-Fehlstellung von 10°, Außenrotations-Deformität von 30° sowie Verkürzung von 2 cm. Offene Osteotomie, statische Verriegelungsnagelung mit Spongiosaplastik. Sehr gutes Ergebnis mit erreichter Korrektur 16 Monate nach Umstellungsosteotomie mit noch inliegendem Verriegelungsnagel

4. Vermeidung einer Spongiosierung des Knochens durch rechtzeitige Dynamisierung.
5. Geringe Komplikationsrate.
6. Nach knöcherner Konsolidierung (nach 12–16 Monaten) stellt die Metallentfernung einen risikolosen Eingriff dar. Die Gefahr der Refraktur besteht hier nicht.
7. Gute funktionelle und röntgenologische Endresultate.

Literatur

1. Fischer S (1968) Geschlossene Osteotomie. Chir Praxis 12:435–448. E. u. H. Marseille-Verlag, München
2. Fischer S (1972) Operative Beinverkürzung und Beinverlängerung nach dem Verfahren von Küntscher. Orthopäde 1:50–56
3. Kempf J et al (1978) Die offene Osteotomie. Aus: Verriegelungsnagelung. Maudrich, Wien, S 107–110
4. Küntscher G (1962) Praxis der Marknagelung. Schattauer, Stuttgart
5. Mockwitz J, Schellmann W-D (1978) Die gedeckte Osteotomie mit der Innensäge. Aus: Verriegelungsnagelung. Maudrich, Wien, S 111–116
6. Probst J (1967) Indikationen zur intramedullären Osteotomie. Chir Plast Reconstr 3: 174

„One stage"-Verlängerungsosteotomie am Femur unter Verwendung der verriegelten Nagelungstechnik

I. Kempf und A. Grosse

Centre de Traumatologie et d'Orthopedie, 10 Avenue Baumann, F-67400 Illkirch-Graffenstaden

Zur Stabilisierung einer „One stage"-Verlängerungsosteotomie am Femur eignet sich der Verriegelungsnagel hervorragend. Wenn auch theoretisch diese Methode dank der Innensäge durch einen besonders trainierten Chirurgen gedeckt durchgeführt werden könnte, muß man doch grundsätzlich das offene Vorgehen bevorzugen.

Technik

Die Operationstechnik (Abb. 1) ist sehr anspruchsvoll und verlangt einen sehr sorgfältigen Operationsplan.

1. Nach genauer präoperativer Bestimmung der Nagellänge und -stärke für die gewünschte Verlängerung sowie Entnahme der nötigen Knochenspäne in Bauchlage vom hinteren Beckenkamm wird der Patient in Rückenlage auf einem orthopädischen Tisch gelagert. Mittels eines transcondylär eingeführten Steinmann-Nagels gelingt eine sterile Zugeinrichtung. Das Kniegelenk wird um $90°$ gebeugt, um den Nervus ischiadicus zu entspannen. Ein peripherer Pulsmesser wird an der operierten Extremität angelegt.
2. Nach dem üblichen Zugang im Bereich des Trochanter major wird der Markraum um genau 1,5 mm mehr aufgebohrt, als der vorgesehene zu verwendende Nagel an Dicke aufweist. Dies erleichtert das Gleiten während des Verlängerungsmanövers.

Hefte zur Unfallheilkunde, Heft 161
Herausgegeben von J Mockwitz u. H. Contzen
© Springer-Verlag Berlin Heidelberg 1983

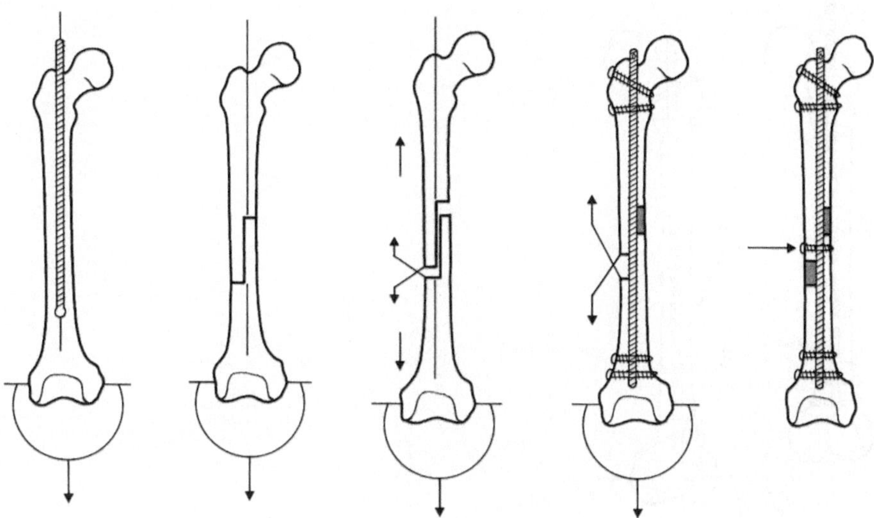

Abb. 1. Technik

3. Durch einen zusätzlichen postero-lateralen Zugang wird nach Freilegen des Oberschenkelknochens die treppenförmige Osteotomie so durchgeführt, daß die in Kontakt bleibenden Fragmente wenigstens das Ausmaß der geplanten Verlängerung betragen.
4. Danach folgt das sehr progressive Distraktionsmanöver durch Dauerzug von nicht mehr als 30 kg und zusätzlich mit Hilfe einer in den Osteotomiespalt eingeführten Distraktionszange. Diese muß mit großer Vorsicht verwendet werden, damit die Corticalis im Osteotomiebereich nicht zerstört wird.
5. Einschlagen des vorher ausgesuchten Nagels, der — während die Verlängerungsmanöver verstärkt werden — leicht in die Markhöhle hineingleiten soll. Zur selben Zeit werden transversale Einschnitte in verschiedener Höhe an den Aponeurosen und Muskelfascien durchgeführt. Danach wird der erste, dem Ausmaß der Verlängerung angepaßte Knochenspan in die dann resultierende Corticalislücke fest eingebracht.
6. Proximale und distale Verriegelung sowie ergänzende Verschraubung der aneinanderpassenden Treppenstufen mit einer oder zwei Corticalisschrauben.
7. Nach Abnahme der Distraktionszange und Lockerung der Extension wird die zweite Lücke mit einem weiteren cortico-spongiösen Span sowie evtl. zusätzlich mit Spongiosa aufgefüllt.

Eine Variante dieser Technik (Abb. 2) kann man auch folgendermaßen anwenden: Die Osteotomie wird nur teilweise durchgeführt, d.h. nur L-förmig. Nach Einführen des Nagels wird zunächst distal verriegelt. Erst dann erfolgt der letzte Abschnitt der Osteotomie mit kräftiger Distraktion und abschließender proximaler Verriegelung.

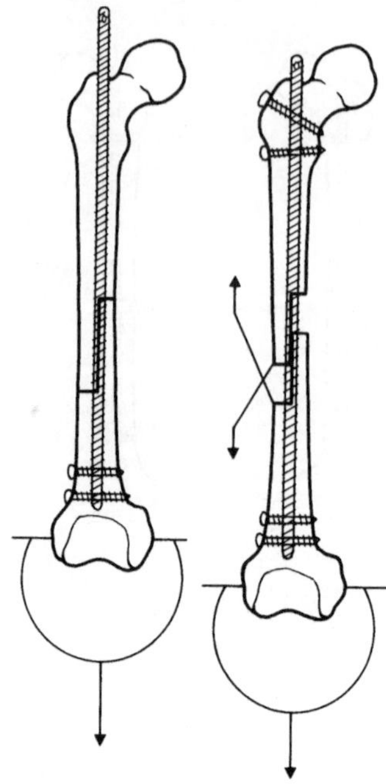

Abb. 2. Variante

Postoperative Lagerung

Leichte Hüftbeugung, 90° Kniebeugung während 24—48 Std, dann langsame Kniestreckung. Frühzeitige Teilbelastung, volle Belastung nach 6—8 Wochen.

Welche Punkte sollten besonders beachtet werden?

a) Die Osteotomie soll jedesmal — wenn möglich — eine treppenförmige sein, weil der interfragmentäre Kontakt besser und die Konsolidierung sicherer ist. Die transversale Osteotomie sollte bei in Fehlstellung verheilten Frakturen zur Anwendung kommen, welche eine Verlängerung und Achsenkorrektur benötigen.

b) Die Dynamisierung durch Abnahme der distalen Verriegelung geschieht nach drei Monaten, um den Durchbau und die Corticalisierung der Knochenspäne und des Callus zu gewährleisten.

c) Von Ausnahmen abgesehen, sollte man nicht mehr als 4—5 cm Verlängerung mit der dargelegten Technik erreichen wollen. Sind Verlängerungen über diese Distanz hinaus erforderlich, ist die Technik nach Wagner vorzuziehen.

Kasuistik

Die Kasuistik kann in diesem kurzen Referat, hauptsächlich der Technik gewidmet, nur angedeutet werden.

Insgesamt wurden 12 Fälle mit genügender Nachbehandlungszeit operiert. Alle Fälle waren posttraumatische Verkürzungen, hauptsächlich Trümmerbrüche. In 9 Fällen wurde nur verlängert, dreimal wurden zusätzlich Achsenkorrekturen durchgeführt. Der Mittelwert der Verlängerung beträgt 4 cm. In einem Fall mit querer Osteotomie entstand eine Pseudarthrose, die nachoperiert wurde und knöchern verheilte.

Dies war auch der einzige Fall, bei dem nach Dynamisierung ein Längenverlust von 1 cm entstand. Eine verspätete Infektion stellte sich im 3. postoperativen Monat ein. Das Endresultat war nach angebrachter Therapie ohne Längenverlust gut. In allen Fällen bestand kein Funktionsverlust am Knie.

Die Verriegelung, die eine sehr wertvolle Erweiterung der Marknagelung nach Küntscher bei frischen Frakturen darstellt, kann also auch Vorzügliches leisten in der Behandlung ausgefallen schwieriger Fälle.

Literatur

1. Küntscher G (1968) Die Marknagelung der Trümmerbrüche. Lang Arch Klin Chir 322: 1063
2. Kempf I, Grosse A, Laffourge D (1978) L'apport du verrouillage dans l'enclouage centromedullaire des os longs. Rev Chir Orthop 64:635−651
3. Klemm K, Schellmann WD (1972) Dynamische und statische Verriegelung des Marknagels. Mschr Unfallheilkd 75:568−575
4. Vécsei V (1978) Verriegelungsnagelung. Symposium Wien. Maudrich, Wien

Reosteosynthese aseptischer Pseudarthrosen nach vorausgegangener Osteosynthese am Oberschenkel mit dem Verriegelungsnagel

M. Börner

Berufsgenossenschaftliche Unfallklinik, Friedberger Landstraße 430, D-6000 Frankfurt 60

Die primär unzureichende Stabilisierung einer Fraktur führt in den meisten Fällen zu einer Pseudarthrose, wobei die Ursache in operationstechnischen Mängeln bzw. fehlerhafter Indikationsstellung zu suchen ist. Ein zu dünner und damit im Frakturbereich nicht wandschlüssiger Marknagel führt ebenso wie fehlende biomechanische Erfordernisse bei der Plattenosteosynthese (z.B. fehlende Kompression bzw. Vorspannung oder mediale Abstützung) zur Ausbildung einer Pseudarthrose.

Klinisch finden sich bei einer Pseudarthrose eine Fehlstellung im Frakturbereich, eine Instabilität und vor allem nach Belastung der Extremität eine Überwärmung sowie Rötung der Haut und Schmerzen. Röntgenologisch können neben Aufnahmen in 4 Ebenen vor allem Schichtaufnahmen zur Abklärung der Pseudarthrose die Untersuchung ergänzen. Aus dem röntgenologischen Bild der Pseudarthrose kann jedoch nicht nur die Diagnose erhärtet, sondern können vor allem Rückschlüsse über die Reaktionsfähigkeit des Knochens gezogen werden.

Hefte zur Unfallheilkunde, Heft 161
Herausgegeben von J. Mockwitz u. H. Contzen
© Springer-Verlag Berlin Heidelberg 1983

Eine hypertrophe Pseudarthrose — meist die Folge einer unzureichenden Marknagelung — ist durch eine kolbige Auftreibung der Fragmentenden (Pferde- oder Elefantenfuß-Pseudarthrose) bei guter Vascularität, jedoch bestehender Instabilität gekennzeichnet, während sich eine avitale Pseudarthrose röntgenologisch durch kaum nachweisbare oder fehlende regenerative Vorgänge erkennen läßt.

Diese unterschiedlichen Pseudarthroseformen haben nicht nur diagnostische, sondern vor allem therapeutische Bedeutung. Eine hypertrophe Pseudarthrose ist meist mit einer stabilen Osteosynthese (Auswechseln eines zu dünnen Marknagels nach Aufbohrung der Markhöhle durch einen stärkeren) ausreichend versorgt, während bei einer avitalen Pseudarthrose neben der oft erforderlichen Sequestrotomie vor allem eine Spongiosaplastik durchzuführen ist.

Von 1971 bis 1980 wurden insgesamt 154 Patienten mit einer aseptischen Pseudarthrose nach vorausgegangener Osteosynthese in der Berufsgenossenschaftlichen Unfallklinik Frankfurt am Main mit dem Verriegelungsnagel versorgt, davon 72 Patienten mit einer aseptischen Pseudarthrose am Oberschenkel.

Bei diesen 72 Patienten mit einer aseptischen Oberschenkelpseudarthrose handelte es sich primär um 5 subtrochantere Frakturen, 19 Trümmer- und Etagenfrakturen, 44 Brüche im 2. bis 5. Sechstel und 6 supracondyläre Frakturen (Tabelle 1).

Die Primärversorgung dieser Frakturformen erfolgte 30mal mit einer intramedullären (Marknagel, Rushpin usw.) und 42mal mit einer extramedullären (AO-Platte, Winkelplatte, Einzelschrauben usw.) Osteosynthese (Tabelle 2).

Die Reosteosynthese (Tabelle 3) mit dem Verriegelungsnagel wurde nach primärer Plattenosteosynthese im Durchschnitt nach 8,5 Monaten (4—21) vorgenommen, wobei in 33 Fällen (78% von 42 Patienten) eine atrophische und nur 9mal (22%) eine hypertrophe Pseudarthrose vorlag. Bei der Reosteosynthese nach primärer Nagelung lag die Erstver-

Tabelle 1. Aspetische Oberschenkelpseudarthrosen — Lokalisation der Primärverletzung

Subtrochantere Fraktur	5
Trümmer-/Etagenbruch	19
Fraktur im 2.–5. Sechstel	44
Supracondyläre Fraktur	4
	72

Tabelle 2. Aseptische Oberschenkelpseudarthrosen — Primärversorgung dieser Frakturformen

Platte	31	(43,0%)	Nagel	22	(30,5%)
Winkelplatte	7	(9,0%)	Nagel + Platte	2	(2,8%)
Platte + Cerlagen	1	(1,4%)	Nagel + Cerclagen	4	(5,7%)
Schrauben	1	(1,4%)	Rushpin	2	(2,8%)
			Laschennagel	2	(2,8%)
				72	(100%)

Tabelle 3. Aseptische Oberschenkelpseudarthrosen — Zeitpunkt der Reosteosynthese

Nach primärer Plattenosteosynthese	ϕ 8,5	(4—21)
Nach primärer Nagelung	ϕ 12,3	(5—26)

Tabelle 4. Aseptische Oberschenkelpseudarthrosen

Art der Pseudarthrose	Platte	Nagel
Atrophische Pseudarthrose		
— ohne Sequester	10	8
— mit Sequester	23	3
Hypertrophe Pseudarthrose		
— ohne Sequester	5	16
— mit Sequester	4	3
	42	30

sorgung im Durchschnitt 12,3 Monate (5—26) zurück; hier handelte es sich überwiegend um eine hypertrophe (63%) und nur bei 11 Patienten um eine atrophe Pseudarthrose (Tabelle 4).

Abhängig von der Art der Pseudarthrose wurde intraoperativ bei 33 Patienten eine Sequestrotomie erforderlich, wobei zur Abgrenzung der avitalen Pseudarthrose präoperativ Disulfineblue (30 ml) intravenöse injiziert wurde.

Dieser Farbstoff färbt das durchblutete Gewebe grün an, während der avitale Knochen als weißer Sequester imponiert. Die entstandene Defektstrecke mußte bei 33 Patienten mit einer Spongiosaplastik aufgefüllt werden (Tabelle 5a). Nach primärer Plattenosteosynthese haben wir bei 27 Patienten (64,3%) und nach primärer Nagelung nur bei 6 Patienten (20%) mit aseptischer Oberschenkelpseudarthrose eine Sequestrotomie + Spongiosaplastik vornehmen müssen (Tabelle 5b).

Die Teilbelastung konnte nach erfolgter postoperativer Röntgenkontrolle durchschnittlich nach 12 Tagen (5—28), die Vollbelastung nach 18 Tagen (7—45) ermöglicht werden. Bei Patienten mit durchgeführter Spongiosaplastik wurde jedoch die Teil bzw. Vollbelastung erst zu einem späteren Zeitpunkt gestattet.

An Komplikationen beobachteten wir 2 tiefe Infektionen (2,8%), 3 Wundheilungsstörungen (4,1%), die vollkommen ausheilten.

Zweimal kam es zu einem Nagelbruch (2,8%) und ebenfalls bei 2 Patienten zu einer Pseudarthrose (2,8%). Die beiden Patienten mit Nagelbruch sowie ein Patient mit einer Pseudarthrose wurden einer Reosteosynthese unterzogen (4,1%); hier kam es in allen Fällen zu einer knöchernen Ausheilung. Eine erneute Spongiosaplastik bzw. eine ergänzende Spongiosaplastik mußte bei 3 Patienten (4,1%) vorgenommen werden; einmal kam es zu einer Bolzenlockerung (1,4%), so daß der Bolzen ausgewechselt wurde (Tabelle 6).

Da es sich entsprechend unserem Krankengut in überwiegender Mehrzahl um berufsgenossenschaftlich versicherte Patienten gehandelt hat, konnten deren Rentenakten zur Beurteilung der funktionellen Ergebnisse sowie zur Ausheilung der Pseudarthrose herbeigezogen werden; dies war bei 59 von 72 Patienten möglich.

Tabelle 5a. Aseptische Oberschenkelpseudarthrosen

Art der Versorgung

Vitalfärbung	=	18
Metallentfernung	=	72
Sequetrotomie	=	33
Verriegelungsnagelung	=	72
Spongiosaplastik	=	33

Tabelle 5b. Aseptische Oberschenkelpseudarthrosen

Sequestrotomie + Spongiosaplastik

Nach Plattenosteosynthese (42)	=	27	(64,3%)
Nach Nagelung (30)	=	6	(20,0%)
Gesamt: (72)	=	33	(45,8%)

Tabelle 6. Aseptische Oberschenkelpseudarthrosen

Komplikationen

Posttraumatische Osteomyelitis	2	(2,8%)
Wundheilungsstörung	3	(4,1%)
Nagelbruch	2	(2,8%)
Reosteosynthese	3	(4,1%)
Erneute Spongiosaplastik	3	(4,1%)
Bolzenwechsel	1	(1,4%)
Pseudarthrose	2	(2,8%)
	16	(22,1%)

Die Endergebnisse wurden sowohl funktionell als auch röntgenologisch nach 3 Bewertungsgraden eingeteilt:

Sehr gut = Pseudarthrose ausgeheilt, Muskelminus 1 cm, Beweglichkeit in den benachbarten Gelenken frei.

Gut = Pseudarthrose ausgeheilt, Muskelminus bis 2 cm, Beinverkürzung bis 1,5 cm, Beweglichkeit in den benachbarten Gelenken bis 15° eingeschränkt.

Mäßig = Pseudarthrose noch nicht ausgeheilt, Muskelminus über 2 cm, Beinverkürzung über 2 cm, Beweglichkeit in den benachbarten Gelenken über 20° eingeschränkt.

Entsprechend dieser 3 Bewertungsgrade ergab die Auswertung der funktionellen und röntgenologischen Endergebnisse, daß in über 95% der Patienten mit einer aseptischen Oberschenkelpseudarthrose es zu einer Ausheilung der Pseudarthrose mittels Verriegelungsnagelung gekommen ist:

Sehr gut	=	16	(27,1%)
Gut	=	41	(69,5%)
Mäßig	=	2	(3,4%)

Zusammenfassung

In 10 Jahren wurden in der Berufsgenossenschaftlichen Unfallklinik Frankfurt am Main 72 Patienten mit einer aseptischen Oberschenkelpseudarthrose nach vorangegangener Osteosynthese operativ versorgt. Nur bei 2 Patienten (2,8%) ist es bis heute zu keiner Ausheilung der Pseudarthrose gekommen, so daß weitere operative Maßnahmen erforderlich werden.

Aufgrund der guten funktionellen und röntgenologischen Endergebnisse und vor allen Dingen beim Vergleich des Erfolgs nach Reosteosynthesen aspetischer Pseudarthrosen mit anderen Osteosyntheseverfahren vertreten wir die Ansicht, daß die Verriegelungsnagelung für die Behandlung einer aseptischen Pseudarthrose am Oberschenkel eine ideale Indikation darstellt.

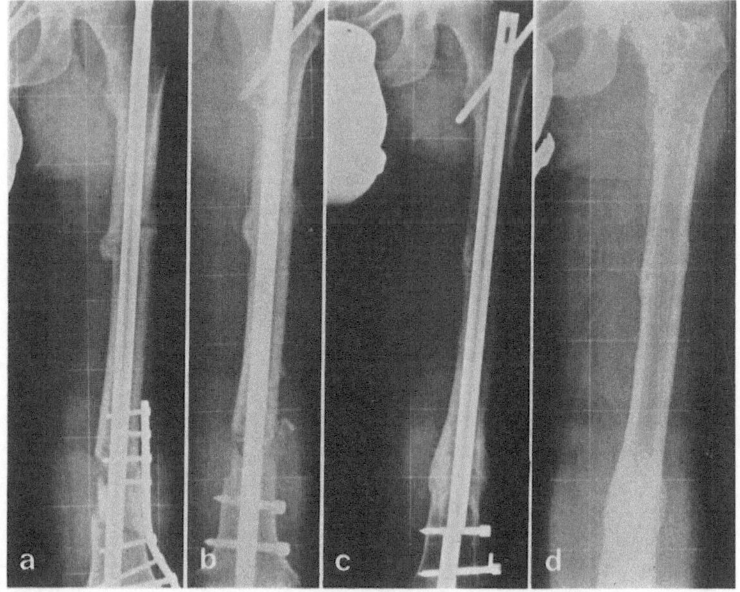

Abb. 1. a Linker Oberschenkel, versorgt mit AO-Nagel und Platte. Ausbildung einer aseptischen Pseudarthrose. **b** Zustand nach Reosteosynthese und Spongiosaplastik (2. postoperative Woche), **c** Zustand nach knöcherner Ausheilung bei nicht erfolgter Dynamisierung. Distaler Querbolzen hat sich gelockert. **d** Knöcherne Ausheilung, Zustand nach Metallentfernung; 2 Jahre nach Reosteosynthese

Fallbeispiele:

Z.G.: 35jähriger Mann, zog sich einen Oberschenkelstückbruch links zu, der mit einem AO-Nagel und Platte operativ versorgt wurde. Die proximale Schaftfraktur heilte knöchern aus; distal kam es zur Ausbildung einer aseptischen Pseudarthrose. Reosteosynthese 8 Monate nach Primäroperation, Entfernung des Nagels und der Platte und Anlagerung von Spongiosa, statische Verriegelungsnagelung; zur Dynamisierung ist der Patient nicht erschienen. Metallentfernung 16 Monate nach Reosteosynthese. Sehr gutes funktionelles Ergebnis. Bewegungseinschränkung im Kniegelenk bei Beugung 10° (Abb. 1a–d).

R.V.: 32jähriger Mann, wegen einer Schenkelhals- und Oberschenkelfraktur im mittleren Drittel mit einer Winkelplatte und Druckplattenosteosynthese versorgt. Fehlende mediale

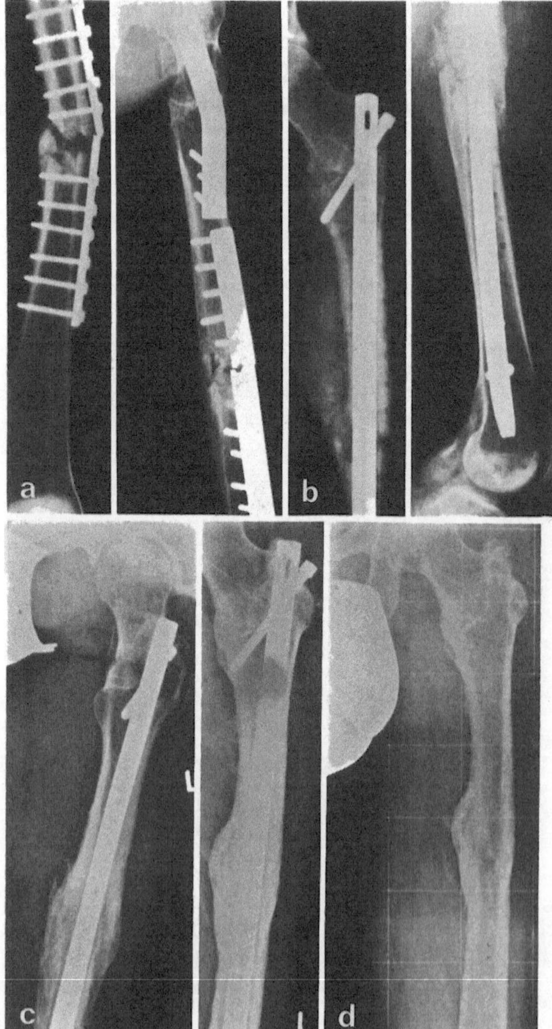

Abb. 2. a Zustand nach Schenkelhals- und Oberschenkelschaftfraktur, Plattenbruch wegen fehlender medialer Abstützung, **b** Postoperative Röntgenkontrolle nach Plattenentfernung, statischer Verriegelungsnagelung und Spongiosaplastik, **c** Knöcherne Ausheilung vor Metallentfernung, **d** Zustand nach Nagelentfernung (2 Jahre nach Reosteosynthese)

Abstützung, Plattenbruch. Reosteosynthese nach 11 Monaten mit statischer Verriegelungsnagelung und autologer Spongiosaplastik. Knöcherne Ausheilung der Pseudarthrose nach 16 Monaten, so daß Nagelentfernung nach 18 Monaten erfolgen konnte. Gutes funktionelles Ergebnis (Abb. 2a–d).

A.M.: 21jähriger Mann, bei dem ein Oberschenkelschaftbruch im distalen Drittel mit einem Küntscher-Nagel versorgt wurde. Ausbildung einer hypertrophen Pseudarthrose. 7 Monate nach Erstversorgung Reosteosynthese, Aufbohren und Einbringen eines stärkeren Verriegelungsnagels. Metallentfernung konnte 14 Monate nach Reosteosynthese vorgenommen werden. Sehr gutes funktionelles Ergebnis (Abb. 3a–c).

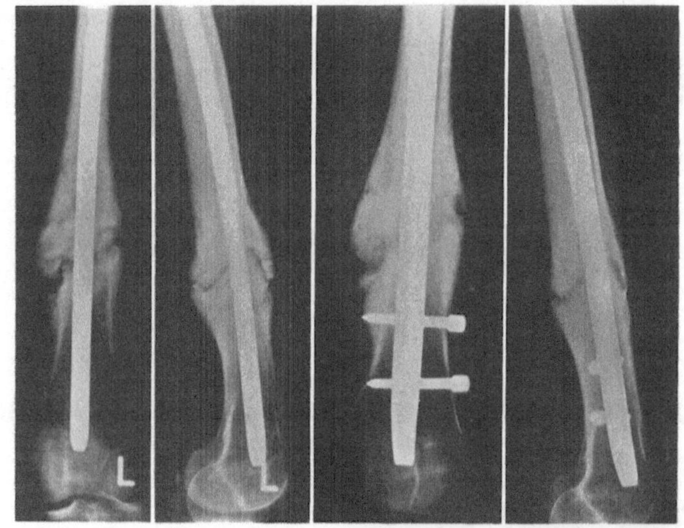

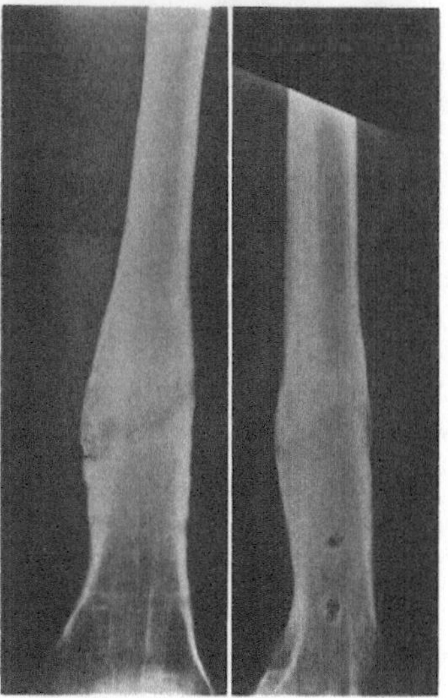

Abb. 3. a Ausbildung einer hypertrophen Pseudarthrose, **b** Zustand nach Reosteosynthese mit dem Verriegelungsnagel (primär dynamisch), **c** Ausheilungsergebnis 14 Monate nach durchgeführter Reosteosynthese

Literatur

1. Börner M, Klemm K (1981) Die Verriegelungsnagelung. Chirurgie der Gegenwart, Bd 4a:59
2. Küntscher G (1961) Die biologischen Gesetze der Knochenbruchheilung. Chirurg 42
3. Rehn J, Lies A (1981) Die Pathogenese der Pseudarthrose, ihre Diagnostik und Therapie. Unfallheilkd 184
4. Schweiberer L, Klapp F (1975) Platten- und Schraubenosteosynthese bei Frakturen und Pseudarthrosen des Ober- und Unterschenkels. Chirurg 46:155—160
5. Safert D, Weigand H, Strube H-D (1977) Der Korrektureingriff mit dem Marknagel nach Platten- und Schraubenosteosynthese an Ober- und Unterschenkel. Akt Traumatol 7:27—34
6. Sauer H-D (1978) Pseudarthrosen nach Osteosynthesen. Med Welt 47/78
7. Vécsei V (Hrsg) (1978) Verriegelungsnagelung — Bericht über Symposion 1978 in Wien. Maudrich, Wien München Bern
8. Weber BG, Cech O (1973) Pseudarthrosen. Huber, Bern Stuttgart Wien
9. Weller S (1967) Gedanken zur konservativen und operativen Knochenbruchbehandlung. Mschr Unfallheilkd 70:233—242
10. Zichner L, Heipertz W (1979) Zur operativen Behandlung von Pseudarthrosen. Therapiewoche 29:8516—8523

Diskussion zu den Vorträgen von J. Mockwitz bis M. Börner, S. 79—96

Probleme der Verlängerungsosteotomie

Nach der (offenen) Knochendurchtrennung ist intraoperativ (in einer Sitzung) eine Verlängerung des Oberschenkels um maximal 3 cm in der Regel erreichbar. Darüber hinausgehende Verlängerungen erscheinen trotz Fascienspaltung etc. hinsichtlich der nicht vorausschaubaren Reaktionen der Gefäße und Nerven äußerst problematisch. Mit der „one stage"-Verlängerungsosteotomie (Kempf) wird über eine zu erreichende Verlängerung von 4—5 cm berichtet. Jedoch erscheint dieses Verfahren recht aufwendig und bedarf großen Geschickes. Bei angestrebter Verlängerung von über 3 cm sollte an die Möglichkeit der langsamen „Vordehnung" mit dem Wagner-Spanner gedacht werden. Nach erreichter Verlängerung und Entfernung des äußeren Spanners muß die Distanz allerdings durch Dauerzugverband bis zum reizlosen Abheilen der Nagelperforationsstellen gehalten werden. Da dafür oft ein Extensionsgewicht von 8—10 kg notwendig ist, erscheint die Tuberositas tibiae als Ansatzpunkt für die Extension mit dadurch bedingter möglicher Überdehnung der Kniebänder über 1—2 Wochen bedenklich. Aus diesem Grunde wird dem äußerst distal installierten supracondylären Dauerzug (u.U. Röhrchendrahtextension) der Vorzug gegeben. Eine dadurch hervorgerufene Erhöhung der Infektionsrate konnte bislang nicht beobachtet werden.

Bei ausreichender Körpergröße sollte jedoch eine extreme Verlängerung nicht erzwungen und auch einmal an die Verkürzungsosteotomie des unverletzten Oberschenkels gedacht

Hefte zur Unfallheilkunde, Heft 161
Herausgegeben von J. Mockwitz u. H. Contzen
© Springer-Verlag Berlin Heidelberg 1983

werden. Da dieser Eingriff z.B. mit der Innensäge durchgeführt werden könnte, stellt dies einen relativ kleinen Eingriff dar. Der Ausheilungsprozeß verläuft so insgesamt schneller, da die knöcherne Überbauung auf der zu verlängernden Seite je nach Ausmaß der Verlängerung (u.U. mehrmals erforderliche Spongiosaanlagerungen) eine geraume Zeit beansprucht.

Wahl der Osteotomiestelle

Insbesondere bei der gedeckten (mit der Innensäge), jedoch auch bei der offenen Osteotomie sollte die Knochendurchtrennungsstelle möglichst nicht im ehemaligen Frakturbereich gewählt werden. Am günstigsten ist die Lokalisation im engsten Markhöhlenbereich, so daß sich der Nagel auf einer ausreichenden Länge proximal und distal der Durchtrennung verklemmen kann.

Bei einer geplanten offenen Derotation ist eine Längsmarkierung der Knochenrinde distal und proximal der geplanten Osteotomiestelle sinnvoll, da die Beseitigung der Drehfehlstellung optisch besser beurteilbar ist. Da das Ausmaß der Drehfehlstellung überwiegend durch die klinische Untersuchung präoperativ festgelegt wird, kann selbstverständlich eine Korrektur auch nicht mit dem Winkelmesser bestimmt werden. Eine eventuell verbleibende Drehfehlstellung oder Überkorrektur bis 5° ist auch unerheblich und muß in die Planung und Überlegung miteinbezogen werden.

Nach erfolgter Korrekturoperation muß die nahezu immer notwendige statische Verriegelungsnagelung bis zu den ersten röntgenologisch nachweisbaren Abbindungsreaktionen belassen bleiben. Ansonsten kann die erreichte Korrektur — insbesondere der Rotation und des Längenausgleiches — nicht sicher dauerhaft erhalten werden.

Generell ist die Belastung nach der Korrektur mit dem Verriegelungsnagel bereits recht früh (nach Wundheilung) möglich. Eine Ausnahme stellen Verlängerungen über eine größere Distanz (über 2 cm) dar, da die Gefahr des Nagel-Ermüdungsbruches hier erhöht ist.

III. Indikationen für die Verriegelungsnagelung am Unterschenkel

Proximale Tibiaschaft-Frakturen

A. Grosse, G. Taglang und G. Beck

Centre de Traumatologie et d'Orthopedie, 10 Avenue Baumann, F-67400 Illkirch-Graffenstaden

Proximale Tibiaschaftfrakturen wurden und werden noch oft konservativ behandelt, und zwar mit Gipsverbänden bei einfachen und mit Extension und dann Gipsverbänden bei komplizierten Brüchen.

Auf Grund der verhältnismäßig schlechten Ergebnisse und der klaren Nachteile der konservativen Behandlung wenden sich immer mehr Chirurgen der operativen Behandlung zu. Aber die Osteosynthese mit Platten oder die einfache Marknagelung erbringt nicht immer zufriedenstellende Ergebnisse. Die einfache Nagelung macht oft einen zusätzlichen Gipsverband nötig.

Aus folgenden Gründen kann die klassische Marknagelung die proximalen Tibiafrakturen nicht ausreichend stabilisieren:
- die Markraumhöhle in diesem Gebiet ist trichterförmig,
- der Knochen besteht hier fast nur aus Spongiosa,
- der Zug der Patellasehne ergibt eine nach oben und vorne gerichtete Versetzung des proximalen Fragmentes, während das distale Fragment fest vom Nagel gehalten wird.

Die proximale Verriegelung schafft eine feste Verbindung zwischen Knochen und Nagel und verhindert diese Versetzung.

Wenn proximal verriegelt wird, müssen 3 Voraussetzungen erfüllt sein:
- der Bruch darf sich nicht in das Gelenk erstrecken,
- die Tuberositas tibiae muß intakt sein,
- die Umstände müssen das Einbringen von beiden Verriegelungsschrauben ermöglichen.

Wir haben in vier ausgewählten Fällen die Entwicklung unserer Konzeption der proximalen Verriegelung dargestellt.

Diese Entwicklung geht, wie so oft in der Chirurgie, auf Fehler zurück, aus denen wir versucht haben die Lehre zu ziehen.

Bei dem ersten Fall, aus dem Jahre 1975, handelte es sich um einen proximalen Trümmerbruch. Die Behandlung bestand in einem statisch verriegelten Nagel mit einer proximalen Querschraube. In der Folge trat eine Lockerung der Schraube und ein Bruch des Materials ein. Die ebenfalls gedeckt ausgeführte Nachoperation bestand in einem statisch verriegelten Nagel mit zwei proximalen Querschrauben. Der Patient durfte sofort belasten und der Bruch heilte normal.

Hefte zur Unfallheilkunde, Heft 161
Herausgegeben von J. Mockwitz u H Contzen
© Springer-Verlag Berlin Heidelberg 1983

Der zweite Fall ist ein proximaler Bruch mit einem dritten Fragment. Der Nagel wurde proximal mit einer Quer- und einer a.p.-Schraube verriegelt. Die Verriegelung erschien zuerst zufriedenstellend, aber nach erneuter Lockerung der Querschraube zeigte es sich, daß die a.p.-Schraube nicht wirksam war. Die Verankerung in der hinteren Corticalis war nicht ausreichend.

Aus diesem Grunde wurden beide Schrauben entfernt. Wie es sich zeigte, war diese Entscheidung falsch, denn sie verursachte eine sekundäre Versetzung des Bruches und Pseudarthrose. Die Behandlung bestand in einer gedeckten Nachoperation mit einem dynamisch verriegelten Nagel. Der Patient durfte belasten und die Konsolidation trat rasch ein.

Bei dem dritten Fall wurden drei Schrauben (zwei Quer- und eine a.p.-Schraube) benutzt um das proximale Fragment so gut wie möglich zu stabilisieren. Aber drei Schrauben nehmen viel Platz ein und würden die Indikationsstellung für die proximale Verriegelung einengen.

Im vierten Fall handelt es sich um eine proximale Fraktur mit einem dritten Fragment, die mit einem dynamisch verriegelten Nagel behandelt wurde. Die Indikationsstellung war richtig, aber der Nagel war zu lang und die Diastase im Bruchbereich blieb bestehen. Dadurch kam es bei Belastung zum Bruch des Materials.

Der Patient wurde mit einem kleineren Nagel gedeckt nachoperiert. Die Stauchung im Bruchbereich ermöglicht die rasche Heilung.

Einige wichtige Anmerkungen

Bei der Lagerung des Patienten sollte darauf geachtet werden, daß auf die Kniebeuge kein Druck ausgeübt wird, der das proximale Fragment nach vorne schieben könnte.

Beim Aufbohren muß die Tuberositas tibiae geschützt werden. Die a.p.-Schraube muß in der hinteren Corticalis einen festen Halt haben.

Wir führen zur Zeit Messungen aus, um die Rolle der a.p.-Schraube in der Rotationsstabilität zu beweisen. Die ersten Ergebnisse bestätigen den Eindruck, den wir auf Grund der klinischen Erfahrung schon gewonnen hatten.

Die a.p.-Schraube ist also sicher sehr wichtig, aber beim Bohren und beim Einbringen der Schraube ist Vorsicht geboten, um Gefäßverletzungen zu vermeiden.

Zusammenfassung

Der Verriegelungsnagel stellt einen wichtigen Beitrag bei der Behandlung von proximalen Tibiaschaftfrakturen dar.

Bei einfachen Brüchen wird die sofortige Belastung und bei komplizierten Brüchen die Mobilisierung ermöglicht, sofern die beiden proximalen Verriegelungsschrauben korrekt eingebracht werden konnten.

Indikationen für die Verriegelungsnagelung am Unterschenkel im mittleren Drittel (einschließlich Biegungs- und Drehbrüche)*

D. Vollmar

Unfallchirurgische Abteilung (Chefarzt: Priv.-Doz. Dr. Dr. D. Vollmar), Stadtkrankenhaus Hof, Lehrkrankenhaus der Universität Erlangen/Nürnberg, Eppenreuther Straße 9, D-8670 Hof/Saale

Die nachfolgenden Angaben stützen sich auf rund 850 Verriegelungsnagelungen, die an der chirurgischen Universitätsklinik Erlangen und in den letzten 4 Jahren an der Unfallchirurgie in Hof durchgeführt wurden. Von diesen Patienten sind rund 400 mit Unterschenkelnägeln versorgt worden. Hiervon sind 350 kurzzeitig nach Traumen operiert worden. Werden die Patienten ausgewählt, die im mittleren Drittel die Fraktur erlitten haben, so können 172 Fälle ausgewertet werden.

Nicht enthalten in dieser Statistik sind Patienten, die entweder multitraumatisiert waren und daher nicht primär versorgt werden konnten, oder es hat sich um 2- bis 3gradig offene Frakturen gehandelt, so daß erst eine sekundäre Nagelung möglich war. In 15% der Fälle lagen erstgradige offene oder fraglich offene Verletzungen vor.

Der Altersgipfel der Patienten liegt bei 30 Jahren, wobei Männer doppelt so häufig betroffen sind wie Frauen. Nach den Unfallarten bilden die Verkehrsunfälle mit 62%, gefolgt von den Sportunfällen mit 12%, den weitaus größten Anteil.

Die Indikationen im mittleren Drittel des Unterschenkels sind durch die Verriegelungsnagelung gegenüber dem Küntscher-Nagel, der Bündelnagelung, der Rush-pin-Osteosynthese und anderen intramedullären Fixationsmethoden, deutlich erweitert worden. Ich denke hier besonders an die statische Verriegelungsart, da die dynamische Technik von der Indikation her gesehen in etwa der des Küntscher-Nagels im mittleren Drittel entspricht. Es müssen also die Bruchformen im mittleren Drittel aufgeschlüsselt werden. Dabei fanden wir in etwa 30% Querfrakturen und nahezu fast gleichhäufig in etwa 20% der Fälle kurze Schrägfrakturen, lange Schrägfrakturen als Drehbrüche und auch Trümmerfrakturen. Stückbrüche waren mit etwa 10% vertreten. Die Indikation zur intramedullären Nagelung ist immer dann gegeben, wenn zu erwarten ist, daß eine frühzeitige Belastung möglich sein wird. Die manchmal beinahe weltanschauliche Verfechtung des Standpunktes, daß ein biomechanisches Stabilitätsprinzip nur durch intrafragmentären Druck gewährleistet sei, ist durch die klinische Erfahrung widerlegt, da ein adäquater Kraftträger die Frakturheilung garantieren kann [1].

Vorrangig in den Überlegungen bei der Auswahl der Osteosyntheseverfahren ist die Gefäßversorgung der entsprechenden Knochenbruchstücke, da die klinische Erfahrung bei langsam heilenden Biegungskeilen oder auch die vielen ungünstigen Verläufe nach Plattenosteosynthesen gelehrt haben, daß die periostale Gefäßversorgung bei der Frakturheilung des menschlichen Knochens von größter Wichtigkeit ist. Es muß also die stabilisierende Methode unter größter Schonung der Weichteile vorrangige Bedeutung haben. Da für die

---

* Herrn Professor Dr. med. Gerd Hegemann zum 70. Geburtstag gewidmet

Hefte zur Unfallheilkunde, Heft 161
Herausgegeben von J Mockwitz u H Contzen
© Springer-Verlag Berlin Heidelberg 1983

Verriegelungsnagelung aufgebohrt werden muß, ist die medulläre Durchblutung, die ja auch den Hauptanteil der Knochendurchblutung stellt, zeitweilig gestört. Jedoch konnten Pfister und Weller zeigen, daß die corticale Durchblutung zu über zwei Drittel der corticalen Dicke die fehlende Bluternährung ersetzen kann [2]. Es wird also die durch das Aufbohren gestörte Durchblutung zum größten Teil durch Flußumkehr ersetzt. Diese Tatsache ist ganz besonders hervorzuheben, da die Deperiostierung von ausgebrochenen Knochenkeilen, wie zum Beispiel zur Plattenosteosynthese, verheerende Folgen haben kann. Wir gehen daher so vor, daß wir zum Beispiel in Höhe der Biegungskeile die Markraumbohrfräse anhalten und über die Höhe des Biegungskeiles, falls erforderlich, hinwegschieben, und erst distal davon weiterbohren.

Gerade die sogenannten avitalen Biegungskeile sind ja sowohl für die Plattenosteosynthese als auch für die Markraumnagelung noch immer eine unangenehme Zugabe.

Nach einer jetzt 6jährigen Studie, deren Ergebnisse wir demnächst veröffentlichen, glauben wir, durch die lokale Gabe von Faktor XIII-Konzentrat nach dem Aufbohren durch einen Schlauch in den Frakturspalt, besonders um ausgebrochene Fragmente herum, die Callusbildung deutlich zu fördern. Der Faktor XIII, der die Osteoblasten aktiviert, sorgt durch schnelle bindegewebige Verheilung des Fragmentes für Ruhe im Bruchspalt. Die früher deutlich verzögerten Heilungszeiten in derartigen Frakturen beobachten wir seitdem nicht mehr.

Die Indikation für intramedullären Kraftträger, die bisher verwendet wurden und eine ausreichend große Kontaktfläche zwischen Corticalis und dem Marknagel voraussetzten, ist durch die statische Verriegelungsnagelung erweitert worden. Selbst die langen Schräg- oder Torsionsbrüche sind durch die kippfeste Verriegelung der proximalen und distalen Anteile jetzt stabil und gedeckt zu nageln, da ein nachträgliches Verändern der Fragmente in Achse oder Rotation zueinander nicht mehr zu befürchten ist (Abb. 1a–d).

Die vor einigen Jahren noch geforderte knöcherne Konsolidierung durch die sogenannte primär-ossäre Heilung tritt bei den Nagelungen nicht ein, sondern ist durch eine callöse Zwischenphase gekennzeichnet.

Da trotzdem gegenüber allen anderen Osteosyntheseverfahren die Zeit bis zur Belastung auf etwa die Hälfte reduziert werden konnte und die Zeit bis zur Teilbelastung sogar auf ein Viertel zurückgegangen ist (gemeint ist hier die Belastung mit der Hälfte des Körpergewichtes), steht die Verriegelungsnagelung mit der callösen Heilung den sogenannten primär-ossären Heilungen in nichts nach. Diese Forderung ist also nicht mehr zu erheben.

Bei den Etagen- und Drehfrakturen ist durch weites Aufbohren des Markes die Durchblutung der Fragmente ebenfalls gefährdet. Durch die Verriegelung und die damit nicht zu befürchtende Rotationsänderung sind wir in diesen Fällen auch dazu übergegangen, die Aufbohrung nur mäßig stark durchzuführen, um durch Hitzeentwicklung im Bereich der Markraumtaille keine Schäden hervorzurufen. Es ist also möglich, gegenüber den anderen Osteosyntheseverfahren einen deutlich dünneren Nagel auszuwählen.

Aus den Ausführungen gehen für die Indikationen im mittleren Drittel der Tibia drei Empfehlungen hervor:

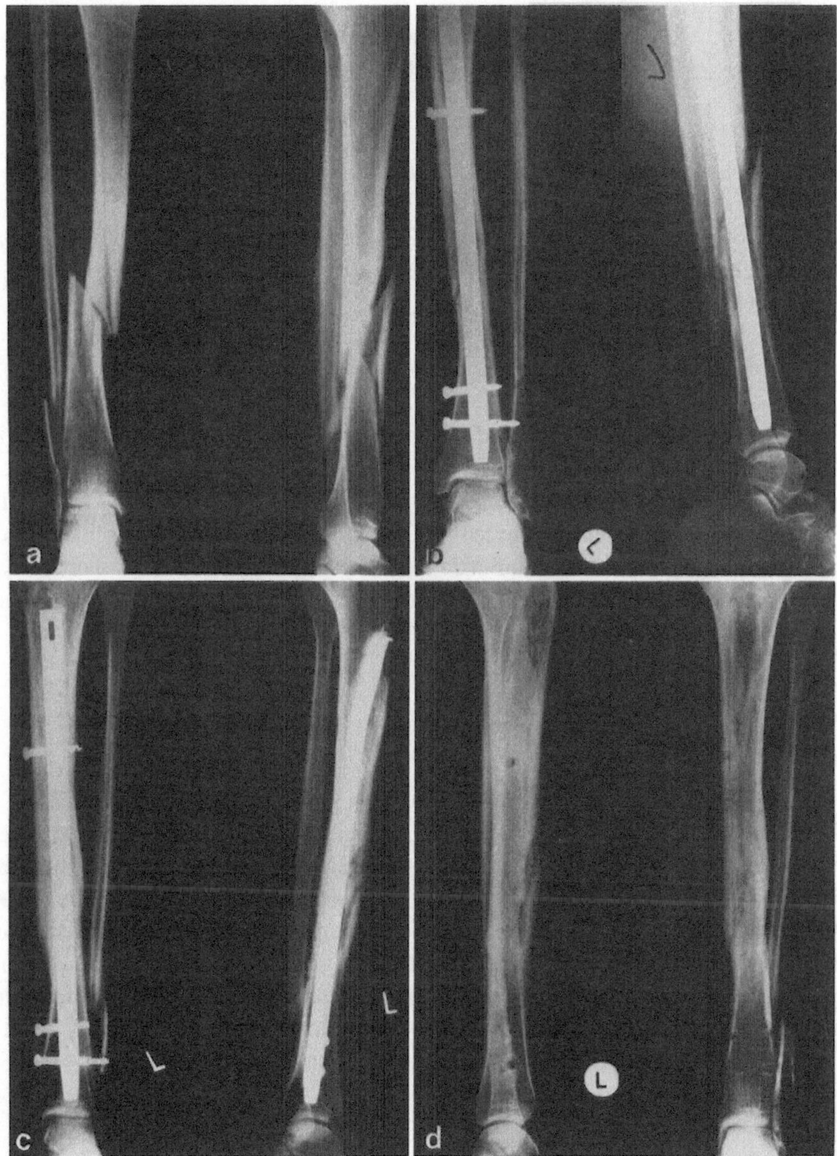

Abb. 1a–d. Beispiel einer früher nicht für gedeckt nagelbar gehaltenen Unterschenkelfraktur mit Dreh- und Biegungskeilen (Skischuhrandbruch), die ohne interfragmentären Druck in annehmbarem Ergebnis geheilt ist

1. Empfehlenswerte Indikationen

Hierfür sind Quer- und kurze Schrägfrakturen bestens geeignet und mit leichter Einschränkung die postprimäre Versorgung offener Frakturen 1. Grades.

2. Relativ empfehlenswerte Indikationen

Bei verzögerter Bruchheilung oder bei Pseudarthrosen sowie bei Mißerfolgen anderer Osteosynthesen, wie Platten, Schrauben und Drahtumschlingungen.

3. Ausnahmeindikationen

Hierzu zählen drohende Frakturen bei malignen Tumoren oder andere Palliativmaßnahmen.

Bei den 172 Unterschenkelnagelungen haben wir in 4 Fällen Komplikationen gesehen. Einmal kam es zu einer Absceßbildung in Höhe der Nageleinschlagstelle, zweimal zu eitrigen Fistelungen, ausgehend von den Verriegelungsbolzen, einmal nach 4 und einmal nach 6 Monaten. Einmal kam es zu einer schnell beherrschbaren Eiterung nach Entfernung eines distalen Bolzens.

Zusammenfassung

Die Indikation zur Verriegelungsnagelung im mittleren Drittel einschließlich Biegungs- und Drehbrüchen sind in drei Indikationsgruppen eingeteilt. Durch die statische Verriegelung ist gegenüber anderen Osteosyntheseverfahren die Zeit bis zur Belastung auf die Hälfte der Zeit herabgesetzt. Der Gefahr der Devitalisierung von ausgebrochenen Knochenteilen kann durch lokale Gabe von Faktor XIII und vorsichtiger Aufbohrtechnik in diesem Gebiet begegnet werden. Die Verriegelungsnagelung des Unterschenkels sollte unbedingt jedem unfallchirurgischen Operateur geläufig sein. Treten schlechte Ergebnisse auf, sind sie überwiegend Folge einer unrichtigen Indikationsstellung oder der falsch angewandten Technik und daher dem System nicht anzurechnen.

Summary

The indications for interlocking nails in the lower leg are departed in three groups:

1. Good indications

Simple fractures or short comminuted fractures.

2. Partial good indications

When healing is retarded, in case of pseudarthrosis and in failure of other osteosynthesis.

3. Special indications

Palliative intramedullary osteosynthesis is possible even in comminuted fractures and the covered technique for medullary nailing is a gentle osteosynthesis, if it is performed exactly.

Literatur

1. Holz U (1976) Indikationen zur Markraumnagelung. Akt Traumatol 6:363
2. Pfister U, Rahn BA, Perren SM, Weller S (1979) Vaskularität und Knochenumbau nach Marknagelung langer Röhrenknochen. Akt Traumatol 9:191
3. Beck H, Vollmar D (1977) Schwierigkeiten und Komplikationen bei Verriegelungsnagelung. Symposium Strassbourg 1977

Indikation für die Verriegelungsnagelung am Unterschenkel im distalen Drittel

R. Ziegelmüller und J. Mockwitz

Berufsgenossenschaftliche Unfallklinik, Friedberger Landstraße 430, D-6000 Frankfurt 60

Der distale Unterschenkelbruch ohne Gelenkbeteiligung galt lange als Domäne der konservativen Frakturbehandlung und wird in neuester Zeit wieder vermehrt, besonders in Übersee, funktioneller Therapie zugeführt. Die teilweise auch heute noch praktizierte operative Versorgung, z.B. durch Draht-Cerclagen und Einzelschrauben, mit der dann zwangsläufig zusätzlich erforderlichen Gipsruhigstellung, konnte die klassische Forderung der operativen Frakturbehandlung, nämlich die schmerzfreie, aktive Sofort- und Frühmobilisation zur Verhütung der Thrombose sowie der Ertüchtigung der Muskulatur, nicht erfüllen.

Aufgrund der anatomischen Gegebenheiten des Tibia-Markraumes ließ sich ein formschlüssiges intramedulläres Osteosyntheseverfahren zur Behandlung der distalen Unterschenkelfraktur ebensowenig anwenden, wie die Kombination mit Ausklinkdrähten und Spezialnägeln.

Die von der Arbeitsgemeinschaft Osteosynthese-Fragen Ende der fünfziger Jahre nach intensiver Grundlagenforschung erarbeitete kombinierte Platten- und Druckschrauben-

Hefte zur Unfallheilkunde, Heft 161
Herausgegeben von J. Mockwitz u H Contzen
© Springer-Verlag Berlin Heidelberg 1983

Osteosynthese stellt ein übungsstabiles, jedoch keineswegs belastungsstabiles Osteosyntheseverfahren zur Behandlung des distalen Unterschenkelbruches dar. Als logische Weiterentwicklung der Küntscherschen Marknagelung läßt die Verriegelungsnagelung auch bei Frakturen im distalen Unterschenkelbereich primäre Übungs- und Teilbelastungsstabilität sowie frühe Vollbelastung ohne die bei der Methode der Plattenosteosynthese bekannten Nachteile zu.

Die schlechte Weichteildeckung des distalen Tibiaschaftes fordert und begünstigt die raumsparende Anwendung eines intramedullären Kraftträgers. Wir wenden bei Frakturen der distalen Tibia bei Quer- und kurzen Schrägbrüchen die dynamische Verriegelung an, die statische Verriegelung bleibt Frakturen mit Trümmerzone, langen Drehbrüchen sowie Frakturen mit Biegungskeil vorbehalten.

Ich möchte nochmals darauf hinweisen, daß für die Versorgung der distalen Unterschenkelfraktur die Fixation des Fußes am Extensionstisch durch breite Pflasterstreifen nur äußerst knapp ausgelegt werden kann, um ein genügend steriles Operationsgebiet zur Plazierung der distalen Querbolzen zu gewinnen. Von der distalen Bruchzone bis zum oberen Sprunggelenksspalt muß der Markraum auf einer Länge von 5 cm intakt sein, nur so läßt sich die Verriegelungsnagelung problemlos anwenden. In jedem Fall sollten im körperfernen Fragment zwei Querbolzen ausreichende und sichere Verankerung in jeweils beiden Corticales finden.

Von 1971 bis 1981 wurden an der Berufsgenossenschaftlichen Unfallklinik Frankfurt am Main 161 Verletzte mit distalen Unterschenkelfrakturen durch die Verriegelungsnagelung operativ versorgt. Es handelte sich dabei um 127 geschlossene sowie 34 offene Frakturen, wobei wir nur den I.-gradig offenen Bruch der Marknagelosteosynthese zugeführt haben. II.- und III.-gradig offene Frakturen werden gemäß den Richtlinien der operativen Frakturbehandlung durch andere Osteosyntheseverfahren stabilisiert.

Bezüglich der Lokalisation ergaben sich 113 Frakturen im Bereich des 4. Sechstels, 37 im Übergangsbereich zwischen 4. und 5. Sechstel. Bei 11 Frakturen im Bereich des 5. Sechstels, sicherlich einer Grenzindikation, kam ebenfalls die Verriegelung zur Anwendung (Abb. 1).

Reine Querfrakturen fanden sich bei 34 Patienten, lange und kurze Spiralfrakturen bei 79, Biegungsbrüche mit zusätzlichem Keil waren 48mal vertreten (Abb. 2–4). Bevorzugt wurde in 166 Fällen die statische Verriegelung angewandt, ausreichende Sicherheit für Frühbelastung und Rotationsstabilität erschien unter dynamischer Verriegelung bei 45 Patienten gegeben.

Die stationäre Verweildauer betrug im Mittel 27 Tage, die kürzeste 14, die längste 39 Tage. Bei nahezu allen Patienten konnte die Teilbelastung nach 3, die Vollbelastung nach 8 Tagen gestattet werden.

In Abhängigkeit von der Röntgenverlaufskontrolle wird die proximale Dynamisierung nach 8 Wochen vorgenommen. Einige Patienten versäumten den vorgeschlagenen Termin zur Dynamisierung und erschienen erst nach mehr als einem Jahr zur Metallentfernung. Trotz belassener statischer Verriegelung gab es dabei keinerlei Komplikationen hinsichtlich der knöchernen Konsolidierung.

Für unsere berufsgenossenschaftlich versicherten Patienten haben wir aus den Unterlagen die mittlere Dauer der Arbeitsunfähigkeit errechnet, sie betrug 15 Wochen. Auch die Minderung der Erwerbsfähigkeit, ermittelt aus den Rentenakten der gesetzlichen Unfallversicherung, gibt einen guten Überblick über die rasche Ausheilung der Fraktur. So bestand

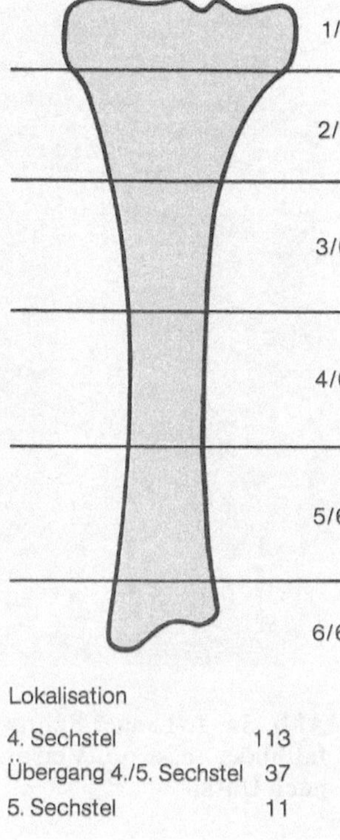

Abb. 1. Bruch-Höhenlokalisation am Unterschenkel

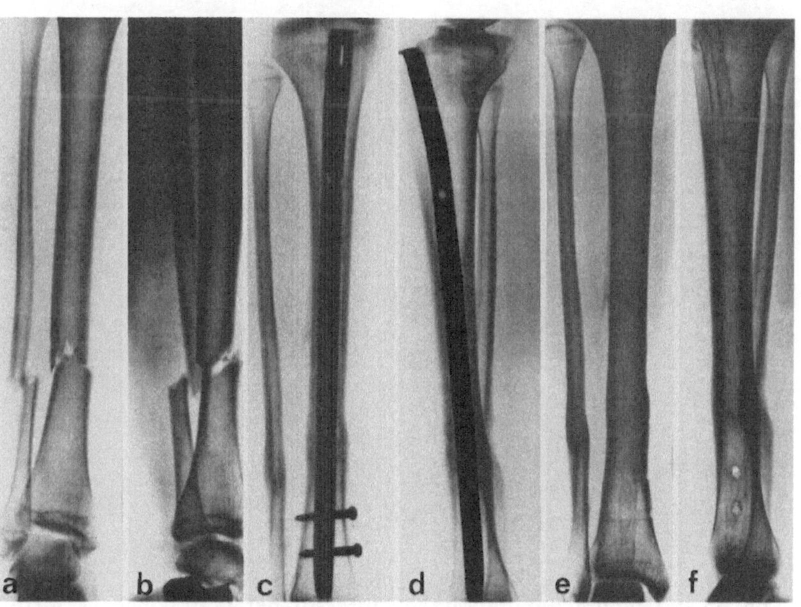

Abb. 2a–e. Querfraktur im 4. Sechstel. **a, b** Unfallbilder, **c, d** op. Versorgung, **e, f** 18 Monate nach Unfall nach Metallentfernung

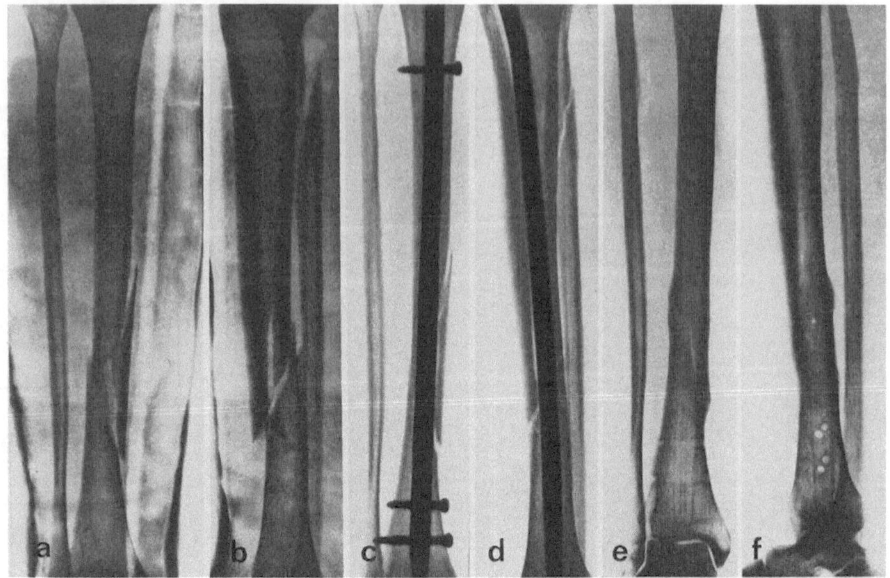

Abb. 3a–f. Langer Schrägbruch mit großem Biegungskeil Übergang 4./5. Sechstel. **a, b** Unfallbilder, **c, d** op. Versorgung 4 Tage nach Unfall, **e, f** nach Metallentfernung 18 Monate nach Unfall

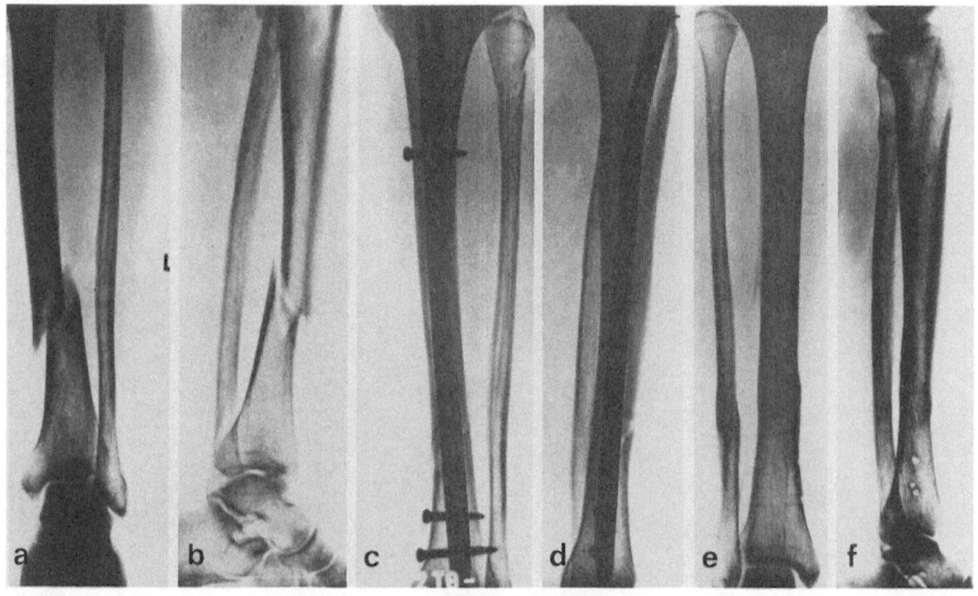

Abb. 4a–f. Drehbruch mit zusätzlich ausgesprengtem Fragment. **a, b** Unfallbilder, **c, d** nach op. Versorgung, **e, f** nach Metallentfernung 24 Monate nach Unfall

Tabelle 1. Minderung der Erwerbsfähigkeit bei (n = 96)
Patienten der gesetzlichen Unfallversicherung

10%	12
10%	37
20%	35
30%	9
40%	3

bei 12 Patienten eine MdE von unter 10%, bei 37 Patienten eine von 10%, bei 35 eine von 20%, bei 9 eine von 30% und bei 3 Patienten eine von 40% (Tabelle 1). Das Kollektiv der Patienten mit der erheblichen Minderung der Erwerbsfähigkeit von 30% bzw. 40% rekrutiert sich aus unseren Mehrfach-Verletzten und Polytraumatisierten. Auch zum Zeitpunkt der Feststellung der ersten Dauerrente änderte sich diese Einschätzung nicht.

Als schwerwiegende Komplikation weist unsere Statistik eine tiefe Infektion auf, hier kaum es nach einem ausgedehnten Hämatom zur Wundheilungsstörung mit nachfolgender Fistelbildung bis hin zum Vollbild der Knocheninfektion. Nach Metallentfernung konnte der Infekt zur Ruhe gebracht werden.

Gravierende Fehlstellungen haben wir nicht beobachtet, es ist festzustellen, daß nicht eine einzige Dreh-Fehlstellung nennenswerten Grades resultiert. Korrektur-Osteotomien waren in keinem Fall erforderlich. Bei mehreren Patienten heilte die mittels statischer Verriegelungsnagelung versorgte Fraktur in einer Valgus-Fehlstellung aus. Da 5° jedoch hierbei nicht überschritten wurden, konnten wir daraus keine Indikation für eine evtl. notwendige varisierende Umstellungsosteotomie herleiten. Zur Vermeidung dieser Fehlstellung empfehlen wir großzügiges Aufbohren möglichst 1 mm über gewünschtem Nageldurchmesser, es muß dann allerdings wegen ungenügender Verklemmung eine statische Verriegelung gewählt werden. Zusätzlich sollte bereits beim Einbringen des Führungsspießes einer möglichen X-Abweichung des distalen Fragmentes Rechnung getragen werden sowie nach Einlaufen des Nagels in das distale Schaftfragment der gesamte Zug an der Extension nachlassen. Unterstützt wird diese Maßnahme durch korrigierenden Zug des Assistenten am distalen Fragment im Varussinne.

Die Nachprüfung unserer Ergebnisse ist aus Tabelle 2 zu entnehmen.

Tabelle 2. Bewertungstabelle und Nachuntersuchungsergebnis (n = 96)

Sehr gut	=	Freie Beweglichkeit der angrenzenden Gelenke, keine Muskelminderung
Gut	=	Bewegungseinschränkung bis 10°, Muskelminderung bis 2 cm
Mäßig	=	Bewegungseinschränkung 10° und darüber, Muskelminderung über 2 cm

Sehr gut	49	51,1%
Gut	35	36,2%
Mäßig	12	12,7%

Daraus folgt, daß die Verriegelungsnagelung auch für den distalen Unterschenkelbruch, wie aus unserem Nachuntersuchungsergebnis zu entnehmen ist, das in weit mehr als drei Viertel aller Fälle ein sehr gutes und gutes Ergebnis erbracht hatte, ein stabiles und durchaus erfolgversprechendes Osteosyntheseverfahren darstellt.

Literatur

Berentey G (1979) Die Verriegelungsnagelung bei geschlossenen US-Schaftbrüchen. Zbl Chir 104:1259–1268

Jünemann A, Moschinski D, Klaus N (1977) Untersuchung über die mittlere Konsolidierungsdauer konservativ behandelter US-Frakturen. Akt Traumatol 7:117–123

Reme J, Meinhardt U (1975) Leistungsfähigkeit der Marknagelung bei Übergangsfrakturen am Unterschenkel. Unfallheilkd 78:157–165

Sarmiento A, Latta LL (1981) Closed Functional Treatment of Fractures. Springer, Berlin Heidelberg New York

Scholz E, Senst W (1978) Beitrag zur Verriegelungsnagelung. Orthop Traumatol 25:690–694

Senst W (1979) Stand und Entwicklungstendenz in der Behandlung des frischen geschlossenen US-Schaftbruches des Erwachsenen. Zbl Chirurgie 104:906–913

Symposion: Der heutige Stand der intramedullären Frakturfixation. 13. Oktober 1978 in Ludwigshafen, BG-UMed 35

van der Linden W (1979) Plate fixation versus conservative treatment of tibial shaft fractures. J Bone Joint Surg, S 873–878

Vécsei V (Hrsg) (1978) Verriegelungsnagelung. Maudrich, Wien München Bern

Wiedmer U et al (1977) Die Behandlung der US-Fraktur mit der funktionellen konservativen Methode. Unfallheilkd 80:303–311

Indikationen für die Verriegelungsnagelung am Unterschenkel bei Trümmer-, Stück- und Etagenbrüchen

J. Mockwitz, M. Börner und E. Soldner

Berufsgenossenschaftliche Unfallklinik, Friedberger Landstraße 430, D-6000 Frankfurt 60

In einem Zeitraum von 10 Jahren sind an der Berufsgenossenschaftlichen Unfallklinik Frankfurt am Main insgesamt 80 Patienten mit Trümmer- und Stückbrüchen (49) sowie mit Etagenbrüchen (31) operativ mit dem Verriegelungsnagel versorgt worden. Die Anzahl der männlichen Patienten war mit 76,3% (= 61) relativ hoch. Jede 5. Verletzung war erstgradig offen.

Die operative Versorgung erfolgte in der überwiegenden Anzahl der Fälle noch am Unfalltage, innerhalb der 6–8 Std-Grenze. Nur bei 9 Patienten mußte infolge verspäteter Zuwei-

Hefte zur Unfallheilkunde, Heft 161
Herausgegeben von J. Mockwitz u. H. Contzen
© Springer-Verlag Berlin Heidelberg 1983

sung die Operation primär verzögert werden, gelegentlich sogar bis nach Ablauf der 2. Woche nach dem Unfallereignis.

Technik

In Rückenlage auf dem Maquet-Säulentisch 1120 wird üblicherweise die verletzte Extremität im Hüft- und Kniegelenk in 90° Beugung gelagert. Der Fuß wird an der Sohlenplatte (ohne Extensionsschuh) mit breitem Leukoplast derart befestigt, daß die Knöchelregion frei bleibt und Manipulationen (Korrektur der Länge und Rotation) störungsfrei möglich sind.

Die Abdeckung des gesamten Unterschenkels erfolgt mittels Folie. Unter Bildwandlerkontrolle wird zunächst die geschlossene Reposition der einzelnen Fragmente durchgeführt. Vor der Längsincision zwischen Patella und Tuberositas tibiae mit Spaltung des Ligamentum patellae in Längsrichtung wird die pneumatische Blutsperre am Oberschenkel angelegt.

Es folgt die Eröffnung der Markhöhle mit dem Pfriem sowie die anschließende Einführung des Bohrspießes.

Eventuelle Korrekturen im Bereich der Längsachse bzw. der Rotation können noch erfolgen. Erfahrungsgemäß ist eine zusätzliche Eröffnung der Bruchzonen – z.B. bei Querliegen eines Fragmentes und dadurch bedingter Verhinderung der Einführung des Bohrspießes – nur äußerst selten notwendig. Entdeckt man dabei eine völlige Denudierung des betreffenden Fragmentes, ist die Entfernung und Verwerfung desselben und Auffüllen des Defektes mit Spongiosa nach Beendigung des Eingriffes anzuraten.

Beim Aufbohr-Vorgang ist darauf zu achten, daß im spongiösen Tibiakopf- und Bruchzonenbereich (bzw. in der „mittleren Etage") der Bohrkopf ruhend vorgeschoben wird. Eine pralle Spongiosaumhüllung des proximalen Nagelendes wird im Zusammenhang mit den proximalen Bolzen, insbesondere bei proximalen Bruchzonen, den Ausheilungsvorgang beschleunigen. Bei Trümmerzonen sowie im Bereich der „mittleren Etage" wird durch das ruhende Vorschieben des Bohrkopfes ein Herauslösen aus dem Periostschlauch vermieden. Auch ist es durch die Möglichkeit einer statischen Verriegelung gar nicht erforderlich, die Markhöhle maximal – mit *hier* durchaus möglichen Nachteilen – aufzubohren. Es sollte dies auch auf keinen Fall erzwungen werden. Die Aufbohrung wird prinzipiell nur knapp proximal und distal der Trümmerzonen bzw. der „mittleren Etage" durchgeführt. Erfahrungsgemäß genügt meist ein 12 mm dicker (selten ein 13 mm dicker) Nagel, um die erwünschte sofortige Übungsstabilität zu erreichen. Schwieriger kann die Wahl der Nagellänge sein. Bestehende Deshiscenzen nach oft notwendiger Extension im Bruchzonenbereich müssen von der ausgemessenen Nagellänge exakt in Abzug gebracht werden. Nichts ist peinlicher – und zeitraubender –, als nach Einbringung des Verriegelungsnagels und Beschicken der distalen Querbohrungen und danach notwendiger Einstauchung feststellen zu müssen, daß das proximale Nagelende den Schienbeinkopf um 1–2 cm überragt. Im Zweifelsfalle sollte man sich deshalb prinzipiell für den kürzeren Nagel entschließen.

Beim Einstauchungsvorgang nach vorherigem Weglassen der Extension können – insbesondere bei Etagenbrüchen – leichte Verschiebungen um mehr als Corticalisbreite eintreten. Soweit diese keine Achsenknickung zur Folge hat, ist dies im Interesse einer baldigen knöchernen Abbindung unerheblich. Auch leichte Derotationen der „mittleren Etage" können bei Erreichen einer ausreichenden Gesamtrotation des Unterschenkels erfahrungsgemäß ohne Nachteile belassen werden.

Die Beschickung der proximalen Querbohrungen mit Querbolzen ist ebenso wie die der distalen problemlos. Bei sehr hochreichender Trümmerzone haben wir früher selbst eine ventral-dorsale Zusatzbohrung — oberhalb der Nagelbiegung und unterhalb der Ausschlagöse — am proximalen Nagelende angebracht. Durch die Einbringung eines zusätzlichen (3.) proximalen Bolzens kann primär eine bessere Stabilität erreicht und auch eine spätere Abweichung — z.B. in die Antekurvation — verhindert werden.

Verriegelungsnägel mit zusätzlichem ventral-dorsalem Bohrloch sind seit einiger Zeit auch im Handel erhältlich. Eine Bohrloch-Lokalisation in Höhe der Nagelbiegung sollte unseres Erachtens nicht verwendet werden, da die Schwachstelle des Nagels sich dadurch noch mehr verstärkt und Ermüdungsfrakturen des Nagels an dieser Stelle — wie spezielle Erfahrungen bereits zeigten — zu befürchten sind. Durch Entwicklung eines speziellen Zielgerätes ist die Einbringung des ventral-dorsalen Bolzens auch ohne Bildwandler ohne jegliche Schwierigkeit möglich.

Die Installation einer Überlaufdrainage in das proximale Nagellumen und Verschluß der Hautincisionen beenden den operativen Eingriff. Wir legen prinzipiell einen sterilen Watte-Papierbindenverband leicht komprimierend an und lagern die Extremität für ca. 48 Std auf einer Schaumstoff-Kastenschiene.

Zeitpunkt der Belastung

Selbstverständlich können hier nur Durchschnittswerte angegeben werden. Der Zeitpunkt muß immer vom Erstbefund, postoperativen Befund sowie von den lokalen Hautverhältnissen abhängig gemacht werden. Prinzipiell wurde die Wundheilung abgewartet. So konnte die Teilbelastung (mit 10–20 kp) nach durchschnittlich 16 bzw. 17 Tagen gestattet werden. Die Vollbelastung ist vom Ergebnis der Röntgenverlaufskontrollen abhängig zu machen, sie war bei unserem Krankengut bei Trümmer-/Stückbrüchen nach durchschnittlich 30 Tagen, nach Etagenbrüchen nach durchschnittlich 26 Tagen möglich.

Die Dynamisierung muß nach durchschnittlich 8–12 Wochen nach dem Eingriff — in Abhängigkeit vom Röntgenbefund — durchgeführt werden.

Ergebnisse

Es sei gestattet, das Patientengut aus den Jahren 1971 bis 1981 in folgender Tabelle zusammenfassend übersichtlich darzustellen:

Diagnose

Trümmer-/Stückbrüche	49	— davon 18,4% (= 9) erstgradig offen
Etagenbrüche	31	— davon 33,3% (= 7) erstgradig offen
Insgesamt:	80	

An Komplikationen traten auf:

	Trümmer-/Stückbrüche	Etagenbrüche	Insgesamt
Infekte	3	2	5 (6,3%)
Primäre Instabilität	1	2	3 (3,8%)
Pseudarthrose	0	1	1 (1,3%)
Gefäßverletzung	0	1	1 (1,3%)
Insgesamt:	4	6	10 (12,5%)

Die Frühinfekte konnten alle nach Metallentfernung und Stabilisierung mittels Fixateur externe bei gleichzeitiger Installation von PMMA-Kugelketten zur Ruhe gebracht werden, die knöcherne Ausheilung trat hier allerdings erst verzögert nach 4–6 Monaten ein. Durch Einbringung zusätzlicher proximaler Bolzen (bzw. nach Reosteosynthese) wurden die primären Instabilitäten beseitigt.

Die eine Pseudarthrose – dieser als debil zu bezeichnende Patient geriet uns leider frühzeitig außer Kontrolle – konnte durch eine Reosteosynthese mittels primär (proximal) dynamisiertem Verriegelungsnagel ebenfalls zur Ausheilung gebracht werden. Bei der einen Gefäßverletzung konnte nicht mehr geklärt werden, ob sie primär mit der Verletzung eintrat – es handelte sich um einen Abriß der Arteria tibialis anterior, die bei der Frührevision unterbunden wurde – oder als Folge des operativen Eingriffes (Repositionsmanöver) angesehen werden mußte.

Unter Berücksichtigung der Tatsache, daß es sich bei unserem Patientengut immerhin in 20% der Fälle um erstgradig offene Verletzungen handelte, scheint uns die Verriegelungsnagelung anderen Osteosyntheseverfahren (z.B. Verplattungen) trotzdem überlegen zu sein.

Dafür spricht nicht nur die Möglichkeit der frühzeitigen Belastung, sondern auch die stationäre Verweildauer mit durchschnittlich 40 Tagen sowie die Dauer der Arbeitsunfähigkeit mit durchschnittlich 23–29 Wochen. Auch die relativ geringe Höhe der durchschnittlichen Minderung der Erwerbsfähigkeit (MdE) zum Zeitpunkt der erstmaligen Feststellung der Dauerrente (nach Ablauf des 2. Unfalljahres) ist im Vergleich mit anderen Verfahren als ein objektiver Maßstab anzusehen:

MdE	Trümmer-/Stückbrüche	Etagenbrüche
< 20%	16	4
20%	21	18
30%	1	1
40%	2	1

Zu berücksichtigen ist dabei, daß es sich bei den Patienten, die mit einer MdE von 30% bzw. 40% eingeschätzt werden mußten, um polytraumatisierte Patienten handelte. Die Höhe der MdE konnte nicht nur allein auf den Folgezustand am betroffenen Unterschenkel bezogen werden.

114

Abschließend haben wir die Ergebnisse in 4 Gruppen eingeteilt:

Sehr gut = freie Beweglichkeit in den benachbarten Gelenken, kein Drehfehler, keine Muskelverschmächtigung.

Gut = geringe Bewegungseinschränkung, Muskelverschmächtigung bis 1 cm, Drehfehler $5^{\circ}-10^{\circ}$.

Befriedigend = Beweglichkeit über 20° eingeschränkt, Muskelverschmächtigung 1 cm oder darüber, Drehfehler $10^{\circ}-15^{\circ}$.

Schlecht = Beweglichkeit über 30° eingeschränkt, Muskelverschmächtigung bis 3 cm oder darüber, Drehfehler über 15°.

Von insgesamt 80 Patienten mit Trümmer-/Stück- und Etagenbrüchen am Unterschenkel, die mittels Verriegelungsnagelung operativ versorgt wurden, konnten 64 nachuntersucht werden.

Es resultierten folgende Ergebnisse (nach Ablauf von 2 Jahren nach dem Unfallereignis):

	Sehr gut	Gut	Befriedigend	Schlecht
Trümmer-/Stückbrüche (n = 40)	15	21	4	0
Etagenbrüche (n = 24)	4	18	1	1

Bei insgesamt 58 von 64 nachuntersuchten Patienten, das sind rund 91%, konnten mit der Verriegelungsnagelung demnach sehr gute bis gute Ergebnisse erzielt werden. Damit stellt sich die Anwendung des Verriegelungsnagels bei Trümmer-/Stückbrüchen und Etagenbrüchen am Unterschenkel mit als die optimalste Indikation dar (Abb. 1, 2).

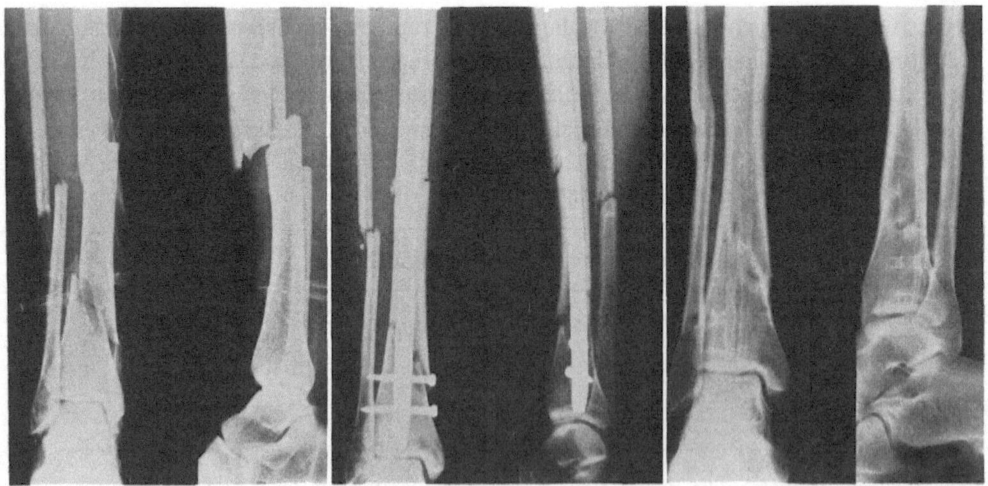

Abb. 1. Unterschenkel-Etagenbruch rechts bei einem 26jährigen Patienten. Operative Versorgung mittels statischem Verriegelungsnagel. Ausheilungsergebnis nach 14 Monaten

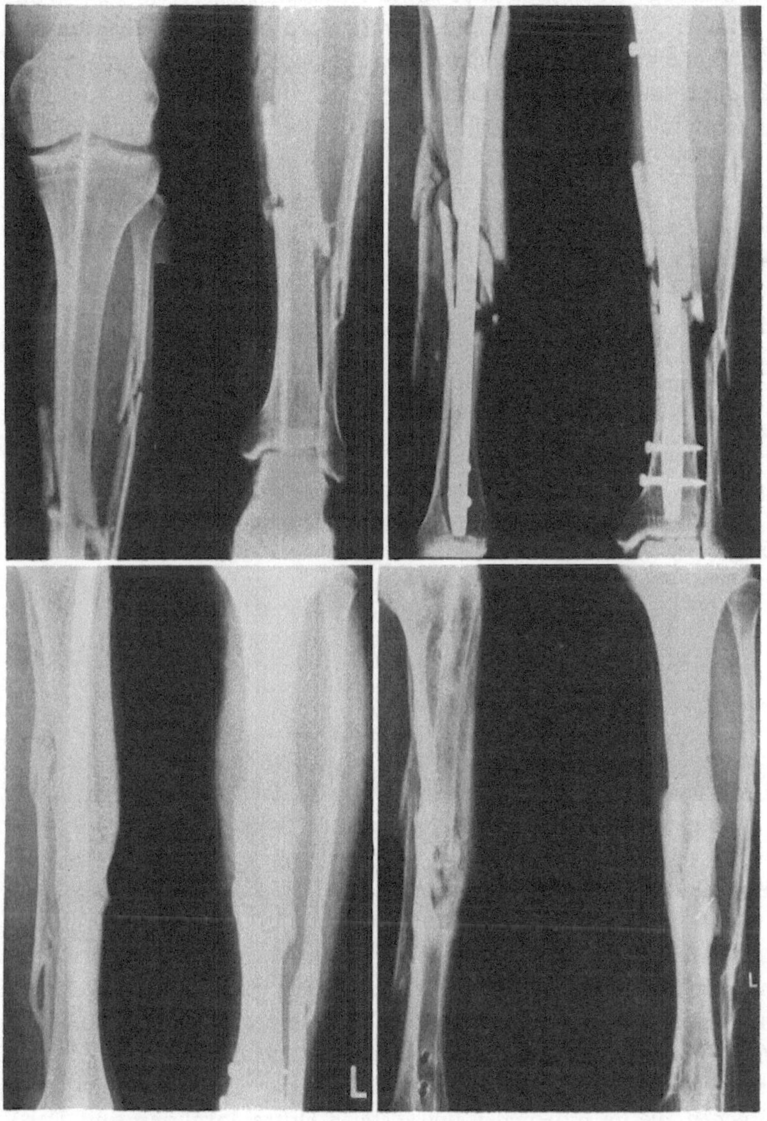

Abb. 2. Unterschenkel-Stückbruch links bei einem 49jährigen Patienten. Operative Versorgung mittels statischem Verriegelungsnagel. Ausheilungsergebnis nach 16 Monaten

Die Vorteile gegenüber anderen Osteosyntheseverfahren liegen auf der Hand:
1. Nahezu ausnahmslos gelingt die gedeckte Anwendung des Verriegelungsnagels, die Einbringung des Nagels mittels weniger Stichincisionen. Eine breite Eröffnung der Bruchzone mit der Gefahr der Denudierung ganzer Fragmente entfällt.
2. Auf zusätzliche Fixationsmittel (Drahtumschlingungen, Gips etc.) kann verzichtet werden.

3. Sofortige Übungsstabilität sowie frühestmögliche Teil- bzw. Vollbelastung infolge der hohen Stabilität des zentralen Kraftträgers mit den Verriegelungsbolzen.

4. Vermeidung einer Spongiosierung des Knochens durch rechtzeitige Dynamisierung.

5. Nach knöcherner Konsolidierung (nach durchschnittlich 12 Monaten) stellt die Metallentfernung einen risikolosen Eingriff dar. Durch die meist ausgeprägte Callusbildung besteht keine Gefahr der Refraktur.

Literatur

1. Klemm K et al (1974) Die Verriegelungsnagelung des Unterschenkels. Hefte Unfallheilkd 117:112
2. Klemm K (1978) Die Trümmerfrakturen des Femur und der Tibia. Aus: Verriegelungsnagelung. Maudrich, Wien, S 97—105
3. Küntscher G (1968) Die Marknagelung des Trümmerbruches. Langenbecks Arch Klin Chir 322:1063
4. Mockwitz J, Klemm K (1974) Der Verriegelungsnagel — eine Bereicherung der intramedullären Osteosyntheseverfahren. Klinikarzt 11:319
5. Vécsei V (1978) Das dritte Fragment — Fracture à deux étages. Aus: Verriegelungsnagelung. Maudrich, Wien, S 86—95

Diskussionen zu den Vorträgen von A. Grosse bis J. Mockwitz, S. 99—116

Hinweise für die Indikationsstellung

Unterschenkelbrüche im mittleren Tibiadrittel sind als ideale Indikation für die Marknagelung anzusehen. Ist hier jedoch zusätzlich ein größerer Biegungskeil ausgesprengt, wird nur mit einem (statisch angewendeten) Verriegelungsnagel optimale Stabilität erreichbar sein. Auch Etagenbrüche lassen sich mit dem statisch angewendeten Verriegelungsnagel problemlos versorgen. An Grenzbereiche stößt man dagegen gelegentlich bei der Osteosynthese von Brüchen, die im proximalen und distalen Drittel lokalisiert sind. Der Verriegelungsnagel ist hier nicht als Methode der Wahl anzusehen, die Anwendung sollte geübten Operateuren vorbehalten sein.

Ein zusätzlicher dritter — von vorn nach hinten eingeführter — proximaler Verriegelungsbolzen (oder sogenannter Dübelbolzen) kann die stabile Versorgung derartiger Frakturen im proximalen Bereich wesentlich erhöhen.

Die lokale Verabreichung von Faktor XIII (Vollmar) bei Brüchen mit Biegungskeilen, der die Idee einer besseren Revitalisierung zugrundeliegt, wird nicht als Methode der Wahl angesehen. Abgesehen von dem Kostenfaktor ist es nicht bewiesen, daß diese Methode das Einheilen einzelner Fragmente (Biegungskeile) beschleunigt. Als günstiger wird in solchen Fällen die intramedulläre Einbringung von autologer Spongiosa in den Bruchbereich angesehen. Eine prinzipielle Notwendigkeit dafür ergibt sich jedoch nicht.

Hefte zur Unfallheilkunde, Heft 161
Herausgegeben von J. Mockwitz u. H. Contzen
© Springer-Verlag Berlin Heidelberg 1983

Zeitpunkt der Belastung

Insbesondere bei mit dem Verriegelungsnagel versorgten Etagen- und Mehrfragmentbrüchen können keine festen Regeln aufgestellt werden, wann die erste Teil- oder Vollbelastung gefahrlos erfolgen kann. Als Kriterien hierfür gelten der intraoperative Befund sowie die Röntgenverlaufskontrolle. Die Erhaltung der Kontinuität der Corticalis ist entscheidend für die Möglichkeit einer eventuellen frühen Belastung.

Bei Trümmerbrüchen ist eine exakte Längenwiederherstellung nicht zu erzwingen. Eine leichte Einstauchung im Bruchbereich beschleunigt die knöcherne Ausheilung. Eine daraus resultierende leichte Verkürzung ist deshalb nicht nachteilig für die Funktion.

Experimentell scheint bewiesen, daß auch nach Aufbohrung der Markhöhle und Nagelung eine Spongialisierung, d.h. eine ringförmige, um den Nagel gerichtete Porosierung durch Gefäßneubildung, eintreten kann. Die Tatsache, daß bei Anwendung des (statischen) Verriegelungsnagels eine extreme Aufbohrung der Markhöhle gar nicht notwendig ist und Trümmerzonen nicht zusätzlich traumatisiert werden, könnte diese Gefäßneubildung u.U. begünstigen.

Posttraumatische Korrekturen:
Operative Korrektur von Fehlstellungen am Unterschenkel mit dem Verriegelungsnagel

R. Küper und M. Börner

Berufsgenossenschaftliche Unfallklinik, Friedberger Landstraße 430, D-6000 Frankfurt 60

Bereits im Mittelalter hat man versucht, die in Fehlstellung verheilten Frakturen der unteren Gliedmaßen zu korrigieren, wobei man zunächst den Knochen mit den Händen brach, um achsengerechte Verhältnisse wiederherzustellen. Barton hat dann 1826 erstmals die Durchtrennung des Knochens mittels Meißel vorgenommen. Der heute übliche Begriff „Osteotomie" wurde 1838 von Mayer erstmals geprägt. Von Langenbeck führte 1852 die erste subcutane Osteotomie mit der Säge und Billroth 1870 mit dem Meißel durch. Eine Kombination all dieser bisher vorgenommen Behandlungsmethoden zur Durchführung einer Korrekturosteotomie hat dann Mac Ewen 1895 angewandt, als er eine operative partielle Durchtrennung des Knochens vornahm und anschließend die noch erhaltene Corticalis mit der Hand brach. Diese Methode besitzt noch heute ihre Gültigkeit, wobei Lange 1968 vor allem nach der durchgeführten Osteotomie auf das Problem hinwies, „ . . . die korrigierte Stellung zu halten".

Nachdem in der Berufsgenossenschaftlichen Unfallklinik Frankfurt am Main bei der Versorgung bisher nicht nagelfähiger frischer Frakturen am Ober- und Unterschenkel mit

Hefte zur Unfallheilkunde, Heft 161
Herausgegeben von J Mockwitz u H Contzen
© Springer-Verlag Berlin Heidelberg 1983

dem Verriegelungsnagel gute Ergebnisse nachweislich erzielt werden konnten, wurde der Indikationsbereich für die Anwendung des Verriegelungsnagels erweitert.

Seit 1971 wurden in der Berufsgenossenschaftlichen Unfallklinik Frankfurt am Main 79 Patienten mit in Fehlstellung verheilten Ober- und Unterschenkelbrüchen zur Durchführung einer Korrekturosteotomie aufgenommen, davon 31 Patienten mit in Fehlstellung verheilten Frakturen am Unterschenkel.

Bei 20 von 31 Patienten handelte es sich primär um eine offene und bei 11 um eine geschlossene Fraktur, wobei folgende Frakturformen vorlagen:

Schrägfrakturen	11
Biegungsfrakturen	9
Trümmerfrakturen	5
Querfrakturen	3
Spiralfrakturen	1
Etagenfrakturen	1
Pathologische Frakturen	1

Nach Durchsicht der Krankenblattunterlagen ergaben sich bezüglich der Art der Primärversorgung nahezu gleiche Verhältnisse.

14 Patienten wurden konservativ und 17 operativ versorgt. Eine intramedulläre Stabilisierung mittels konventionellen Marknagel fand bei 9 Patienten (55%) und eine Platten- und oder Zugschrauben-Osteosynthese bei 8 (45%) Anwendung.

Nachstehend korrekturbedürftige Fehlstellungen am Unterschenkel führten bei den 31 Patienten zur stationären Aufnahme:

13 Patienten (41,9%) wiesen eine isolierte Fehlstellung auf, wobei hier die Anwendung in der Sagittalebene bei 6 dominierten:

Varus	4
Valgus	2
Innenrotation	2
Außenrotation	1
Antekurvation	1
Rekurvation	1
Verkürzung	2

Bei 11 Patienten (36,1%) fand sich eine zweifach kombinierte Fehlstellung, wobei auffiel, daß eine Verkürzung, Antekurvation oder Innenrotation mit Varusfehlstellung vermehrt nachweisbar waren:

Varus + Verkürzung	3
Varus + Antekurvation	2
Varus + Innenrotation	1
Valgus + Antekurvation	2
Valgus + Rekurvation	1
Valgus + Innenrotation	1
Verkürzung + Innenrotation	1

Immerhin 7 Patienten (22,0%) boten eine Mehrfachkombination im Sinne einer 3- oder 4fach Fehlstellung:

Verkürzung mit	
Varus + Antekurvation	2
Varus + Rekurvation	2
Varus + Außenrotation	1
Varus + Innenrotation	1
Varus + Innenrotation + Rekurvation	1

Die Indikation zur Durchführung einer Korrekturosteotomie sahen wir bei folgendem Ausmaß der Fehlstellungen als gegeben an:
1. Abweichungen der Achse in der Frontalebene:
   - Antekurvation über 15°,
   - Rekurvation über 15°.
2. Abweichung der Achse in der Sagittalebene:
   - Varus über 10°,
   - Valgus über 15°.
3. Drehlfehlstellung:
   - Innenrotation über 10°,
   - Außenrotation über 15°.

Bei 21 von 31 Patienten wurde eine statische Verriegelungsnagelung bevorzugt, um ein Nachsintern nach durchgeführter Verlängerungs-Osteotomie sowie eine erneute Derotation postoperativ zu vermeiden. Teilbelastung war durchschnittlich nach 7 (3–17), Vollbelastung nach 21 (8–28) Tagen möglich. Diese Angaben sind nicht als Richt- sondern als Erfahrungswerte anzusehen, wobei die Teil- bzw. Vollbelastung bei durchgeführter Spongiosaplastik jedoch erst zu einem späteren Zeitpunkt gestattet ist. Abhängig von der Röntgenverlaufsserie – aus der die beginnende knöcherne Durchbauung erkennbar sein soll – wurde die Dynamisierung im Durchschnitt nach 8 Wochen vorgenommen; die Nagelentfernung nach 14–16 Monaten.

An Komplikationen beobachteten wir je 2 Patienten mit einer aseptischen sowie septischen Pseudarthrose. Durch Spongiosaanlagerung bei liegendem Metall konnte bei beiden Patienten mit aseptischer Unterschenkelpseudarthrose knöcherner Durchbau erzielt werden. Metallentfernung, Sanierung des Infektes mit PMMA-Kugelketten und eine später durchgeführte Spongiosaplastik waren die Methode der Wahl bei den zwei Patienten mit einer septischen Unterschenkelpseudarthrose.

Vorübergehend mußten beide Patienten einen Schienenhülsenapparat tragen; es kam jedoch 3 Jahre nach der Korrekturosteotomie zur knöchernen Ausheilung, wobei das gesteckte Ziel der Korrektur bei allen Patienten erreicht wurde.

Alle Patienten konnten einer Nachuntersuchung unterzogen werden, wobei für die Beurteilung des klinischen und röntgenologischen Endergebnisses folgende Kriterien zugrunde lagen:

Sehr gut:	Korrektur erreicht;
	freie Beweglichkeit der benachbarten Gelenke,
	keine Muskelverschmächtigung.

Gut:	Korrektur erreicht;
	endgradige Bewegungseinschränkung eines angrenzenden Gelenkes,
	Muskelminderung bis 1 cm.
Mäßig:	Korrektur nicht vollständig;
	nicht ganz erreichter Längenausgleich,
	Einschränkung der Beweglichkeit der angrenzenden Gelenke bis 20°,
	Muskelminderung bis 2 cm.
Schlecht:	Korrektur nicht erreicht;
	Einschränkung der Beweglichkeit der benachbarten Gelenke über 20°,
	Muskelminderung über 2 cm,
	gestörtes Gangbild.

Die Durchführung der Korrekturosteotomie bei in Fehlstellung verheilten Unterschenkelfrakturen mit dem Verriegelungsnagel ergab bei 26 Patienten (83,8%) ein sehr gutes bis gutes Ergebnis. Die verbliebenen 5 Patienten mit einem mäßigen bis schlechten Ergebnis resultierten aus der Verschmächtigung der Muskulatur und der bestehenden Bewegungseinschränkung in den benachbarten Gelenken; bei all diesen 5 Patienten wurde jedoch das Ziel der angestrebten Korrektur erreicht.

Zusammenfassung

In der Berufsgenossenschaftlichen Unfallklinik Frankfurt am Main wurden seit 1971 31 Patienten mit in Fehlstellung verheilter Unterschenkelfraktur einer Korrekturosteotomie unterzogen, wobei der Verriegelungsnagel als Methode der intramedullären Stabilisierung Anwendung fand. Die Komplikationsrate von 16,2% (aseptische und septische Pseudarthrose, blande Infekte) hat uns dazu veranlaßt, eine soweit wie mögliche vergleichende Auswertung der vorliegenden Literaturangaben über Komplikationen nach Korrekturosteotomie — versorgt mit anderen Stabilisierungsmaßnahmen — vorzunehmen:

Klinik	Jahr	Patienten	Komplikationen
Kantonsspital Liestal	1966	15	53,3%
St. Gallen	1967	50	12,0%
Orthop. Uniklinik Gießen	1973	41	43,9%
BUK Tübingen	1976	47	29,8%
BUK Duisburg	1979	29	24,1%
BUK Frankfurt	1981	31	16,2%

Die durch Nachuntersuchung festgestellten guten Ergebnisse sowie eine geringe Komplikationsrate nach durchgeführter Korrekturosteotomie am Unterschenkel mit dem Verriegelungsnagel bestätigen unsere Ansicht, den Indikationsbereich für die Anwendung des Verriegelungsnagels zu erweitern. Als besonderen Vorteil sehen wir für den Patienten neben der sofortigen Übungsstabilität die frühzeitige Belastbarkeit der betroffenen Extremität an.

Kasuistik

H.U.: Mit 8 Jahren geschlossene pathologische Querfraktur des rechten Unterschenkels bei Morbus Jaffé-Lichtenstein; die Behandlung erfolgte konservativ. Ausheilung in Valgusstellung von 20° mit Verkürzung von 1,5 cm (Abb. 1). Korrekturosteotomie mit statischer Verriegelungsnagelung (Abb. 2), Materialentfernung steht an.

F.U.: Mit 17 Jahren offener Schrägbruch im körperfernen Unterschenkeldrittel. Zunächst konservative Behandlung, dann konventionelle Marknagelung 7 Monate nach Unfalltag. Ausheilung in Valgus- sowie Innenrotationsstellung von je 15° (Abb. 3a, b). Korrekturosteotomie mittels statischer Verriegelungsnagelung (Abb. 4a, b).

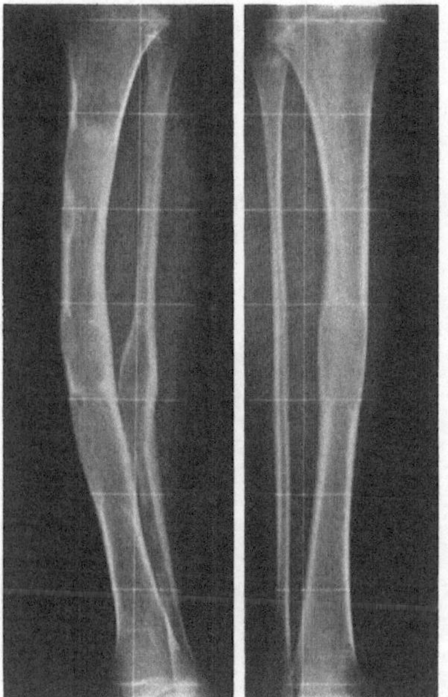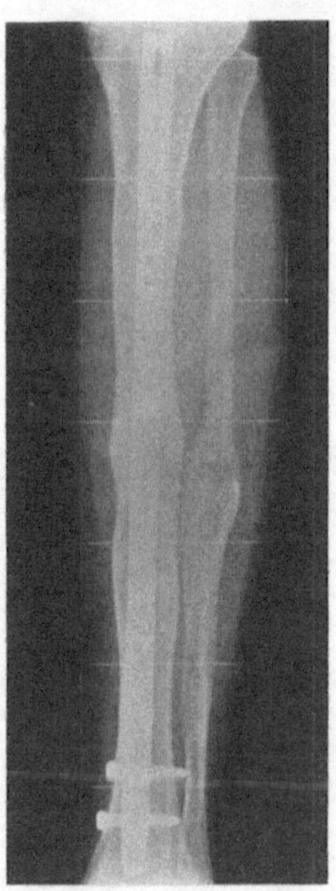

Abb. 1. (*links*) Rechter Unterschenkel: Fehlstellung von 20° mit Verkürzung von 1,5 cm, linker Unterschenkel zum Vergleich

Abb. 2. (*rechts*) Ergebnis der Korrekturosteotomie (vor Nagelentfernung 14 Monate postoperativ)

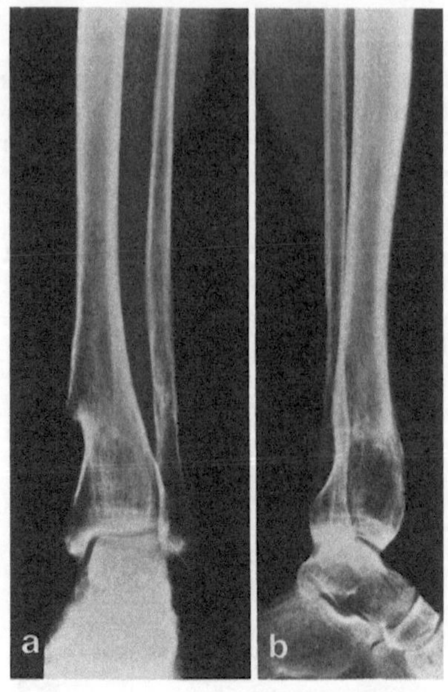

Abb. 3a, b. In Fehlstellung verheilte distale Unterschenkelfraktur (4 Jahre nach Unfall)

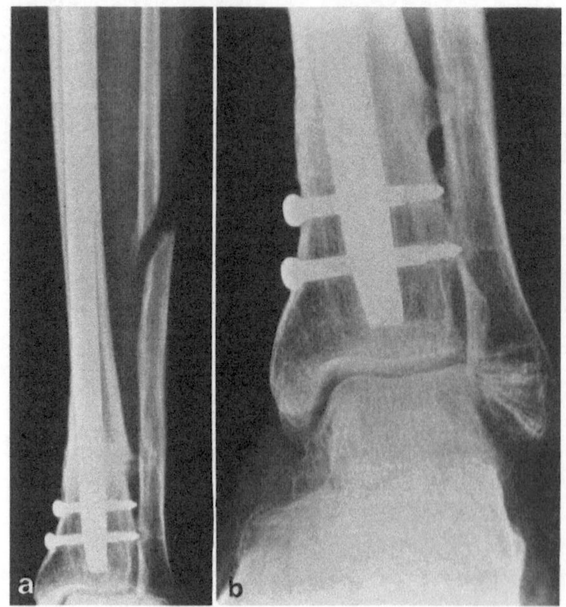

Abb. 4a, b. Ausheilungsergebnis nach durchgeführter Umstellungs-Osteotomie

Literatur

Allgöwer M, Huckler A, Segmüller G (1967) Innere Fixation bei Achsenkorrekturen am unteren Tibiaende. In: Müller ME (Hrsg) Posttraumatische Achsenfehlstellungen an den unteren Extremitäten. Huber, Bern

Baltensperger A (1967) Unsere Fälle von Korrektureingriffen bei frakturbedingten Achsenabweichungen an Femur und an der Tibia. In: Müller AE (Hrsg) Posttraumatische Achsenfehlstellung an den unteren Extremitäten. Huber, Bern

Börner M, Klemm K (1981) Die Verriegelungsnagelung. In: Chirurgie der Gegenwart, Band IVa, Ergänzung 1981, Nr 59

Gauglitz E (1976) Korrekturosteotomie am Unterschenkel, Berufsgenossenschaftliche Unfallklinik Tübingen

Heipertz W (1965) Beurteilung statischer Fehler der unteren Gliedmaßen. Wehrmed Monatszeitschr 11:193—195

Klemm K (1977) Begründete Indikation für den Verriegelungsnagel. Hefte Unfallheilkd 129. Springer, Berlin Heidelberg New York, S 84

Klemm K, Schellmann W-D (1972) Dynamische und statische Verriegelung des Marknagels. Mschr Unfallheilkd 75:568

Koch F (1968) Achsenbegradigung bei in Fehlstellung verheilten Unterschenkelbrüchen. Orthop Traumatil 15:13—14

Küntscher G (1962) Praxis der Marknagelung. Schattauer, Stuttgart

Ledermann K (1967) Die physiologischen Achsen der unteren Extremität. Posttraumatische Achsenfehlstellung an den unteren Extremitäten. Müller ME (Hrsg). Huber, Bern

Rehn J, Schramm W, Hierholzer G (1968) Zur Indikation und Technik der Umstellungsosteotomien wegen Fehlstellung nach Frakturen der unteren Gliedmaßen. Arch Orthop Unfallchir 63:9—18

Schaaritzer E (1974) Geschichte der Osteotomie und Osteklasie. Hefte Unfallheilkd 115: 51—53

Skuginna A, Ludolf E, Hierholzer G (1979) Wahl des Operationsverfahrens bei der Umstellungsosteotomie im Tibiakopfbereich. Akt Traumatol 9:121—126

Vécsei V (1978) Verriegelungsnagelung, Symposion Februar 1978 in Wien, Maudrich, Wien

Wagner H (1977) Prinzipien der Korrekturosteotomie am Bein. Orthopäde 6:145—177

Wagner H (1977) Operative Beinlängenkorrektur, Langenbecks Archiv für Chir (Kongreßbericht 1977) Springer, Berlin Heidelberg New York

Witt A-N, Mittelmeier G (1961) Beseitigung von frischen und veralteten Fehlstellungen am Unterschenkel. In: Hohmann, Hackenbruch, Lindemann (Hrsg) Handbuch für Orthopadie, Band 4/2. Thieme, Stuttgart

Zenker R (1972) Zur Indikation und Technik korrigierender Osteotomien im Schaftbereich langer Röhrenknochen. Arch Orthop Unfallchir 74:205—208

Aseptische Pseudarthrosen nach vorausgegangenen Osteosynthesen bei Unterschenkelfrakturen

H.J. Peglow und M. Börner

Berufsgenossenschaftliche Unfallklinik, Friedberger Landstraße 430, D-6000 Frankfurt 60

Einleitung

Allgemeine Vorbemerkungen

Nach Weber und Cech werden als Pseudarthrosen jene Frakturen bezeichnet, bei denen ohne zusätzliche Maßnahmen aufgrund allgemeiner Erfahrung nicht mit einer knöchernen Festigung gerechnet werden kann.

Es ist eine heutzutage allgemein anerkannte Tatsache, daß diese sogenannten zusätzlichen Maßnahmen in operativer Behandlung bestehen müssen. Die Erfolge der operativen Frakturbehandlung dürfen jedoch nicht darüber hinwegtäuschen, daß nur eine einwandfreie Technik nach klarer Indikationsstellung gute Ergebnisse garantieren kann. Die Mißachtung der speziellen Richtlinien für die einzelnen Osteosyntheseverfahren führt dagegen häufig zu Bruchheilungsstörungen, von denen neben der posttraumatischen Osteomyelitis die Pseudarthrose die schwerwiegendste ist.

Die Rigidität der Plattenosteosynthese verhindert oder verzögert oftmals bei ungenügender Reposition mit noch klaffendem Bruchspalt den ossären Durchbau.

Bei ungenügender Frakturstabilisierung durch innere Fixation, beispielsweise mit dem herkömmlichen Küntscher-Nagel, beeinträchtigen biomechanische Störfaktoren die Gewebsdifferenzierung und damit den Heilungsprozeß.

Auch bei zunächst stabil erscheinenden Osteosynthesen können verbliebene Knochendefekte zur Pseudarthrose führen. Dies bezieht sich nicht nur auf den Verlust größerer Schaftfragmente, sondern auch auf die ersatzlose Entfernung kleinerer Corticalissplitter.

Neben den mechanischen Kriterien Stabilität und Kontakt ist die Durchblutung der Fragmente ein weiterer wesentlicher Faktor der Bruchheilung. Avitale Knochenteile verzögern die vasculäre Regeneration im Konsolidierungsprozeß und begünstigen Infektionen; bei Instabilität werden sie resorbiert. Da eine Revitalisierung erfahrungsgemäß viele Monate bis Jahre benötigt, ist eine möglichst frühzeitige chirurgische Intervention eine unabdingbare Forderung.

Zweckmäßigerweise werden die aseptischen Pseudarthrosen eingeteilt in:
1. biologisch-vitale oder reaktive Pseudarthrosen,
2. biologisch-avitale oder reaktionslose Pseudarthrosen,
3. Defektpseudarthrosen.

Hefte zur Unfallheilkunde, Heft 161
Herausgegeben von J. Mockwitz u. H. Contzen
© Springer-Verlag Berlin Heidelberg 1983

Spezielle Vorbemerkungen

Die Pseudarthrose der Tibia ist die häufigste Pseudarthrose der langen Röhrenknochen. Sie liegt dann vor, wenn spätestens nach 6–8 Monaten bei konservativer Behandlung und nach 4–6 Monaten nach operativer Behandlung eine knöcherne Durchbauung noch nicht eingetreten ist. Dabei sind Frakturen im proximalen oder distalen Bereich der Tibiametaphyse für eine besonders langsame Knochenbruchheilung bekannt. Die Ursachen für das Zustandekommen einer Pseudarthrose können sein:

1. mechanisch (instabile Osteosynthese, z.B. instabile Drahtcerclagen),
2. ungenügende örtliche Gefäßversorgung von Fragmenten und Weichteilen,
3. fehlender Knochenkontakt (ausgedehnter knöcherner Substanzverlust bei III.-gradig offenen Brüchen, Schußbrüchen und vor allem auch bei sperrender Fibula),
4. aber auch medikamentös bedingt bei Behandlung mit Dicumarin, Heparin, Cortison und Cytostatica.

Eigene Ergebnisse

In den Jahren 1971–1981 wurden in der Berufsgenossenschaftlichen Unfallklinik Frankfurt am Main 81 Patienten wegen Unterschenkelpseudarthrosen durch Reosteosynthese mit dem Verriegelungsnagel behandelt, wobei uns die Patienten fast ausschließlich nach operativer Vorbehandlung in auswärtigen Kliniken zugewiesen worden sind (Tabelle 1).

Bei einer Unterteilung der Tibia in 6 Etagen waren die meisten Pseudarthrosen bzw. Frakturen im 4. bis zum letzten Sechstel anzutreffen, hier wiederum hauptsächlich im vierten Abschnitt (Tabelle 2).

Unter Zugrundlegung der vorausgegangenen Einteilung der aseptischen Pseudarthrosen fanden sich bei der Gruppe 1 – 14, bei der Gruppe 2 – 43 und bei der Gruppe 3 – 24 Fälle.

Die Reosteosynthese mit dem Verriegelungsnagel wurde 60mal nach dem statischen, 21mal nach dem dynamischen Prinzip durchgeführt. 30mal wurde zusätzlich eine Fibulaosteotomie bzw. -resektion durchgeführt und 24mal, entsprechend den Fällen von Defektpseudarthrosen, eine Spongiosaplastik in Vitalfärbung. Der Zeitpunkt zwischen Unfalltag und durchgeführter Reosteosynthese betrug durchschnittlich 13 Monate (frühestens nach 4, spätestens nach 36 Monaten).

Die teilweise Belastungsfähigkeit nach Reosteosynthese mit dem Verriegelungsnagel trat durchschnittlich nach 3 Wochen ein, die volle Belastungsfähigkeit nach 5 Wochen. Bei statischer Verriegelungsnagelung erfolgte die sogenannte Dynamisierung, d.h. teilweise Entriegelung durch Entfernung des oder der frakturfernen Querbolzen, im Durchschnitt 9 Wochen später, die Entfernung des Verriegelungsnagels selbst wurde im allgemeinen nach 17 Monaten durchgeführt (Tabelle 4).

Nennenswerte Komplikationen traten bei 11 Fällen auf, von denen eine, die gravierendste, in Ausbildung einer chronischen Osteomyelitis bestand. Überwiegend waren Komplikationen aufgrund schlechter, vorbestehender Weichteilverhältnisse, speziell nach zuvor durchgeführten Plattenosteosynthesen aufgetreten, vor allem dann, wenn ein größerer operativer Zugang zum Pseudarthrosengebiet wegen einer notwendigen Spongiosaplastik geschaffen werden mußte (Tabelle 5).

Tabelle 1. Art der primären Osteosynthese bei Unterschenkelfrakturen

Operationen	Zahl	%
Plattenosteosynthese	49	61
Küntscher-Nagel	16	20
Cerclage	2	2
Schraubenosteosynthese	7	8
Bündelnagel	3	4
Kombinierte Verfahren	4	5
	81	100

Tabelle 2. Lokalisation der Unterschenkelfrakturen (n = 81)

Tibiaschaftbrüche	Zahl	%
1. Sechstel	–	–
2. Sechstel	4	5
3. Sechstel	8	10
4. Sechstel	39	48
5. Sechstel	22	25
6. Sechstel	9	12
	81	100

Tabelle 3. Art der Reosteosynthese mit der Verriegelungsnagelung bei aseptischen Pseudarthrosen des Unterschenkels (n = 81)

Primär statische Verriegelungsnagelung	60
Primär dynamische Verriegelungsnagelung	21
zusätzliche Spongiosaplastik	24
zusätzliche Fibulaosteotomie/-resektion	30

Bewertung der Ergebnisse

Nach Reosteosynthese mit Verriegelungsnagel bei 81 Patienten ist die aseptische Pseudarthrose in 80 Fällen (entsprechend über 95%) zur Ausheilung gekommen. Eine Nachuntersuchung, vor allem zur Feststellung des funktionellen Endergebnisses im Rahmen unfallchirurgischer Begutachtung war bei 52 Patienten möglich.

Die Behandlungsergebnisse waren bei 40 Fällen gut bis sehr gut, entsprechend 77%. Ein mäßiges Behandlungsergebnis lag bei 12 Patienten, entsprechend 23% vor. Unter Berücksichtigung der in der nebenstehenden Abbildung aufgeführten Bewertungskriterien müssen wir jedoch darauf hinweisen, daß bei allen Fällen, die in die Bewertungsstufe mäßig eingeteilt worden sind, die Pseudarthrose bis auf den einen Fall von chronischer Osteomyelitis ausgeheilt ist. Die unbefriedigenden Endergebnisse beziehen sich ausschließlich auf die geminderte Funktion der verletzten Extremität (Tabelle 6).

Tabelle 4. Durchschnittliche Verlaufsdaten nach Reosteosynthesen wegen aseptischer Pseudarthrosen des Unterschenkels (n = 81)

		Wochen	Monate
Unfalltag	— Reosteosynthese	—	13
Reosteosynthese	— Teilbelastung	3	—
Reosteosynthese	— Vollbelastung	5	—
Reosteosynthese	— Dynamisierung	9	—
Reosteosynthese	— Metallentfernung	—	17

Tabelle 5. Komplikationen nach Reosteosynthesen bei aseptischen Pseudarthrosen am Unterschenkel

	Zahl
Weichteildefektheilung	5
Bruch des Verriegelungsnagels	2
Rotationsfehler (nicht korrekturbedürftig)	2
Refraktur im Pseudarthrosenbereich nach Metallentfernung	1
Chronische Osteomyelitis	1
	11

Tabelle 6. Ergebnisse nach Abschluß der Behandlung von aseptischen Pseudarthrosen am Unterschenkel durch Verriegelungsnagelung (n = 52)

Behandlungsergebnisse (52 Auswertungen)	Zahl	%
Sehr gut	17	33
Gut	23	44
Mäßig	12	23
	52	100

Zusammenfassung

Die vorgelegten eigenen Behandlungsergebnisse mit dem Verriegelungsnagel zur Reosteosynthese bei aseptischen Pseudarthrosen des Unterschenkels, aufgeführt an 81 Fällen, zeigen, daß hiermit eine zuverlässige und verhältnismäßig einfach anzuwendende Behandlungsmöglichkeit mit breiter Anwendbarkeit besteht. Zwar hatte der konventionelle Marknagel bei der Behandlung von Pseudarthrosen im mittleren Schaftdrittel der Tibia bereits eine dominierende Stellung inne; die Einführung des Verriegelungsnagels erlaubte

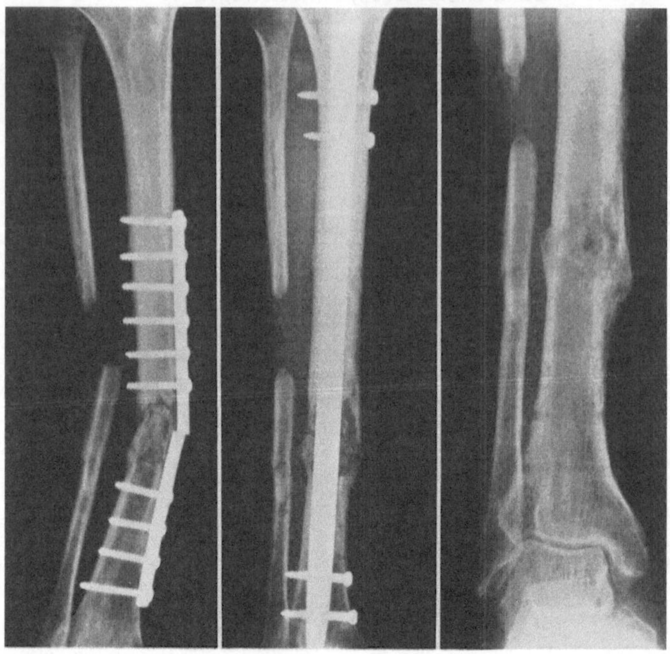

Abb. 1. Pat., 52 Jahre, Autounfall vom 9. 1. 1975 mit Unterschenkelbruch. Sofortige Küntscher-Nagelung, Ausbildung einer aseptischen Pseudarthrose, 2malige AO-Plattenosteosynthese, jeweils mit Plattenbruch. Am 10. 3. 1978 Revision, Sequestrotomie, statische Verriegelungsnagelung mit Spongiosaplastik in Vitalfärbung. Teilbelastung 21. Tag postoperativ, Vollbelastung 30. Tag postoperativ, Metallentfernung 29 Monate postoperativ

jedoch eine wesentliche Erweiterung der Anwendung, auch im Bereich der proximalen und weit distalen Schaftabschnitte der langen Röhrenknochen.

Dabei liegen die besonderen Vorteile dieser Methode neben der frühen Belastbarkeit der verletzten Extremität auch in der Schonung der durch die Voroperation oft in weitem Ausmaß geschädigten Weichteile. Unter Berücksichtigung dieser Momente stellt die Anwendung des Verriegelungsnagels u.E. bei aseptischen Pseudarthrosen des Unterschenkels eine ideale Indikation dar.

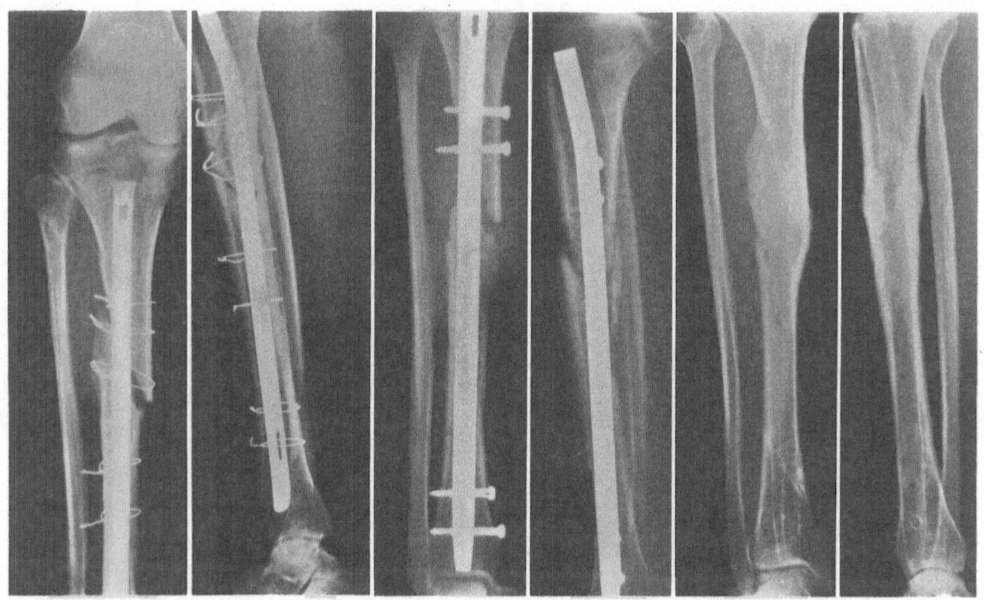

Abb. 2. Pat., 40 Jahre, weibl. Skiunfall vom 12. 4. 1980, Unterschenkeldrehbruch, primär versorgt mit AO-, Marknagel und zusätzlichen Drahtcerclagen. Ausbildung einer Pseudarthrose. Am 4. 8. 1980 statische Verriegelungsnagelung mit Spongiosaplastik. Teilbelastung ab 28. postoperativem Tag, Vollbelastung ab 31. postoperativem Tag. Metallentfernung nach 18 Monaten

Literatur

Klemm K, Vittali HP, Schellmann WD (1974) Der Verriegelungsnagel — Eine Erweiterung des Indikationsbereiches für die Markraumstabilisierung. Bruns Beiträge Klin Chir 221: 301
Küntscher G (1968) Die Marknagelung des Trümmerbruchs. Langenbecks Arch Klin Chir 322:1063
Schellmann WD, Mockwitz J, Klemm K (1978) Die aseptische Pseudarthrose des Femur und der Tibia. In: Verriegelungsnagelung. Maudrich, Wien, S 117—126
Weber BG, Cech O (1970) Pseudarthrosen. Huber, Bern

IV. Allgemeine Ergebnisse nach Verriegelungsnagelungen in einem Krankenhaus der Regelversorgung

Ergebnisse nach Verriegelungsnagelungen in einem Krankenhaus der Regelversorgung

G. Asche

Kreiskrankenhaus, Chirurgische Abteilung, Karl-von-Hahn-Straße 120, D-7290 Freudenstadt

Dieser Vortrag sei in Dankbarkeit denen gewidmet, die mich den Umgang mit dem Verriegelungsnagel gelehrt haben, Herr Prof. Contzen, Herr Dr. Schellmann, Herr Dr. Klemm, Herr Dr. Mockwitz. Mein Dank gilt auch dem Leiter der chirurgischen Abteilung, Herrn Dr. Bombel für die Unterstützung bei der Einführung dieses Systems.

Das von Küntscher konzipierte und von Klemm und Schellmann modifizierte Verfahren der Verriegelungsnagelung hat mich so begeistert, daß ich die Einführung dieses Systems in unserer Klinik mit viel Engagement betrieben habe. Das Verfahren beeindruckte mich nicht nur durch die Möglichkeit, Frakturen geschlossen zu versorgen, sondern auch durch die Möglichkeit der frühen Belastbarkeit einer operativ versorgten Fraktur. Durch die geringe Traumatisierung der Weichteile eröffnet sich die Möglichkeit einer kurzen Behandlungszeit. Ein Krankenhaus der Regelversorgung mit einem großen Anfall von traumatisierten Patienten ist auf kurze Liegezeiten angewiesen.

Das Kreiskrankenhaus Freudenstadt ist ein Krankenhaus der Regelversorgung mit 465 Betten, verteilt auf die hauptamtlichen Abteilungen Chirurgie, Innere Medizin, Gynäkologie, Psychiatrie, Neurologie, Kinderheilkunde und die Belegarztabteilungen Hals-Nasen-Ohren und Augen. Die chirurgische Abteilung hat 110 Betten und eine Intensivstation. In der chirurgischen Abteilung wird Allgemeinchirurgie, Kinderchirurgie, Traumatologie mit traumatologischen Sekundäroperationen und Handchirurgie betrieben. Das Einzugsgebiet des Krankenhauses beträgt ca. 50 km im Umkreis, der Landkreis Freudenstadt hat 100 000 Einwohner. Durch Kurgäste und Winterurlauber erhöht sich diese Zahl noch um ein Beträchtliches. Besonders die Skiverletzungen stellen einen wesentlichen Teil unserer Unfallverletzten dar. In den Sommermonaten wird die Zahl der Motorradverletzungen evident, da der Schwarzwald ein beliebtes Ausflugsziel für Motorradfahrer ist. Alle Unfallverletzten werden an der Unfallstelle von dem im Krankenhaus stationierten Notarztwagensystem erstversorgt und ausschließlich in das Kreiskrankenhaus Freudenstadt gebracht.

Vor Einführung der Verriegelungsnagelung wurden im Kreiskrankenhaus Freudenstadt Frakturen ausschließlich mit Plattenosteosynthesen versorgt. So war die Umstellung auf das neue Osteosynthesesystem sehr sorgfältig vorzubereiten. Da die Verriegelungsnagelung nicht nur einen erfahrenen Operateur benötigt sondern ein erfahrenes Operationsteam, wurden Schwestern und Pfleger in der uns nahegelegenen Unfallklinik in Straßburg mit

Hefte zur Unfallheilkunde, Heft 161
Herausgegeben von J. Mockwitz u. H. Contzen
© Springer-Verlag Berlin Heidelberg 1983

diesem Verfahren vertraut gemacht. Diese Unterweisungen des Operationspersonals haben sich dann späterhin ausgesprochen bewährt. Neu für uns war die Lagerung der Patienten in Rückenlage sowohl bei der Unterschenkel- als auch bei der Oberschenkelnagelung, insbesondere auf dem neuen Maquet-Operationstisch mit den oben gelegenen Gelenken. Die Lagerung auf diesem Tisch bereitete uns anfangs nicht unerhebliche Schwierigkeiten, wie überhaupt die Lagerung zur Verriegelungslagerung von eminenter Bedeutung für das Gelingen der Operation ist und ausschließlich vom Operateur selbst durchgeführt und kontrolliert werden muß. Vor dem Abdecken muß die Fraktur reponiert und röntgenologisch in zwei Ebenen kontrolliert werden. Dabei muß insbesondere kontrolliert werden, daß der Bildwandler trotz der Gelenke des Extensionstisches in beiden Ebenen störungsfrei bedient werden kann. Bei der Unterschenkelnagelung wird der Fuß an der Fußplatte mit Pflaster befestigt, bei der Oberschenkelnagelung legen wir eine Schienbeinkopfextension an. Die Abdeckung des Patienten ist standardisiert. Von den zwei bekannten Verriegelungsnagelsystemen der Firma Ortopedia und Howmedica haben wir das der Firma Howmedica gewählt mit den aufschraubbaren Zielgeräten für den Ober- und Unterschenkel sowie dem Bildwandlergerät für die distalen Querbolzen.

Wenn man mit der Verriegelungsnagelung beginnt, sollte man zunächst einfache Frakturen im mittleren Schaftdrittel nageln und erst nach Kennenlernen des Systems Frakturen im proximalen und distalen Drittel oder Trümmerfrakturen versorgen. Die Schwierigkeit bei der Verriegelungsnagelung liegt nach unseren Erfahrungen nicht in der Verriegelung, sondern in der Nagelung von Frakturen im proximalen und distalen Drittel.

Die erste Verriegelungsnagelung im Kreiskrankenhaus Freudenstadt wurde am 7. September 1979 durchgeführt. In den zurückliegenden 2 1/2 Jahren wurden inzwischen über 100 Verriegelungsnagelungen durchgeführt, 94 arbeitsfähig abgeschlossene Fälle haben wir jetzt statistisch ausgewertet. Bevor ich die statistisch ausgewerteten Ergebnisse vorzeige, möchte ich anhand von einigen Beispielen verschiedene bei uns versorgte Frakturformen demonstrieren.

Beispiel 1 (Abb. 1 und 2): Der 31jährige Patient zog sich bei einem Motorradunfall eine subtrochantäre Oberschenkelstückfraktur zu, sie wurde am 5. Tag nach dem Unfall mit einem Verriegelungsnagel versorgt. Da der Schrägbolzen im Bereich des Trochanter minor sich nicht mehr verankern ließ, wurde ein sogenannter umgekehrter Verriegelungsnagel zur Anwendung gebracht und der Schrägbolzen von proximal nach distal in den Schenkelhals eingeführt. Es lag Übungsstabilität vor, sodaß der Patient am 8. postoperativen Tag nach Hause entlassen werden konnte. Die Behandlung wurde 2 Monate nach dem Unfall mit der Arbeitsfähigkeit abgeschlossen. Der Patient war völlig beschwerdefrei.

Beispiel 2 (Abb. 3): Der 52jährige Patient erlitt neben einer Schädel-Hirnverletzung einen II-Etagen-Oberschenkelbruch li. mit Schenkelhalsbruch und Stückfraktur in Schaftmitte. Wegen der Schädel-Hirnverletzung erfolgte die operative Versorgung erst am 3. Tag. Nach einem halben Jahr kam die Fraktur zur knöchernen Ausheilung. Eine meßbare Minderung der Erwerbsfähigkeit verblieb nicht.

Beispiel 3 (Abb. 4): Der I.-gradig offene Oberschenkelstückbruch dieser 20jährigen Patientin wurde noch am Unfalltag mit einem Verriegelungsnagel stabilisiert. Er kam in achsengerechter Stellung zur knöchernen Ausheilung. Die Patientin war nur 3 Monate arbeitsunfähig.

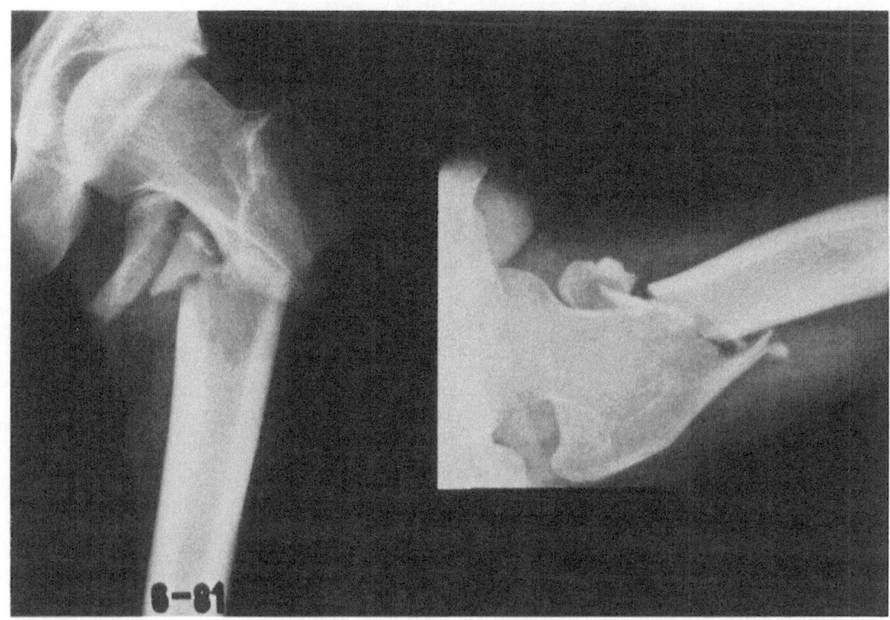

Abb. 1. Subtrochantäre Oberschenkelfraktur mit Abriß des Trochanter minor

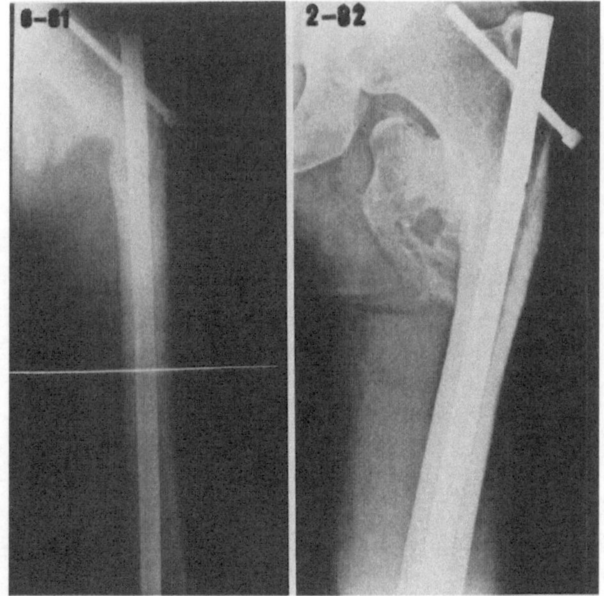

Abb. 2. Postoperative Kontrolle einer subtrochantären Oberschenkelfraktur, versorgt mit einem umgekehrten Verriegelungsnagel. Der Schrägbolzen läßt sich mit dem aufschraubbaren Zielgerät leicht auch in diese Richtung einbringen. Die Kontrolle 6 Monate später zeigt die knöcherne Verheilung der Fraktur

Hefte zur Unfallheilkunde, Heft 161
Herausgegeben von J. Mockwitz u. H. Contzen
© Springer-Verlag Berlin Heidelberg 1983

134

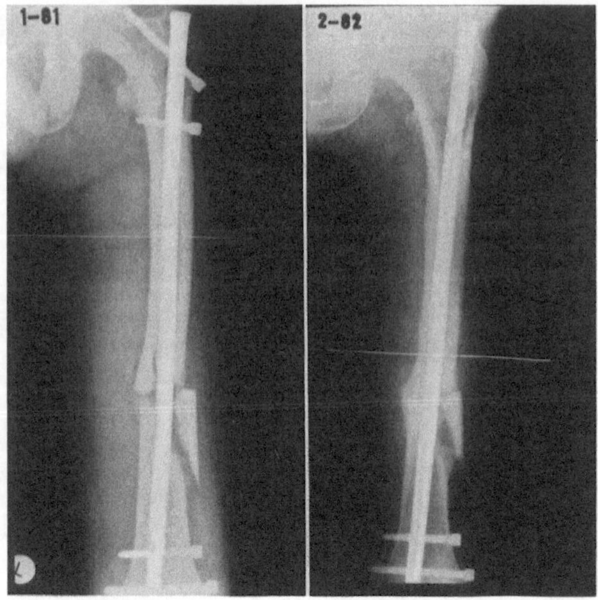

Abb. 3. Stabilisierung einer pertrochantären Oberschenkelfraktur mit Oberschenkelstück-fraktur (II-Etagenfraktur) mit einem umgekehrten Verriegelungsnagel. Die Dynamisierung erfolgte nach Ausheilung der pertrochantären Fraktur proximal

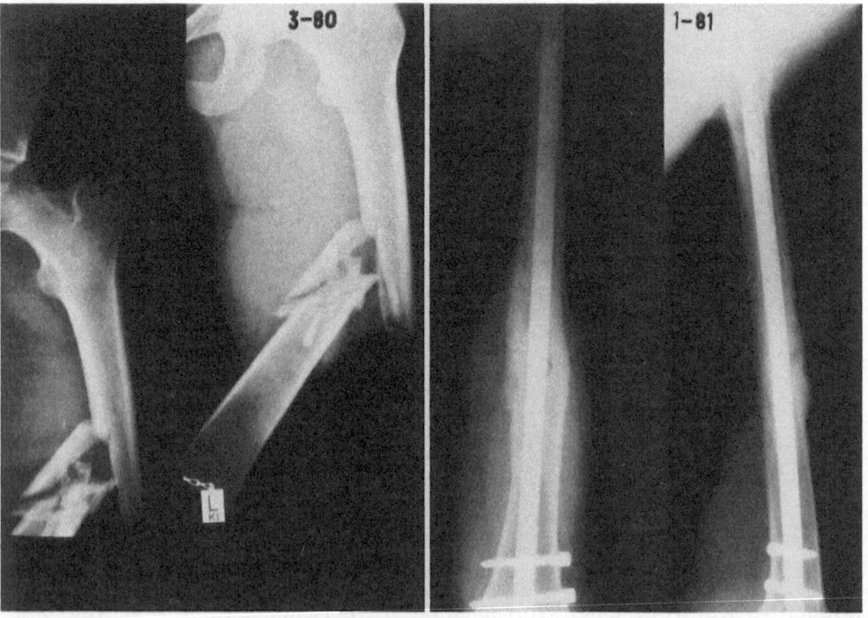

Abb. 4. I.-gradig offene Oberschenkelfraktur mit einem statischen Verriegelungsnagel ver-sorgt. Rechts im Bild das Ausheilungsergebnis nach 1 Jahr

Beispiel 4 (Abb. 5 und 6): Bei einem 48jährigen Patienten wurde ein Oberschenkelbruch mit einer Platte stabilisiert. Es kam zur Ausbildung einer Pseudarthrose. Das Metall wurde entfernt und ein Verriegelungsnagel eingebracht ohne zusätzliche Maßnahmen wie z.B. Spongiosaplastik. Der Patient belastete 8 Tage nach der Operation voll, es kam innerhalb von 8 Wochen zur vollständigen knöchernen Konsolidierung der Pseudarthrose und zur sehr kurzfristigen Arbeitsunfähigkeit.

Beispiel 5 (Abb. 7): Der 21jährige Patient wurde von einem Pkw angefahren und zog sich einen Unterschenkel-II-Etagenbruch zu. Er wurde am 5. postoperativen Tag mit einem Verriegelungsnagel stabilisiert. Wegen verzögerter Knochenbruchheilung erfolgte nach 8 Monaten eine Wadenbeinosteotomie und Dynamisierung des Verriegelungsnagels, wonach eine vollständige knöcherne Konsolidierung eintrat. Das Metall ist inzwischen wieder entfernt.

Beispiel 6 Abb. 8 und 9): Bei diesem 41jährigen Patienten wurde der distale Unterschenkelbruch mit Außenknöchelbruch mit einem Verriegelungsnagel stabilisiert. Um eine exakte Adaptation der Außenknöchelfraktur zu erreichen, ist vor der Verriegelungsnagelung die Stabilisierung des Außenknöchels erforderlich. Nur auf diese Weise ist eine exakte Reposition der Außenknöchelfraktur möglich. Da es sich um eine Querfraktur im distalen Unterschenkelbereich handelte, erfolgte die Versorgung der Tibiafraktur mit einem dynamischen Verriegelungsnagel.

Man sieht an den aufgeführten Beispielen, daß wir inzwischen alle Möglichkeiten der Verriegelungsnagelung nutzen können. In den zurückliegenden 2 1/2 Jahren wurden über 100 Patienten mit dem Verriegelungsnagel versorgt, 94 wieder arbeitsfähige Patienten haben wir beurteilen können (Tabelle 1–7).

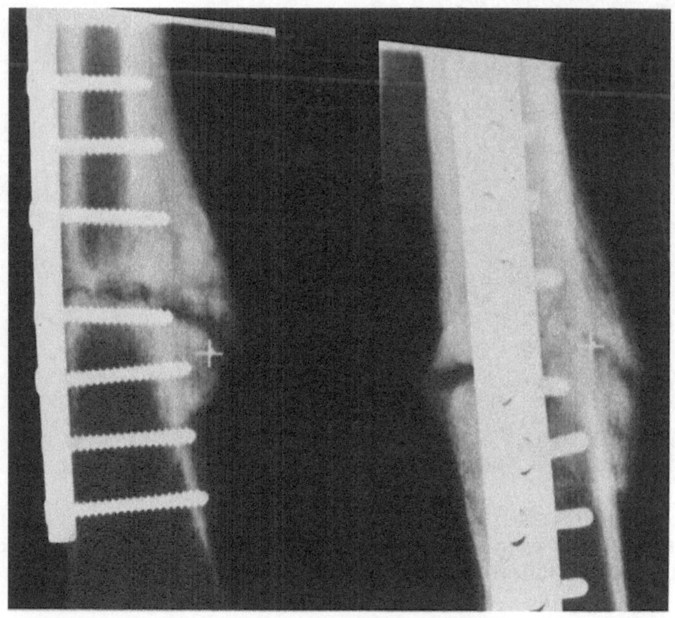

Abb. 5. Pseudarthrose einer Oberschenkelfraktur nach Plattenosteosynthese

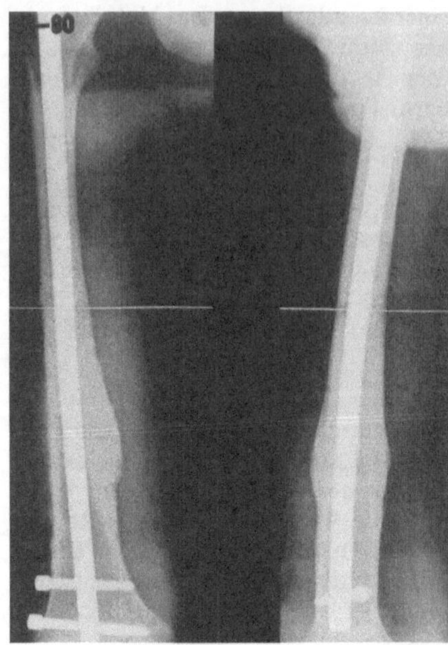

Abb. 6. 4 Monate nach Entfernung der Platte und
Einbringen eines Verriegelungsnagels knöcherne
Ausheilung der Pseudarthrose ohne zusätzliche
Spongiosaplastik

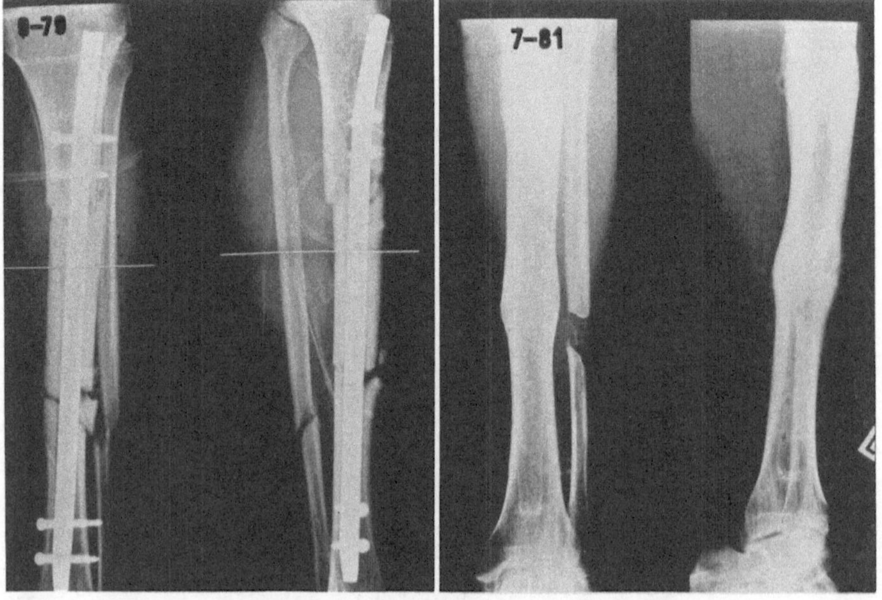

Abb. 7. Stabilisierung eines Unterschenkel II-Etagenbruchs mit einem statischen Verriegelungsnagel. Wegen verzögerter Knochenbruchheilung wurde nach Dynamisierung zusätzlich
eine Wadenbeinosteotomie durchgeführt

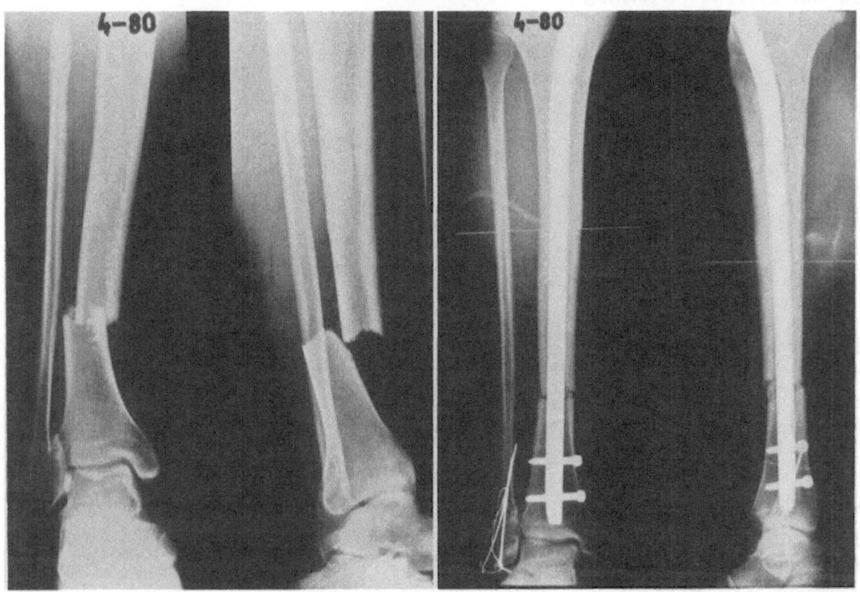

Abb. 8. Distaler Unterschenkelbruch mit Außenknöchelfraktur. Bei der Versorgung ist es wichtig, zunächst die Außenknöchelfraktur zu stabilisieren und dann erst den Verriegelungs-nagel einzubringen

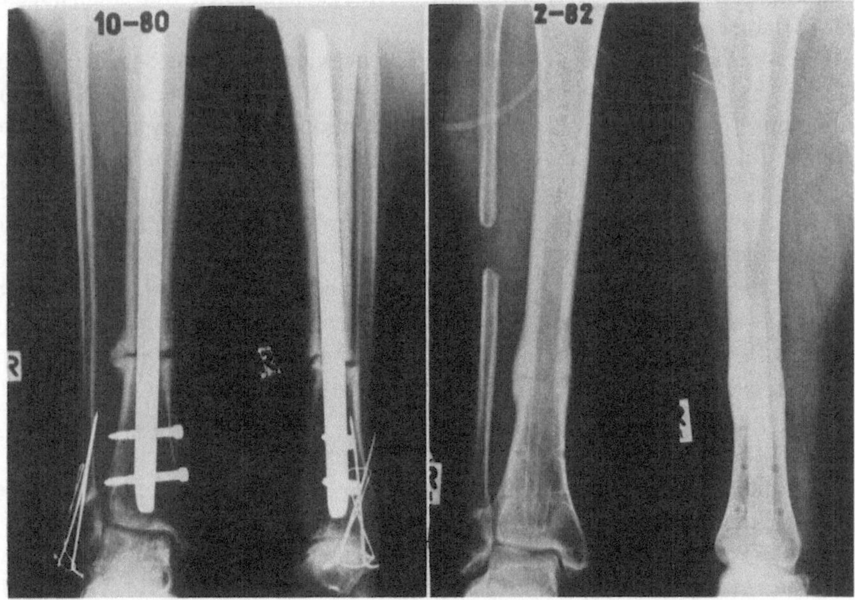

Abb. 9. Wegen verzögerter Knochenbruchheilung wurde später eine Wadenbeinosteotomie durchgeführt. Erst hiernach kam es zur knöchernen Ausheilung der Fraktur

Tabelle 1. Altersverteilung (n = 94); KKH – FDS

15–20	xxxxxxxxxxxxxxxxxxxxxxxxxxxxxxxxxxx
21–30	xxxxxxxxxxxxxxx
31–40	xxxxxxxxxxx
41–50	xxxxxxxx
51–60	xxxxxxxxxx
61–70	xxxxxxxx
71–80	xxxxxx
über 81	x

Tabelle 2. Zeitpunkt des Unfalls (n = 94); KKH – FDS

Januar	xxxxxxxxxxxxxxx
Februar	xxxxxx
März	xx
April	xxxxx
Mai	xxxxxxxxxx
Juni	xxxxxxx
Juli	xxxxxx
August	xxxxxx
September	xxxxxxxxx
Oktober	xxxxxx
November	xxxxxxxxx
Dezember	xxxxxxxxxxx

Der jüngste Patient war 16 Jahre bei bereits geschlossenen Wachstumsfugen, der älteste war 85 Jahre.

Die Altersverteilung zeigt Tabelle 1. Es überwiegen die jugendlichen Patienten, da es sich bei einem großen Anteil um Skifahrer und Motorradfahrer handelte. Am häufigsten wurde die Verriegelungsnagelung in den Wintermonaten von November bis Februar durchgeführt (Tabelle 2) sowie in den Schönwettermonaten. 49mal wurde der Oberschenkel und 45mal der Unterschenkel mit einem Verriegelungnagel stabilisiert. Dabei handelte es sich um 75 frische Frakturen, um 3 pathologische Frakturen, 11 Pseudarthrosen und 5 Umstellungsosteotomien. Erstgradig offene Frakturen wurden am Oberschenkel 3mal und am Unterschenkel 1mal versorgt. Offen genagelt haben wir nur 3mal, 2mal am Oberschenkel und 1mal am Unterschenkel. Aus organisatorischen Gründen und aus Gründen des Allgemeinzustandes der Patienten läßt sich eine Stabilisierung der Fraktur nicht immer am Unfalltag selbst vornehmen, sodaß wir nur 31mal eine Versorgung am Unfalltag durchführten und 42 Patienten in der Zeit zwischen 6. und 8. Tag nach dem Unfall versorgten. Hier spielt insbesondere eine Rolle, daß bei einer planbaren Operation günstige organisatorische Voraussetzungen gegeben sein sollten. Dies trägt zum besseren Ergebnis der Verriegelungsnagelung, zu kurzen Operationszeiten und zu geringerem Infektionsrisiko bei. Wegen des hohen Patientendurchgangs in unserem Krankenhaus mit einer Belegung von über 100% und einer durchschnittlichen Liegezeit von 10–11 Tagen ergibt sich ein relativ kurzer Krankenhausaufenthalt nach der Verriegelungsnagelung. Durchschnittlich liegen die Patienten bei uns 12 Tage stationär, die kürzeste Liegezeit betrug 5 Tage, die längste 28 Tage. Dies allerdings ist nur möglich, da sämtliche Patienten bei uns ambulant weiterbetreut

Tabelle 3. Ort der Fraktur (n = 94); KKH – FDS

Oberschenkel	49
Oberes Drittel	15
Mittleres Drittel	9
Unteres Drittel	25
Unterschenkel	45
Oberes Drittel	5
Mittleres Drittel	7
Unteres Drittel	33

Tabelle 4. Indikation zur Verriegelungsnagelung (n = 94); KKH – FDS

Frische Frakturen	75
Oberschenkel	33
Unterschenkel	42
Pathologische Frakturen	3
Oberschenkel	3
Unterschenkel	0
Pseudarthrosen	11
Oberschenkel	10
Unterschenkel	1
Umstellungsosteotomie	5
Oberschenkel	3
Unterschenkel	2

Tabelle 5. Zeitpunkt der Versorgung frischer Frakturen (n = 94); KKH – FDS

Am Unfalltag	33
Frühsekundär	42
(ca. 6–8 Tage)	

werden, nicht zur medizinisch, sondern insbesondere krankengymnastisch. Eine moderne physiotherapeutische Abteilung mit einem Bewegungsbad steht zur Verfügung.

Eine Frühbelastung mit anfänglicher Teilbelastung und späterer Vollbelastung war innerhalb der ersten 8–10 Tage bei 61 Patienten möglich. Bei Stückfrakturen und Trümmerfrakturen ließen wir erst nach 4–10 Wochen voll belasten, führten aber bis dahin ebenfalls eine Teilbelastung durch. Dynamisiert wurde ausschließlich in Abhängigkeit vom Röntgenbild, wobei nach unseren Erfahrungen eher zu spät als zu früh dynamisiert werden sollte. Dies zeigten uns 2 Fälle, bei denen es durch zu frühe Mobilisation zu Beinverkürzungen bis zu 1,5 cm kam. Der Behandlungsabschluß mit einer Arbeitsfähigkeit erfolgte bei 60 Patienten bis zum 4. Monat postoperativ, 30 Patienten waren nach einem halben Jahr arbeitsfähig und nur 4 Patienten nach etwa 1 Jahr. Bei den langen Arbeitsunfähigkeiten war aber nicht nur die Fraktur die Ursache des verzögerten Behandlungsabschlußes. Die Nagelent-

Tabelle 6. Verlauf nach Verriegelungsnagelung (n = 94); KKH − FDS

Krankenhausaufenthalt (durchschnittlich)		12 Tage (5−28)
Zeitpunkt der Belastung	sofort	61 Pat.
	zwischen 4−10 Wochen	33 Pat.
Dynamisierung		4.−12. Woche
Abschluß der Behandlung	ab 4. Monat	60 Pat.
	ab 6. Monat	30 Pat.
	ab 10. Monat	4 Pat.

Tabelle 7. Komplikationen (n = 94); KKH − FDS

Intraoperativ	Ausbruch eines 3. Fragmentes	4mal	
	Bolzenfehlbohrung	1mal	
	Bohrer abgebrochen	1mal	
	Bohrkopf abgebrochen	3mal	
	Fehlstellung	4mal	Valgus am Unterschenkel $(5°−10°)$
Postoperativ	Osteomyelitis	2mal	(Unterschenkel)
	Verzögerte Knochenbruchheilung		
	Unterschenkel	7mal	
	Oberschenkel	1mal	
	Beinverkürzung	2mal	

fernung wird von uns nach 1−2 Jahren angestrebt, wobei wir bei sehr alten Patienten allerdings auch schon einmal den Nagel belassen, um nicht ein nochmaliges Operationsrisiko einzugehen.

Zum Abschluß möchte ich nicht nur den Eindruck erweckt haben, daß bei uns bei der Verriegelungsnagelung alles glatt geht und möchte über einige intra- und postoperative Komplikationen berichten.

Ein drittes Fragment war während des Aufbohrens 4mal ausgebrochen. In diesen Fällen wurde aus einer geplanten dynamischen Verriegelungsnagelung eine statische Verriegelungsnagelung. Eine Fehlbohrung bei der distalen Verriegelung kam einmal vor, hierbei waren allerdings die Prinzipien bei der Anwendung des Bildwandlerzielgerätes nicht eingehalten worden, das auf dem Bildwandler sich projizierende Loch im Nagel war nicht komplett rund.

Ein Bohrer brach beim Aufbohren für den oberen sigittal verlaufenden Querbolzen am Unterschenkel einmal ab, hierbei war die Ursache, daß der Bohrer mit zu starkem Druck auf die hintere Corticalis gedrückt wurde, sich verbog und abbrach. Er konnte aus dem Schienbeinkopf wieder entfernt werden.

Dreimal brach der Bohrkopf ab. Diese Komplikation tritt nicht mehr auf, seitdem wir den 9,5 mm Bohrkopf der AO-Markraumbohrung nicht mehr verwenden. Es handelte sich in allen 3 Fällen um die Größe 9,5 mm.

Drehfehlstellungen wurden keine gesehen.

Viermal wurden Valgusfehlstellungen am Unterschenkel beobachtet, die Fehlstellungen lagen aber in allen Fällen unter 10°, sodaß eine Korrektur nicht erforderlich war. Vermeiden kann man diese Komplikation, wenn man bei den distalen Unterschenkelfrakturen beim Aufbohren den Unterschenkel extrem in eine 0-Stellung bringt, da der Extensionstisch durch Zug immer eine Valgusstellung erzeugt. Einmal wurden die Bolzen von der falschen Seite eingebracht, Sensibilitätsstörungen am Fuß waren die Folge. Eine postoperative Osteomyelitis haben wir zweimal gesehen, in beiden Fällen handelte es sich um Unterschenkelfrakturen. Bei einem Patienten handelte es sich um einen 78jährigen Mann, bei dem in gleicher Sitzung eine Außenknöchelfraktur mit einer Platte stabilisiert wurde. Die Infektion ging von der Platte aus und ging später nach einem Sanierungsversuch des Außenknöchels auf den Nagel über. Nach knöcherner Konsolidierung und vollständiger Metallentfernung kam diese Infektion zur Ruhe (Abb. 10 und 11).

Bei dem zweiten Fall handelte es sich um eine Unterschenkelstückfraktur, die wir wegen Repositionshinderung offen genagelt haben. Hier kam es am 14. Tag zur Osteomyelitis, die nach Sequestrotomie und Frakturkonsolidierung nach der Metallentfernung zur Ruhe kam. Der Patient trug nach der Metallentfernung noch für 6 Monate einen Schienenhülsenapparat.

Eine verzögerte Knochenbruchheilung wurde 7mal am Unterschenkel und einmal am Oberschenkel beobachtet. Am Unterschenkel kam es zur Konsolidierung immer nach der Wadenbeinosteotomie. Zweimal wurde eine Beinverkürzung gesehen von bis zu 2 cm durch zu frühzeitige Entriegelung.

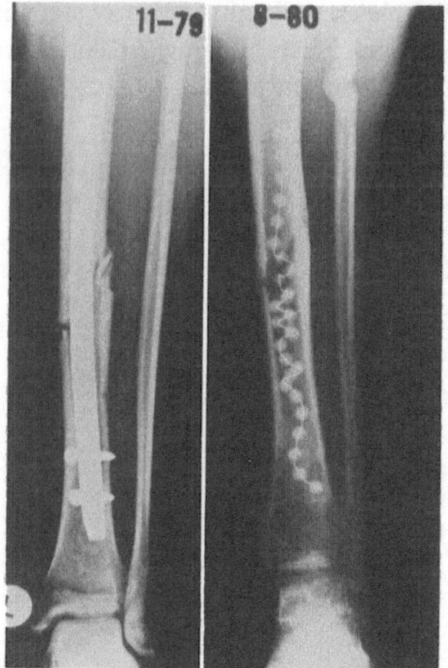
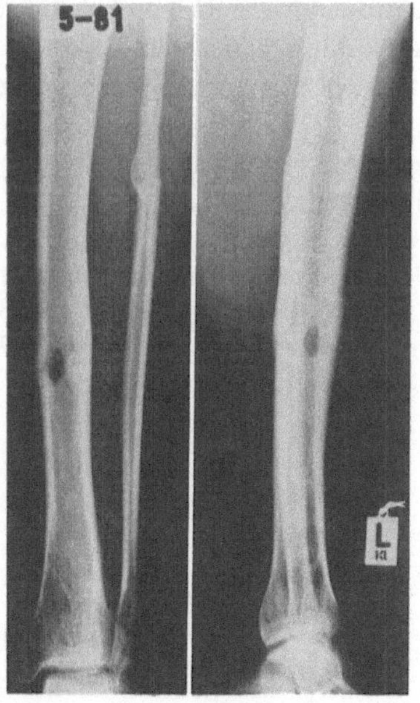

Abb. 10. (*links*) Frühinfekt einer Unterschenkelstückfraktur. Nach knöcherner Ausheilung erfolgte Aufbohrung und Einbringen einer Gentamycin-PMMA-Kette

Abb. 11. (*rechts*) Nach der Metallentfernung wurde noch für ein halbes Jahr ein Schienhülsenapparat getragen

Anhand der vorgelegten Behandlungsergebnisse und der demonstrierten Einzelfälle glauben wir, gezeigt zu haben, daß es sich bei der Verriegelungsnagelung nicht um ein Verfahren handelt, das ausschließlich in einer Spezialklinik zur Anwendung kommen kann, sondern daß es sich um ein Operationsverfahren handelt, das sich besonders für ein Krankenhaus der Regelversorgung eignet, da die Anzahl der Komplikationen nach einer gewissen Anlaufszeit relativ gering sind und weil insbesondere die Dauer des Krankenhausaufenthaltes kurz gehalten werden kann.

Die Verriegelungsnagelung sollte aber in einem Krankenhaus der Regelversorgung nicht von jedem Operateur selbständig durchgeführt werden, da bei der Anzahl der Fälle nicht jeder Operateur über die notwendige Routine und Erfahrung verfügen kann. Ein erfahrener Operateur und ein geschultes Team sind die Voraussetzung für das Gelingen der Verriegelungsnagelung in allen nagelfähigen Frakturbereichen.

Zusammenfassung

Die Einführung der Verriegelungsnagelung in einem Krankenhaus der Regelversorgung erfordert einen in die Schwierigkeiten dieses Verfahrens gut eingearbeiteten Operateur und ein geschultes, auf die Verriegelungsnagelung vorbereitetes Operationsteam. Die Vorbereitung des Operateurs und des Operationsteams sollte in einem Krankenhaus erfolgen, das bereits mit der Verriegelungsnagelung vertraut ist. Wenn dieses Prinzip eingehalten wird, eröffnet die Verriegelungsnagelung neue Möglichkeiten der Knochenstabilisierung, Verkürzung des Krankenhausaufenthaltes und Verkürzung der Arbeitsunfähigkeiten bei geringerem postoperativem Risiko. Anhand von Beispielen und anhand von 94 statistisch ausgewerteten abgeschlossenen Behandlungsfällen wird die Leistungsfähigkeit der Verriegelungsnagelung in einem Krankenhaus der Regelversorgung nachgewiesen.

Literatur

1. Klemm K, Schellmann WD (1972) Dynamische und statische Verriegelung des Marknagels. Unfallheilkunde 75:568
2. Vécsei V (1978) Die Verriegelungsnagelung. Maudrich, Wien München Bern

V. Mißerfolge nach Verriegelungsnagelung

Fehlerhafte Technik und Komplikationen

V. Vécsei[1], J. Mockwitz[2], M. Börner[2] und O. Wruhs[1]

[1] I. Universitätsklinik für Unfallchirurgie (Vorstand: Prof. Dr. E. Trojan), Alserstraße 4, A-1090 Wien
[2] Berufsgenossenschaftliche Unfallklinik (Ärztl. Direktor: Prof. Dr. H. Contzen), Friedberger Landstraße 430, D-6000 Frankfurt 60

Einleitung

Die Verriegelungsnagelung ist ein standardisiertes Osteosyntheseverfahren. Ihre Grundlage ist die gedeckte Marknagelung. Ohne die Beherrschung der konzeptionellen und technischen Finessen der Marknagelung kann der Zugang zur Verriegelungsnagelung nicht gefunden werden.

Fehlerquellen

Analysiert man die Mißerfolge und Komplikationen, so können 3 Gruppen von Ursachen aufgezeigt werden:
1. Fehler in der Konzeption der Implantate,
2. Fehler in der Anwendung, d.h. Indikation und Operationstechnik und
3. Mißerfolge, die zunächst ohne erkennbare Fehler auftreten.

1. Fehler in der Konzeption der für die Verriegelungsnagelung benützten Implantate

Versucht man, die Forderungen an ein ideales Implantat zu definieren, so würde sich etwa folgendes ergeben:
   Das *ideale Implantat* paßt sich optimal den physiologischen Gegebenheiten, in unserem Fall dem Markraum, an. Es ist hinreichend elastisch, läßt sich ohne weiteres in jede wunschgemäße Position dirigieren. Diese Position ist vorhersagbar, so daß z.B. die Verriegelung mit einfachen Zielgeräten, ähnlich wie proximal, so auch distal ohne weiteres möglich wäre. Dieses Implantat müßte aber unmittelbar postoperativ eine absolute Funktionswiederherstellung der Extremität herbeiführen, d.h. auch bei Defektstrecken der Diaphyse müßte es den cyclischen Wechselbelastungen standhalten und eine Gewichtsbelastung ohne Schaden erlauben. Zwar könnten einzelne dieser Wunschvorstellungen z.B. durch andere Form-

Hefte zur Unfallheilkunde, Heft 161
Herausgegeben von J. Mockwitz u. H. Contzen
© Springer-Verlag Berlin Heidelberg 1983

gebung oder durch Verwendung anderer Legierungen erfüllt werden, dafür würden aber andere Nachteile eingehandelt werden, so z.B. durch vermehrte Steifigkeit, verminderte Elastizität usw.

Die materialspezifischen Eigenschaften der Verriegelungsnägel sind heute soweit optimiert, daß von gereiften Systemen gesprochen werden darf.

Der geschlitzte Nagel muß aus mechanischen Gründen zwangsläufig während der Passage durch einen engen Markraumabschnitt eine Rotationsbewegung vollführen. Dieser Verdrehung des Nagels kann nur durch Benützung eines dünneren Nagels und durch eine „kalkulierte Gegendrehung" während des Einschlagens begegnet werden.

Beispiel 1 (Abb. 1): Oberschenkelfraktur am Übergang zum fünften Sechstel unter Aussprengung eines dritten Fragmentes. Offene Reposition, Cerclage, planmäßige dynamische Verriegelungsnagelung. Beim Einschlagen des Nagels verdreht sich der distale Anteil des Nagels um 90°, sodaß in der a.p.-Aufnahme in die distale Schraubenöffnung axial eingesehen werden kann. Auf Grund der Nähe des Femoro-Patellargelenkes wird auf die Beschickung der distalen Nagelbohrung mit einem Gewindebolzen verzichtet. Im weiteren komplikationsloser Verlauf.

Je nach Anwendung der für die Verriegelungsnagelung entwickelten Systeme werden wir mit „Versagen" der Implantate zu rechnen haben, wenn wir von ihnen mehr verlangen, als sie zu leisten imstande sind. Sind z.B. Defektstrecken mit Implantaten temporär zu ersetzen, so wird das Implantat den physiologischen Belastungen im vollen Ausmaß nicht gerecht werden können. Wird es dennoch diesen Beanspruchungen, aus welchen Gründen

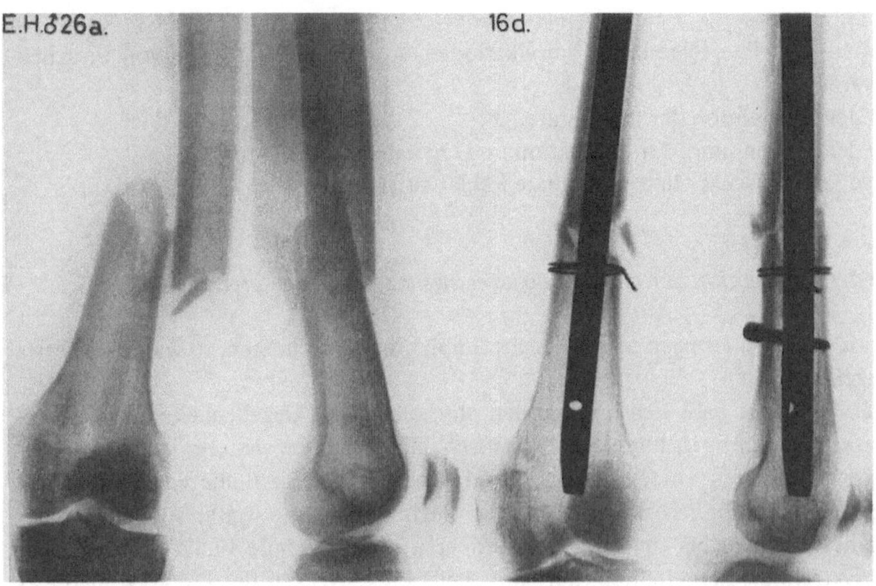

Abb. 1. s. Beispiel 1

auch immer, ausgesetzt, so muß ein sogenannter „kalkulierter"" *Bruch des Implantates* eintreten.

Prinzipiell stellen die für die Bolzenaufnahme bestimmten Nagelbohrungen eine Schwächung des Nagels dar. Die Beobachtung, daß Nagelfrakturen gehäuft auf der Höhe der Bohrungen auftreten, liegt jedoch in der Tatsache begründet, daß bei diaphysären Defekten der Nagel ein freies Spiel hat und die nächst gelegene Verankerung auf der Höhe der Bolzen liegt. Verklemmt sich jedoch der Nagel vor (distal) oder nach (proximal) der Bolzenquerung, so kann der Nagel an jeder Stelle frakturieren, wenn eine bestimmte Lastspielzahl erreicht ist. Eine Sollbruchstelle stellte der zweite proximale Bolzen beim *Grosse-Kempf*-System dar, da das innere Verstärkungsrohr für die Aufnahme der beiden proximalen Bolzen 3 mm distal dieser Verankerung endete und knapp darunter der proximal rohrförmig geschlossene Nagel in den Nagelschlitz überging. Dieser Erkenntnis wurde insofern Rechnung getragen als diese Öffnung eliminiert wurde.

Beispiel 2 (Abb. 2): Acht Wochen nach offener statischen Verriegelungsnagelung wurde dem Patienten die volle Belastung der linken unteren Extremität erlaubt. Sieben Wochen später bricht der Nagel. Auf den angefertigten Röntgenaufnahmen erkennt man den 2fachen Bruch des Nagels knapp unterhalb des queren Verriegelungsbolzens bzw. auf der Höhe der nunmehrigen Pseudarthrose. Anstatt nun eine regelrechte dynamische Verriegelungsnagelung durchzuführen, greift man zu einem „stabileren System", man nagelt offen um und versucht die Defektstrecke mit einer ventral angebrachten Platte zu überbrücken. Über Monate kommt es dann zur knöchernen Konsolidierung.

Das Ziel bei Defektstrecken muß die *Wiederherstellung der knöchernen Tragfähigkeit* am Implantat, durch z.B. Spongiosaplastik und raschmögliche Reduzierung der Beanspruchung des Nagels, z.B. falls möglich durch *Dynamisierung* sein.

Die *Bolzen*verankerung setzt ein unversehrtes Gewinde und gute corticale Haftfähigkeit voraus.

Das Gewinde wird öfter durch die Tatsache beeinträchtigt, indem der zwangsläufig dünner als die Nagelbohrung gehaltene Bohrer die Nagelöffnungen nicht absolut zentral passiert und der Bolzen nun unter einer Kippbewegung die gegenseitige Nagel- und Corticalisöffnung erreichen muß.

Die corticale Haftfähigkeit ist lokalisations-, struktur- und somit auch altersabhängig. Insbesondere Frakturen des Alters, wie z.B. distale Femurschaftfraktur oder proximale Unterschenkelfraktur, sind häufig mit Porose kombiniert. Die Differenz des Elastizitätsmoduls zwischen Stahl und Knochen ergibt Relativbewegungen, die sich am Bindeglied „Bolzen" erschöpfen. Diese Mikrobewegungen führen um so eher zu *Lockerungen,* je dürftiger die Haftung des Bolzengewindes ist.

Beispiel 3 (Abb. 3): Lockerung beider proximaler Querbolzen bei Unterschenkelschaftfraktur mit einem latero-ventralen dritten Fragment.

Auch sekundäre Lockerungen können beobachtet werden.

Beispiel 4 (Abb. 4): Unterschenkelquerfraktur im fünften Sechstel. Am 2. Tag nach dem Unfall gedeckte dynamische Verriegelungsnagelung. Belastende Mobilisierung am 5. postoperativen Tag. Am 8. postoperativen Tag Entlassung in häusliche Pflege. 7 1/2 Wochen nach der Operation wird anläßlich der Routineröntgenkontrolle eine Lockerung des distal-

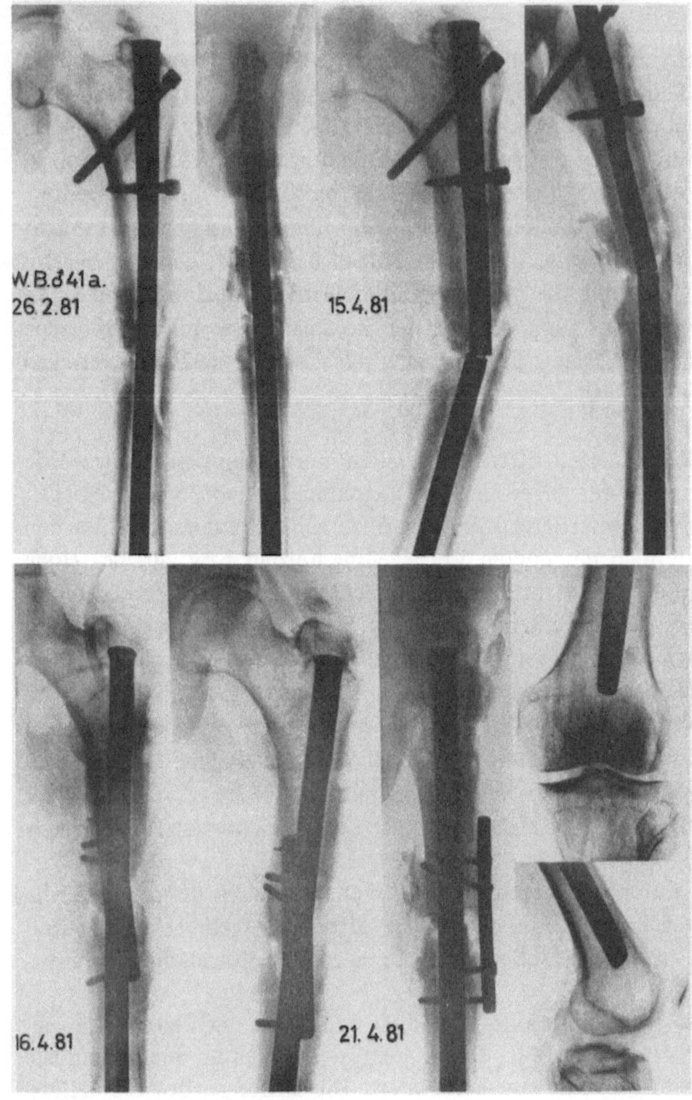

Abb. 2a, b. s. Beispiel 2

proximalen Querbolzens bemerkt. Die Fraktur ist zu diesem Zeitpunkt noch nicht geheilt. Wechsel des gelockerten Bolzens gegen einen Dübelbolzen. Drei Monate später ist eine einwandfreie knöcherne Konsolidierung festzustellen.

Die Ursache für die Lockerung bei gesunder Corticalis ist regelmäßig die durch gewaltmäßiges Vorantreiben verursachte Frakturierung und Erweiterung der Verankerungsöffnung. Daher sollte der Hammer nie für die Bolzeninsertion Verwendung finden. Läßt sich ein Bolzen nicht vortreiben, so sollte er entfernt werden. Fast immer ist dann eine Zerstörung des Gewindes festzustellen. Der Versuch mit einem neuen Bolzen gelingt leichter.

Der *Bolzenbruch* ist eine absolute Seltenheit.

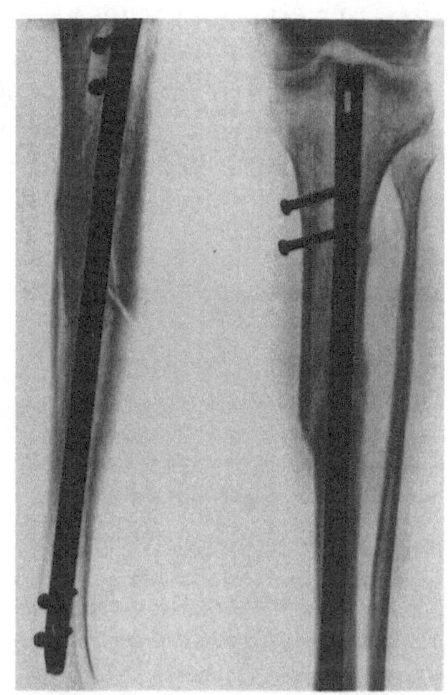

Abb. 3. s. Beispiel 3

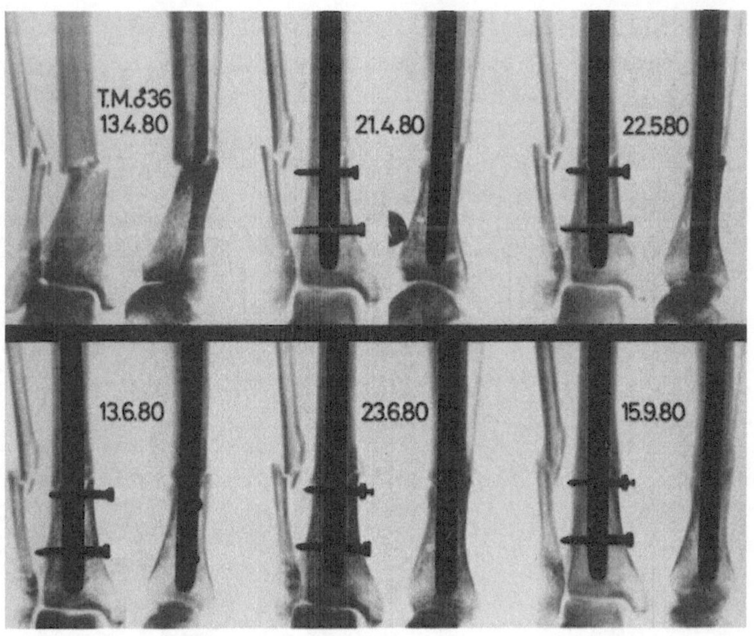

Abb. 4. s. Beispiel 4

148

Beispiel 5 (Abb. 5): Ein 105 kg schwerer Patient wird mit beiseitiger Unterschenkelfraktur aufgenommen. Frakturlokalisation und Typ links: Biegungsfraktur mit einem dritten Fragment im 4. Sechstel; rechts: Biegungsfraktur mit lateralem Keil im 5. Sechstel mit kurzer Trümmerzone. Beiderseits gedeckte statische Verriegelungsnagelung am 5. Tag nach dem Unfall. Rechts resultiert eine Valgusfehlstellung von 5°. Der Patient wird am

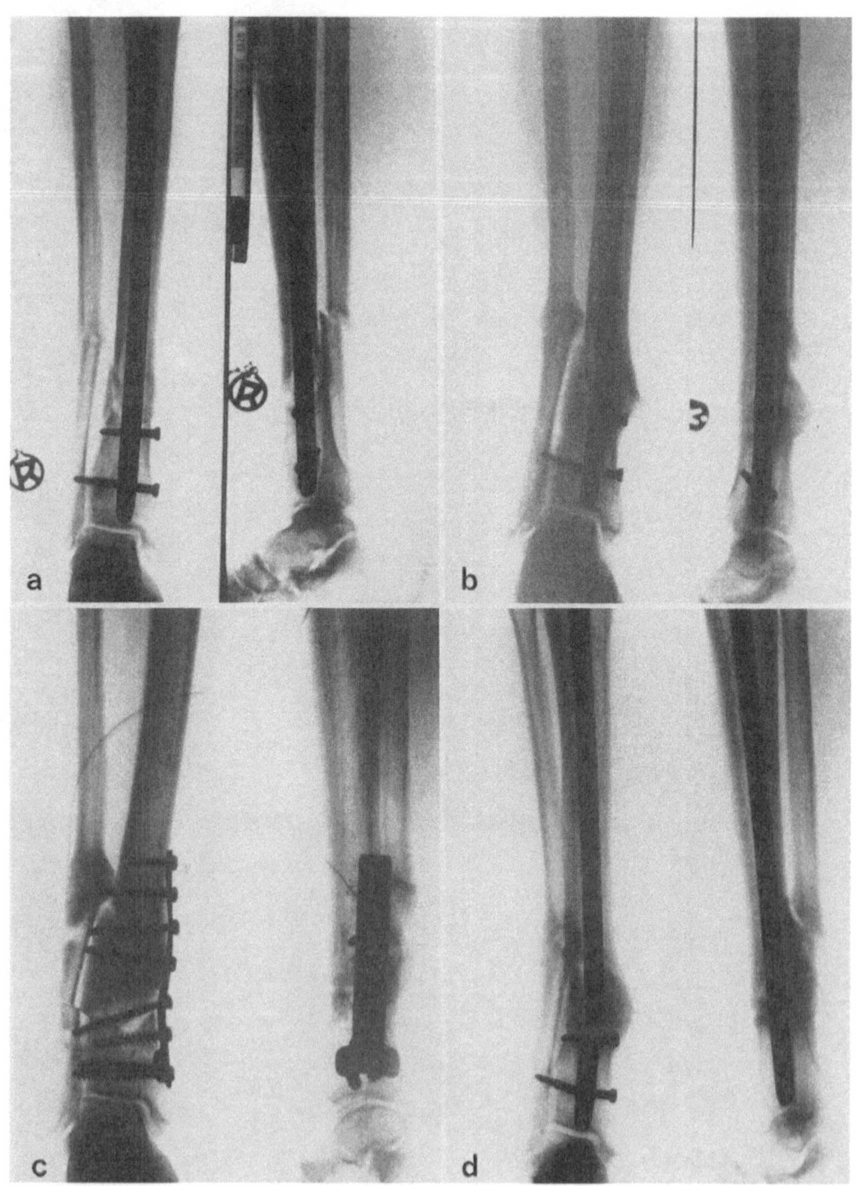

Abb. 5a–d. s. Beispiel 5

8. Tag nach dem Eingriff belastend mobilisiert. Sechs Wochen später ist eine Zunahme des Valgus und ein Bruch des distalen Querbolzens festzustellen. Da auf der Röntgenkontrolle eine massive callöse Überbrückung festzustellen ist und der Patient keinerlei Beschwerden hat, wird nicht interveniert. Nach weiteren 4 Wochen sieht man eine Zunahme des Valgus auf über 10° und eine Fraktur des Nagels auf der Höhe des proximalen Bolzens. Die Fraktur ist konsolidiert. Fünf Monate nach dem Unfall wird rechterseits eine V-förmige Korrekturosteotomie und Plattenstabilisierung durchgeführt. Der Verlauf der Heilung war auf der linken Seite regelrecht.

2. Fehler in der Indikation und operativen Technik

Sie können (ohne Anspruch auf Vollständigkeit) tabellarisch zusammengefaßt werden. Zweifellos stellen derartige Fehler das Hauptkontingent für Mißerfolge dar (Tabelle 1 u. 2).

Beispiel 6 (Abb. 6): Statische Verriegelungsnagelung einer Oberschenkeltrümmerfraktur links. Die Insertion des Schrägbolzens erfolgt fälschlicherweise hinter dem Nagel. Nach belastender Mobilisierung kommt es zur Verkürzung des Oberschenkels und Herauswandern des proximalen nicht verriegelten Nagels. Reoperation, richtige Insertion des Schrägbolzens. Knöcherne Konsolidierung. Röntgenaufnahme nach Entfernung der Implantate 1 1/2 Jahre später.

Beispiel 7 (Abb. 7): Distale Querfraktur des Oberschenkelschaftes. Gedeckte dynamische Verriegelungsnagelung. Rotationsfehlstellung des distalen Fragmentes, erkennbar an der

Tabelle 1. Fehler und Gefahren – Verriegelungsnagelung Femur

1. Fehlerhafte Wahl der Einschlagstelle
2. Mangelhafte Reposition
3. Spieß in fehlerhafter Position
4. „Aufbohren" der Trümmerzone
5. Verlagerung von Fragmenten in den Markraum
6. Verwechslung R-L Nagel
7. Fehlerhafte Angaben am Nagel (?)
8. Beschädigung des proximalen Nagelendes
9. Fehllaufen/Bruch des Schrägbolzens
10. Bruch der Spiralbohrer
11. Abrutschen mit dem Spiralbohrer, Bolzen, Schraubenschlüssel
12. Schräger Verlauf des Querbolzens (Gewinde)
13. Durchschlagen der Gegencorticalis beim Verriegeln
14. Bolzen vor oder hinter dem Nagel
15. Nur 1 distaler Bolzen
16. Unterlassung der statischen Verriegelung
17. Belassung der Diastase
18. Verriegelung von medial
19. Fehlerhafte Bolzenlänge/Implantatwahl
20. Bolzenlockerung
21. Unterlassung der Dynamisierung
22. Nagelbruch–Bolzenbruch

Tabelle 2. Fehler und Gefahren — Verriegelungsnagelung Tibia

---

 1. Fehlerhafte Einschlagstelle
 2. Mangelhafte Reposition — Achsenfehler
 3. Bolzen vor oder hinter dem Nagel
 4. Bolzenlänge fehlerhaft
 5. Durchschlagen der Gegencorticalis
 6. Fehlerhafte Implantatwahl
 7. Verriegelung von lateral
 8. Schräge Bohrung (Gewinde)
 9. Transfixation der Fibula
10. Unterlassung der statischen Verriegelung
11. Bolzenlockerung
12. Implantatbruch

Querschnittsdifferenz zwischen proximalem und distalem Bruch von 20°. Reoperation, Derotation, Fixierung des distalen Fragmentes mit 3 Querbolzen.

Beispiel 8 (Abb. 8): Oberschenkelschaftfraktur beidseits mit Ausbruch je eines dritten medialen Fragmentes. Patellafraktur rechts. Während rechts richtigerweise statisch verriegelt wird, wird in Unterschätzung der Situation links lediglich dynamisch verriegelt. Bei der Mobilisierung kommt es zum Übereinandergleiten der Fragmente. Es wird links reoperiert, die Länge wiederhergestellt und statisch verriegelt.

3. Mißerfolge

Mißerfolge wie Nervenläsionen (0,5%) als Folge der Extension, Gefäßverletzungen (weniger als 0,1%) z.B. der Arteria poplitea bei Insertion des proximalen sagittalen Bolzens an der Tibia, Sperrwirkung des dynamisch verriegelten Nagels mit nachfolgender Bruchheilungsstörung sind selten und werden nur der Vollständigkeit halber erwähnt. Kunstgerechtes Handeln vorausgesetzt, sind derartige Komplikationen wie ein Attentat auf das chirurgische Gewissen: man quält sich, schließt folgerichtig auf die Ursachen ohne die Gewißheit, einen technischen Fehler begangen zu haben. Ähnlich kann es auch um die Infektionen bestellt sein. Ihre Häufigkeit liegt zwischen 1%—2%.

Spezifische Fragen, wie z.B. offene oder gedeckte Repositionsart, Umfang der Markraumaufbohrung, Zeitpunkt der Belastung und spezifische Fragen der Nachbehandlung können in diesem Zusammenhang nicht weiter erörtert werden. Diese Fragen lassen sich nicht gebotmäßig beantworten und sollten in den einzelnen Fällen individuell gehandhabt werden.

Stellenwert und Häufigkeitsverteilung der Mißerfolge

Um den beschriebenen Komplikationen Rechnung tragen zu können, haben wir 100 konsekutiv mit dem Verriegelungsnagel versorgte Frakturen bei 96 Verletzten (I. Universitäts-Klinik für Unfallchirurgie Wien) ausgewertet. Sechs Patienten sind im Zuge des stationären

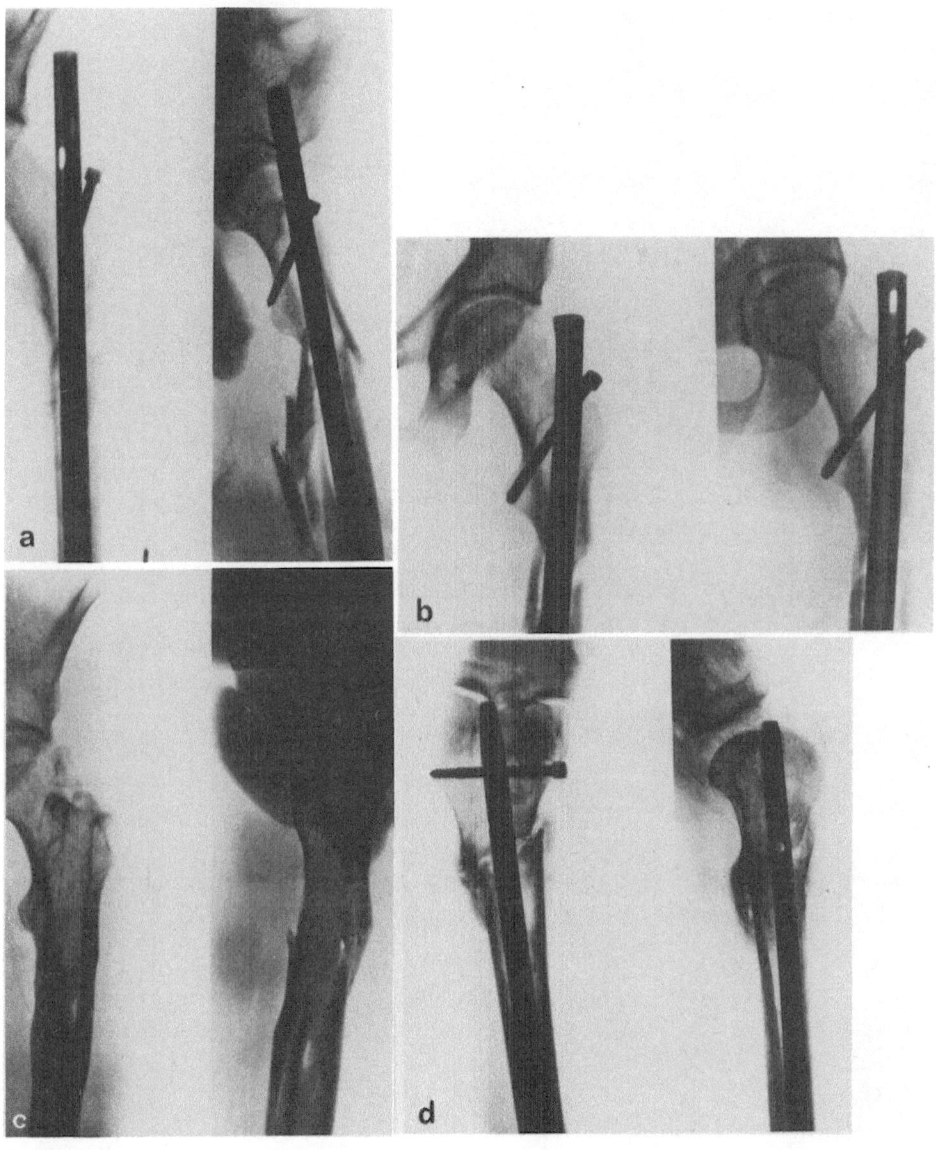

Abb. 6a–d. s. Beispiel 6

Aufenthaltes verstorben. Die Todesursache war in 4 Fällen kardiales Versagen, einmal eine schwere Verbrennung und einmal eine cerebrale Blutung. Das Durchschnittsalter der Verstorbenen betrug 62 Jahre (17–89 Jahre). Folgende Komplikationen haben wir beobachtet:

Ausbruch eines weiteres Fragmentes: 1mal am Femur, 3mal an der Tibia. Nagelbruch 2mal, Lockerung und Wanderung der Bolzen in 4 Fällen. Wundheilungsstörung in einem Fall, eine Osteomyelitis mußten wir einmal hinnehmen.

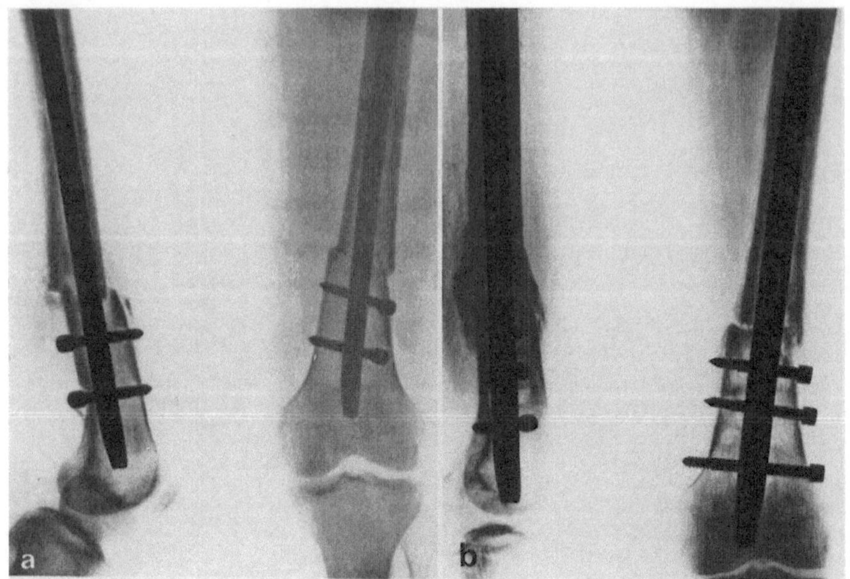

Abb. 7a, b. s. Beispiel 7

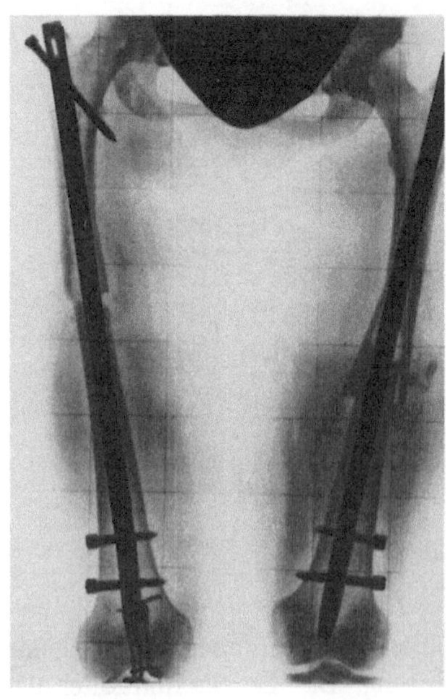

Abb. 8. s. Beispiel 8

Eine verzögerte Knochenbruchheilung beobachteten wir bei einer mit Diastase statisch verriegelten Unterschenkelfraktur. In diesem Fall mußte nach 10 Monaten der Nagel gewechselt werden und es wurde zusätzlich eine Spongiosaplastik durchgeführt. In 12 Fällen waren Achsenfehlstellungen festzustellen, davon in 7 Fällen über 5°. Eine korrigierungswürdige Rotationsfehlstellung fanden wir nicht. Beinverkürzungen nach Femurfrakturen: bis zu 1 cm 4 Fälle (davon eine pathologische Fraktur), bis zu 2,5 cm 1 Fall (pathologische Fraktur). Beinverkürzungen nach Tibiafrakturen: bis zu 1 cm 1, bis zu 2 cm 1. Eine Patientin hatte nach Oberschenkel- und Unterschenkelfraktur eine Beinverkürzung von 1,5 cm. Beinverlängerungen nach Femurfrakturen: bis zu 1 cm 2 (2 Pseudarthrosen). Beinverlängerungen nach Tibiafrakturen: bis zu 1 cm 2 (1Pseudarthrose).

Literatur

1. Beck H (1978) Mißerfolge der Verriegelungsnagelung. In: Vécsei V (Hrsg) Verriegelungsnagelung. Maudrich, Wien München Bern
2. Kuderna H (1978) Kritische Bemerkungen zur Konstruktion des Verriegelungsnagels nach Klemm und Schellmann. In: Vécsei V (Hrsg) Verriegelungsnagelung. Maudrich, Wien München Bern
3. Povacz F (1979) Verbrennungsschaden an der Tibiadiaphyse nach Marknagelung mit Aufbohren. Unfallheilkunde 82:126
4. Vécsei V (Hrsg) (1978) Verriegelungsnagelung. Maudrich, Wien München Bern
5. Vécsei V (1980) Der Dübelbolzen — Eine Ergänzung zur Verriegelungsnagelung. Unfallchir 6:193

Fehlergebnisse nach Verriegelungsnagel-Osteosynthesen

W. Senst, E. Scholz und B. Zeumer

Bezirkskrankenhaus, Chirurgische Klinik (Ärztl. Direktor: Dr. sc. med. Dipl.-Ing. St. Schulz), Wilhelm-Pieck-Straße 317, DDR-1200 Frankfurt/Oder

Die Verriegelungsnagelung wurde an der Chirurgischen Klinik des Bezirkskrankenhauses Frankfurt/Oder im Jahre 1976 in das Programm der Frakturbehandlung aufgenommen. Ausgangspunkt unserer Überlegungen seinerzeit war das Bemühen,
- weitere, iatrogene Beeinträchtigung der Weichteildurchblutung,
- zum anderen sperrige und gelenksüberbrückende Montagen mit dem Fixateur externe möglichst zu vermeiden,
- aber auch die Kontamination des Frakturgebietes zu reduzieren.

Die für uns geltenden Indikationen leiten sich aus diesen Prämissen ab. Die Verriegelungsnagelung wurde fast ausschließlich bei Etagen-, Mehrfragment- und Trümmerbrüchen der

Hefte zur Unfallheilkunde, Heft 161
Herausgegeben von J Mockwitz u H Contzen
© Springer-Verlag Berlin Heidelberg 1983

mittleren 3/5 des Femur- und Tibiaschaftes, bei gelenknahen Frakturen (besonders im distalen Tibiadrittel) sowie bei Pseudarthrosen mit hochgradig vorgeschädigtem Weichteilmantel angewandt (Tabelle 1).

Grundsätzlich wurden nur geschlossene und offene Frakturen ersten Grades diesem Verfahren zugeführt. Offene Frakturen zweiten und dritten Grades, aber auch geschlossene Frakturen mit einem Weichteilschaden dritten Grades, gelten für uns als Kontraindikation zum gedeckten Vorgehen.

Technik

Bis auf eine Ausnahme (zusätzliche Verletzung der A. und V. poplitea) führten wir alle Osteosynthesen in der gedeckten Technik durch, eine Forderung, die aus unserer Sicht für die Verriegelungsnagelung selbstverständlich ist und zu ihren Kriterien zählt [8, 10].

Für die gedeckte Markraumnagelung bevorzugen wir die Rückenlagerung des Patienten. Auf die simultane Erfassung von beiden Ebenen verzichten wir aus Platzgründen, außerdem wird die Gefahr des unsterilen Arbeitens heraufbeschworen. Da uns kein industriemäßig hergestelltes Instrumentarium zur Verfügung stand, haben wir für die proximale Prozedur auf Einzelanfertigungen zurückgegriffen. Diese Zielhilfen werden auf die Marknägel aus DDR-Produktion aufgesetzt, ein schlüssiger Kontakt zum Innenprofil sichert ein müheloses Einbringen der proximalen Schrauben. Als Verriegelungsbolzen verwenden wir AO-Corticalis-Schrauben, das Gewinde wird mit einer Malleolarschraube vorgeschnitten. Auch haben wir uns zur Erleichterung der distalen Verriegelung mit einem selbstentwickelten, nagelabhängigen Zielgerät versucht, das sich jedoch nicht bewährte. Deshalb sind wir, nicht zuletzt wegen der vertretbaren Strahlenbelastung [3, 6], zur zielgerätfreien Technik zurückgekehrt. Erwähnt sei, daß zu unserer Ausrüstung des Markraum-Instrumentariums sterilisierte Bleihandschuhe gehören, die die Hände des Operateurs bei Manipulationen im Strahlenkegel des Bildverstärkers sicher schützen.

Tabelle 1. Verriegelungsnagel-Osteosynthesen. Chirurgische Klinik des BKH Frankfurt/Oder (n = 80) (1976–Februar 1982)

	Frakturen – gelenknahe Knochenbrüche – Mehrfragmentbrüche – Trümmerbrüche	n = 30	
Femur	Pseudarthrosen – infiziert – nicht infiziert	n = 2	*n = 37*
	Pathologische Frakturen	n = 5	
	Frakturen	n = 37	
Tibia	– gelenknah (distal) – 2-Etagenbrüche		*n = 43*
	Pseudarthrosen (nicht infiziert)	n = 6	

Krankengut

Es dominierten die männlichen Patienten (60/20). Der Altersdurchschnitt betrug 36 (18–85) Jahre, insgesamt 73 (91%) Patienten waren im arbeitsfähigen Alter. 16 Verletzte (20%) waren polytraumatisiert (Tabelle 2). Die Osteosynthese wurde nur selten am Unfalltage, in der Regel zwischen dem 6. und 8. Tag durchgeführt (12). Die durchschnittliche stationäre Behandlungsdauer lag bei Oberschenkelbrüchen bei 5 und bei Unterschenkelbrüchen bei 3,5 Wochen.

Ergebnisse

Die Letalität betrug 1,3%. Eine 85jährige Patientin verstarb am 30. postoperativen Tag an Komplikationen von seiten der Atem- und Harnwege. Dreimal (3,8%) mußten wir eine exogene Osteomyelitis hinnehmen, darunter ein Mehrfachverletzter und eine Alkoholikerin. Diese akuten Infektionen heilten, unmittelbar nach ihrer Erkennung konsequent durch eine intramedulläre Spülung behandelt, durchschnittlich in 5 Wochen aus. Eine Metallentfernung war nicht erforderlich. 65 Patienten haben wir nachuntersucht. Die übrigen waren nicht erschienen bzw. ihre Behandlung war noch nicht abgeschlossen. Zwei Patienten mit pathologischen Frakturen sind inzwischen am Grundleiden verstorben (Tabellen 3–5).

Wie die Tabellen 3 und 5 ausweisen, war die Zahl an Fehlergebnissen relativ hoch. Bei 11 Verletzten (17%) mußten wir entweder Verkürzungen über 1 cm, Achsen- und Rotationsfehler über 5° oder Bewegungseinschränkungen der benachbarten Gelenke feststellen. Besonders auffallend hoben sich die Außenrotationsfehler, verbunden mit geringen Verkürzungen, bei den distalen Schienbeinbrüchen hervor. Die durchschnittliche Arbeitsunfähigkeitsdauer betrug, einschließlich der Patienten mit Infektionen bzw. Mehrfachverletzungen, 33 (12–72) Wochen bei Femurfrakturen und rund 26 (8–72) Wochen bei den Schienbein-

Tabelle 2. Zusatzverletzungen im Rahmen eines Polytraumas

SHT	Commotio cerebri	5	
	Contusio cerebri	2	
	Subduralhämatom	1	
Frakturen	Extremitäten (weitere)	16	
	Rippenserienbrüche	6	
	Mittelgesicht	5	
	Unterkiefer	3	
Gefäße	A. und V. poplitea	1	
Weichteile	Schwere Kontusionen und Wunden	7	*46*
Komplikationen	Fettembolie	3	
	Streß-Ulcus	1	
	Serumhepatitis	1	*5*

46 Zusatzverletzungen bei 16 Verletzten (20%)

Tabelle 3. Fehlerhafte Spätergebnisse — Femur (nachuntersucht: *25*/37)

Verkürzung	bis 1 cm	5			n = 7
	bis 3 cm	2			
Achsenfehler	bis 10°	2 (VR)			n = 2
Rotationsfehler	bis 5°	–			n = 1
	bis 10°	1 (AR)			
Einschränkung					n = 8
Gelenkfunktion	–10°	–20°	–30°		
proximal	1 (E)	1 (F)	1 (F)		
	5 (F)				
distal	4 (F)		1 (F)		

VR = Varisierung; *AR* = Außenrotation; *E* = Extension; *F* = Flexion

Tabelle 4. Fehlerhafte Spätergebnisse — Tibia (nachuntersucht: *40*/43)

Verkürzung	bis 1 cm	14				n = 17	
	bis 3 cm	3					
Achsenfehler	bis 10°	3 (VL)				n = 4	
	bis 20°	1 (VL)					(VL)
Rotationsfehler	bis 5°	3 (AR)				n = 7	
	bis 10°	3 (AR)					
	bis 15°	1 (AR)					
Einschränkung						n = 9	
Gelenkfunktion	–10°	–20°	–30°	–40°			
proximal	2 (E)	1 (F)	1 (E)	1 (F)			
	3 (F)		1 (F)				
distal	1 (E)	1 (E)					
	1 (F)	1 (F)					

VL = Valgisierung; *AR* = Außenrotation; *E* = Extension; *F* = Flexion

brüchen. An weiteren Fehlergebnissen registrierten wir zwei vermeidbare Nagelbrüche, da ein Bohrloch jeweils in mechanisch ungünstiger Position in Höhe des Frakturspaltes plaziert wurde. Eine Schraubenverbindung und eine mißglückte Metallentfernung haben ihre objektive Ursache in unserer improvisierten Technik und der Anwendung von Corticalisschrauben als Verriegelungsbolzen.

Diskussion

In unserem Behandlungsprogramm hat sich die Verriegelungsnagel-Osteosynthese einen festen Platz erworben. Besonders bei geschlossenen und erstgradig offenen Etagen-, Mehrfragment- und Trümmerfrakturen der mittleren 3/5 des Femur- und Tibiaschaftes sehen wir darin keine Alternative zu anderen Osteosynthesen, sondern das bessere Verfahren

Tabelle 5. Zusammenfassung maßgeblicher fehlerhafter Spätergebnisse – Femur und Tibia

Verkürzung	über 1 cm:	5 (7,7%)	
Achsenfehler	über 5°:	4 (6,2%)	
Rotationsfehler	über 5°:	5 (7,7%)	bei insgesamt 11 Pat.
Einschränkung	Hüftgelenk	2 (3,0%)	(17%)
Gelenkfunktion	Kniegelenk	5 (7,7%)	
	Ob. Sprunggelenk	2 (3,0%)	

[2, 3]. Die Leistungsfähigkeit der Verriegelungsnagel-Osteosynthese bei diesen Indikationen führen wir, unbeachtet der experimentellen Untersuchungsergebnisse über die Knochendurchblutung, auf die hohe osteogenetische Potenz des nicht angetasteten, wenn auch traumatisch geschädigten Periost-Weichteil-Mantels zurück. Es erscheint gerechtfertig, auf die phylogenetisch programmierte sekundäre Knochenbruchheilung bei Schaftbrüchen mit einem hohen Traumatisierungsgrad zu bauen und diese in den Mittelpunkt der behandlungsstrategischen Überlegungen zu stellen. Vorteile gegenüber äußeren Fixationen sehen wir in der Vermeidbarkeit sperriger, gelenksüberbrückender Montagen sowie der von den Weichteilkanälen ausgehenden Infektionen [10].

Unbefriedigend sind unsere Ergebnisse bei distalen Tibiafrakturen, siebenmal (20%) mußten wir einen Rotationsfehler, oft verbunden mit einer Valgisierung, registrieren. Da diese Dislokationen sich fast ausschließlich nach der Kliniksentlassung einstellten und es sich um dynamische Verriegelungen handelte, sehen wir die Erklärung in folgendem:

Im Hinblick auf die medulläre Durchblutungssituation und die möglichst schnelle Regeneration der Markgefäße haben wir bewußt dünne Nägel (im Durchschnitt 10 mm) benutzt, den schlüssigen Corticaliskontakt vernächlässigt und den Nagel als reinen intramedullären Kraftträger ohne Querverbolzung betrachtet. Eine verübergehende Gipsruhigstellung erfolgte nicht und die Belastung wurde nach durchschnittlich 4 Wochen freigegeben. Unsere Technik war damit aber nicht imstande, belastungsstabile Verhältnisse zu schaffen, die Sekundärdislokationen sind auf eine Nagelrotation im proximalen Fragment zurückzuführen. In Auswertung dieser Ergebnisse wollen wir trotzdem im Hinblick auf die medulläre Durchblutung an der Konzeption festhalten, vertretbar dünne Marknägel zu verwenden. Das erfordert aber zur Sicherheit eine statische Verriegelung bzw. eine relativ späte Entriegelung [7].

Zusammenfassend ist festzustellen, daß nach Ausmerzung der vermeidbaren Fehler die Verriegelungsnagel-Osteosynthese auch in unserer improvisierten Technik im Behandlungsprogramm der Knochenbrüche unentbehrlich ist. Das trifft im besonderen Maße für die Schaftbrüche des Femur und der Tibia mit einem hohen Traumatisierungsgrad zu.

Offene Frakturen II.- und III.-Grades sollten jedoch offen versorgt und mit anderer Technik stabilisiert werden, da auf die Hämatomausräumung und das Debridement nicht verzichtet werden kann.

Zusammenfassung

Es werden die Ergebnisse von 80 Verriegelungsnagel-Osteosynthesen mitgeteilt. 16mal (20%) lag ein Polytrauma vor. An Frühkomplikationen waren 3 Osteomyelitiden (3,8%) zu verzeichnen. Die Spätergebnisse sind durch eine hohe Rate an vermeidbaren Rotations- und Achsenfehlern bei distalen Schienbeinbrüchen belastet. Diese sind sekundär nach Belastung durch Nagelrotation entstanden, da eine möglichst schnelle Regeneration der Markgefäße angestrebt und deshalb vorwiegend dünne Marknägel verwandt wurden. Die hohe Leistungsfähigkeit der Verriegelungsnagel-Osteosynthese bei Etagen-, Mehrfragment- und Trümmerbrüchen des Femur- und Tibiaschaftes wird auf die phylogenetisch programmierte hohe osteogenetische Potenz des nicht angetasteten Periost-Weichteil-Mantels zurückgeführt. Vorteile gegenüber äußeren Fixationen sind in der Vermeidung sperriger und gelenksüberbrückender Montagen zu sehen. Daraus ergibt sich bei den genannten Indikationen die Vorrangstellung der Verriegelungsnagel-Osteosynthese. Das Verfahren ist für die geschlossenen Frakturen (nicht aber beim Weichteilschaden dritten Grades) und für offene Frakturen ersten Grades geeignet.

Literatur

1. Ansorge D, Hinze M (1977) Indikation und Technik der Verriegelungsnagelung. Zbl Chirurgie 102:394
2. Berentey G (1976) Beitr Orthop Traumatol 23:672
3. Dupuis M, Grosse A (1978) In: Vécsei V (Hrsg) Die Verriegelungsnagelung. Maudrich Wien München Bern
4. Klemm K (1978) In: Vécsei V (Hrsg) Die Verriegelungsnagelung. Maudrich, Wien München Bern
5. Klemm K, Schellmann WD (1976) Die Verriegelungsnagelung. Akt Traumatol 6:377
6. Kramer G (1978) Röntgenbildverstärker bei Osteosynthesen, eine Gefahr für das Personal? Zbl Chirurgie 103:473
7. Mockwitz J, Schellmann WD (1978) Die Anwendung des Verriegelungsnagels bei Umstellungsosteotomien. Klinikarzt 7:552
8. Scholz E, Senst W (1978) Ein Beitrag zur Verriegelungsnagelung. Beitr Orthop Traumatol 12:690
9. Vécsei V, Hertz H (1977) Erfahrungen mit der Verriegelungsnagelung. Arch Orthop Unfallchir 89:191
10. Vécsei V, Scharf W, Hertz H (1980) Die Verriegelungsnagelung als Behandlungsmethode der distalen Unterschenkelschaftfraktur. Unfallheilkunde 83:54
11. Vécsei V (1978) Die Verriegelungsnagelung. Maudrich, Wien München Bern
12. Vittali HP, Klemm K, Schellmann WD (1974) Der Verriegelungsnagel – eine Erweiterung des Indikationsbereiches für die Markraumstabilisierung. Bruns Beitr klin Chir 221:301

VI. Grenzen der Indikation zur Verriegelungsnagelung

Grenzindikationen der Verriegelungsnagelung

J. Tamm

Berufsgenossenschaftliche Unfallklinik, Friedberger Landstraße 430, D-6000 Frankfurt 60

Die natürlichen Grenzen der Marknagelung nach Küntscher liegen an der unteren Extremität am Beginn und am Ende des distalen Drittels von Femur und Tibia. Durch die Verriegelungsnagelung ist es gelungen, den Indikationsbereich zum Gelenk hin zu erweitern. Die Konzeption und Konstruktion des Implantates erlaubt es, alle Arten von Frakturen zu versorgen, die bis nahe an die gelenknahen Sechstelgrenzen der Röhrenknochen heranreichen.

Brüche, die sich genau in Höhe der gelenknahen Sechstelgrenze oder gelenkwärts davon befinden, können mit dem Verriegelungsnagel nicht mehr versorgt werden, da dieser naturgemäß ein Osteosynthesemittel für den Schaftknochen darstellt.

Grenzindikationen für eine Verriegelungsnagelung gibt es aus drei Gründen:

1. Die Fraktur ist an oder knapp gelenkwärts des proximalen bzw. distalen Sechstel des Schaftes lokalisiert. In diesen Fällen sollte der Verriegelungsnagel nur ausnahmsweise zur Anwendung kommen, da andere Osteosyntheseverfahren zur Verfügung stehen.
2. Die Fraktur ist als Trümmerfraktur im Schaft lokalisiert, reicht bis an die proximale bzw. distale Sechstelgrenze oder überschreitet diese. Der Verriegelungsnagel hat sich in derartigen Fällen als sehr zuverlässiges und verhältnismäßig einfaches Osteosyntheseverfahren erwiesen, während andere operative Stabilisierungsmethoden hierbei äußerst aufwendig und komplikationsträchtig sind.
3. Die Fraktur erstreckt sich mit einer langen Bruchzone vom Schaft bis in das Gelenk oder aber es besteht eine Etagenfraktur mit einem Schafttrümmerbruch und einer zusätzlichen Gelenkfraktur. In diesen Fällen ist der Verriegelungsnagel für die Stabilisierung der Schaftfraktur sicherlich das beste Osteosyntheseverfahren. Voraussetzung für seine Anwendung ist, daß es bei der Gelenkfraktur nur zu geringen Zerstörungen gekommen ist und daß die Wiederherstellung der Gelenkkörper und Gelenkflächen mit relativ einfachen Mitteln gelingt.

Für die einzelnen gelenknahen Knochenabschnitte sollen nun der Reihe nach die Grenzen der Verriegelungsnagelung dargelegt werden.

Hüftgelenk / Oberschenkel: Bei der proximalen Femurfraktur ist eine Verriegelungsnagelung immer möglich, solange der proximale Schrägbolzen sich noch solide in der medialen Corticalis verankern läßt, d.h. wenn die Fraktur an der medialen Seite nur bis zur distalen Begrenzung des Trochanter minor reicht und der Trochanter major erhalten ist. Bei den Querbrüchen oder kurzen Schrägbrüchen dieses Knochenabschnittes sind Osteosynthesen

Hefte zur Unfallheilkunde, Heft 161
Herausgegeben von J Mockwitz u. H Contzen
© Springer-Verlag Berlin Heidelberg 1983

mit Winkelplatten ebenfalls ein solides Verfahren der Stabilisierung, abgesehen vom größeren operativen Aufwand und von der Notwendigkeit der breiten Eröffnung der Fraktur.

Beim subtrochanteren Querbruch oder kurzen Schrägbruch des proximalen Femurs ist die dynamische Verriegelungsnagelung im Gegensatz zur Plattenosteosynthese zumeist belastungsstabil. Eine gewisse interfragmentäre Kompression kann erzielt werden, wenn bei liegendem Schrägbolzen der Nagel nochmals leicht nachgeschlagen wird, wodurch die Bruchenden aufeinandergepreßt werden. Die genannten Frakturtypen sind allerdings selten. Meist bestehen Trümmerfrakturen des proximalen Femurschaftbereiches, so daß mit Zunahme der Trümmerstrecke die statische Verriegelungsnagelung eine immer bessere Indikation gewinnt (Abb. 1).

Besonders schwierig wird die operative Versorgung, wenn eine Schaftfraktur mit mehreren Bruchstücken und gleichzeitig eine Schenkelhalsfraktur bestehen. Schon unmittelbar nach der Entwicklung des Verriegelungsnagels hat man versucht, einen „umgekehrten" Verriegelungsnagel einzusetzen, d.h. einen Nagel, der eigentlich für die Gegenseite vorgesehen ist. Der Schrägbolzen und zwei Spongiosaschrauben dienen dabei zur Stabilisierung der Schenkelhalsfraktur. Der statische Verriegelungsnagel stabilisiert die Schaftfraktur ohne Rücksicht auf die Frakturform (Abb. 2).

In der Hand des Geübten hat dieses Verfahren den Vorteil des wohl geringsten Aufwandes aller in Frage kommenden Osteosynthesen. Der Nagel muß unter die Spitze des

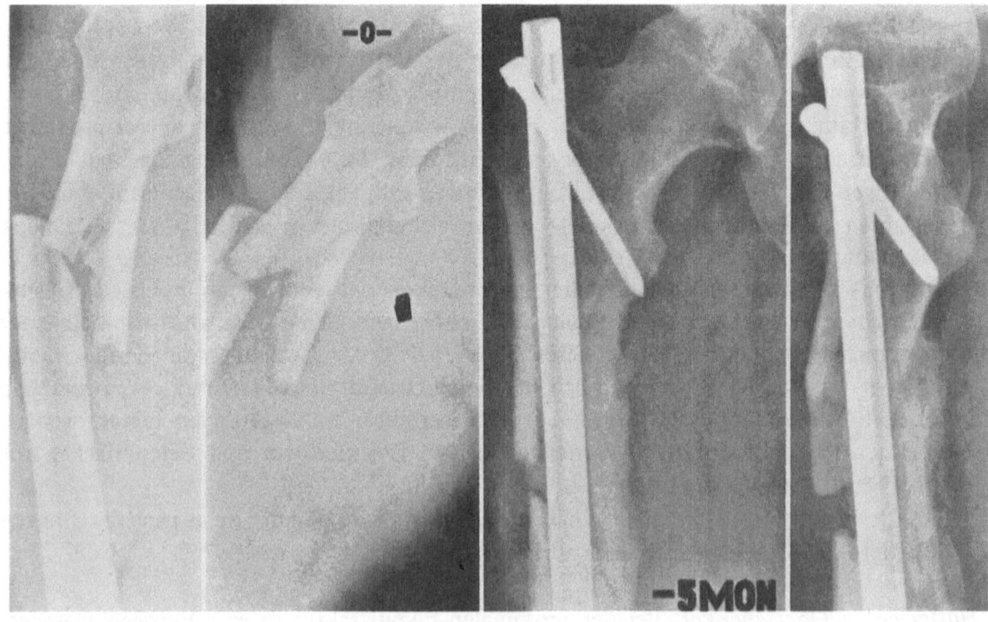

Abb. 1. Fraktur des proximalen Femurschaftes mit großem Biegungskeil. Die Bruchlinien reichen nach medial ansteigend bis an den Trochanter minor. Nach Versorgung mit einem Verriegelungsnagel knöcherne Konsolidierung der medialen und hinteren Circumferenz mit Einbau des Biegungskeiles. Bei bestehender Belastungsstabilität Spongiosaplastik nach 5 Monaten

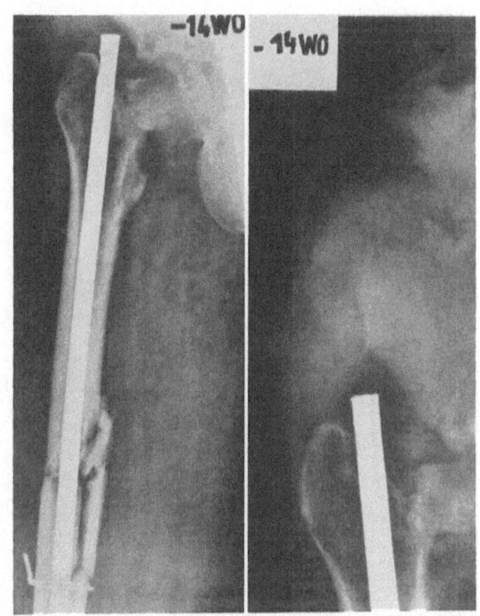

Abb. 2. Ungünstige Kombinationsverletzung mit Femurschaftstückfraktur und Schenkelhalsfraktur. Stabilisierung der Oberschenkelfraktur mit einem dünnen Küntscher-Nagel, keine Osteosynthese der Schenkelhalsfraktur. Nach 14 Wochen starke sekundäre Dislokation derselben, Lockerungszeichen am Nagel

Trochanter major versenkt werden, denn die proximale Schrägbohrung verläuft in einem Winkel von 150° durch den Nagel. Dieser Winkel entspricht nicht dem natürlichen Schenkelhalsschaftwinkel von durchschnittlich 126°. Versenkt man den Nagel mit seinem Ende nicht weit genug im Schaft, so läßt sich der ansteigende Schrägbolzen nicht im Schenkelhals und im Femurkopf verankern, sondern tritt nach oben aus (Abb. 3).

Neben der subtrochanteren Fraktur auf der einen Seite und der Schenkelhalsfraktur auf der anderen Seite besteht noch die Möglichkeit, daß eine Fraktur schräg intertrochanter nach medial hin leicht ansteigend verläuft. Unter der Voraussetzung, daß wiederum gleichzeitig eine Schaftfraktur vorliegt, läßt sich auch hier der Verriegelungsnagel gut einsetzen. Eine offene Reposition und genaue Adaptation der Fragmente ist üblicherweise erforderlich. Mit dem proximalen Schrägbolzen läßt sich Übungsstabilität auf der Bimler-Schiene erreichen (Abb. 4).

Frakturen des coxalen Femurendes sind üblicherweise eine Indikation für Plattenosteosynthesen. Diese Implantate sind allerdings allein von ihrer Dimension her für die Versorgung sehr ausgedehnter Trümmerzonen oder von Etagenfrakturen (Schenkelhals, Oberschenkelschaft) primär ebensowenig konstruiert worden wie der Verriegelungsnagel.

Von keinem Osteosyntheseverfahren kann man bis zur Ausbildung einer soliden Callusheilung Belastungsstabilität verlangen. Beim Verriegelungsnagel wird jedoch die sekundäre Callusbildung der Schaftfraktur durch das Implantat selbst nicht gestört. Für die Schenkelhalsfraktur stellt er einen gut brauchbaren Kompromiß dar.

Oberschenkel / Kniegelenk: Die seltenen queren oder kurzen Schrägbrüche an der körperfernen Oberschenkel-Sechstelgrenze oder distal davon lassen sich mit dem Verriegelungsnagel normalerweise nicht mehr versorgen, da die Querbohrungen 4 cm bzw. 7 cm von der Nagelspitze entfernt angebracht sind. Die proximale dieser Querbohrungen entspricht etwa

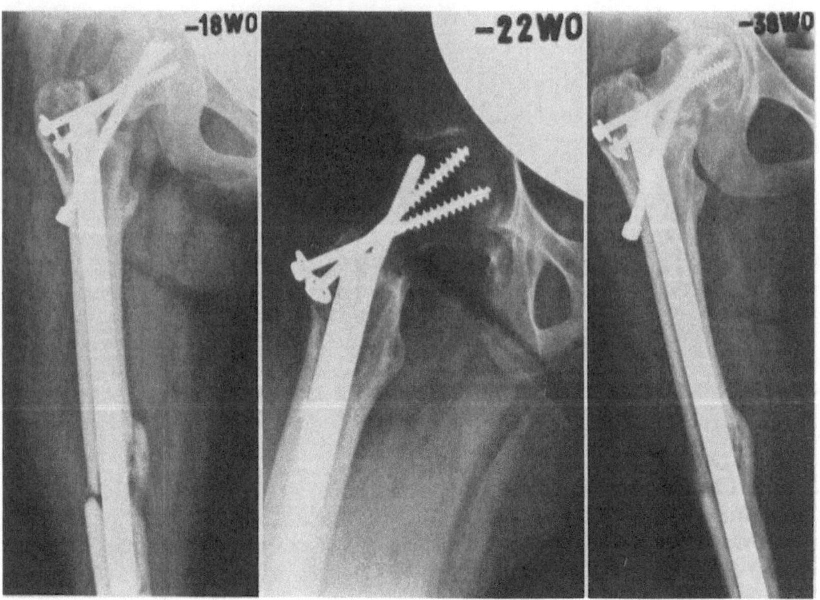

Abb. 3. Metallentfernung und Reosteosynthese der Oberschenkelfraktur mit gleichzeitiger Stabilisierung der Schenkelhalsfraktur durch einen „umgekehrten" Verriegelungsnagel. Zusätzliche Festigung der Schenkelhalsfraktur durch 2 Spongiosaschrauben. Wegen des steil ansteigenden Schrägbolzens muß der „umgekehrte" Verriegelungsnagel tief in den Oberschenkelschaft eingeschlagen werden

der körperfernen Knochen-Sechstelgrenze. Als Notmaßnahme kann versucht werden, die Nagelspitze um 1 bis 1,5 cm *schräg* abzusägen, die Grenzen der Querbohrungen also gering nach distal hin zu verschieben und so beide Bolzen noch solide im Knochen zu verankern. Diese Veränderung des Implantates bringt aber die Gefahr mit sich, daß der Nagel seine Gleitfähigkeit in der Markhöhle verliert, beim Einschlagen auf die mediale Schaftcorticalis wie ein Meißel aufläuft und nicht weiter vorangetrieben werden kann. Wenn eine dynamische Verriegelungsnagelung Stabilität verspricht, so ist es wesentlich besser, einen Küntscher-Nagel mit zwei Querbohrungen im Abstand von 3 und 5 cm von der Nagelspitze entfernt zu versehen. Ohne weiteres läßt sich auch beim Verriegelungsnagel eine dritte Querbohrung 2 cm von der Spitze entfernt anbringen. Da der Knochendurchmesser in der Nähe des Kniegelenkes für einen normalen Querbolzen häufig zu groß ist, muß man einen Schrägbolzen mit langem Gewinde eindrehen. Dieser verleiht durch seine bessere Verbindung mit dem Nagel der Osteosynthese zusätzlich eine gewisse Stabilität. Einen Ausweg beim osteoporotischen Knochen und in anderen Problemfällen stellt der von Herrn Vécsei angegebene Querbolzen dar, der nach dem Prinzip des Spreizdübels konstruiert ist (Abb. 5).

Wie immer, gewinnt der Verriegelungsnagel auch bei kniegelenknahen Oberschenkelbrüchen zunehmend an Bedeutung, wenn die Frakturen vom distalen Femurbereich weit nach proximal reichen und andere Osteosyntheseverfahren immer schwieriger werden.

Bei Frakturen des distalen Oberschenkels mit Beteiligung des Kniegelenkes ist es eine Voraussetzung, daß die Gelenkkörper durch einfache Osteosynthesen, etwa mittels Zug-

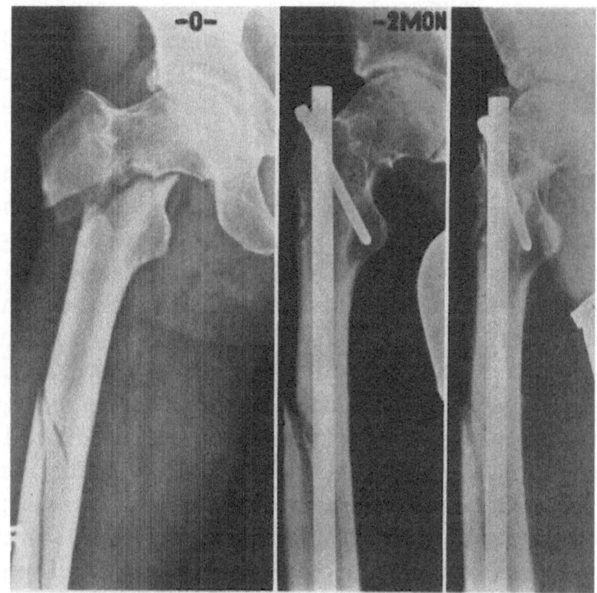

Abb. 4. Schräg nach medial ansteigende intertrochantere Oberschenkelfraktur, gleichzeitig Oberschenkelschafttrümmerfraktur. Übungsstabile Versorgung durch einen Verriegelungsnagel

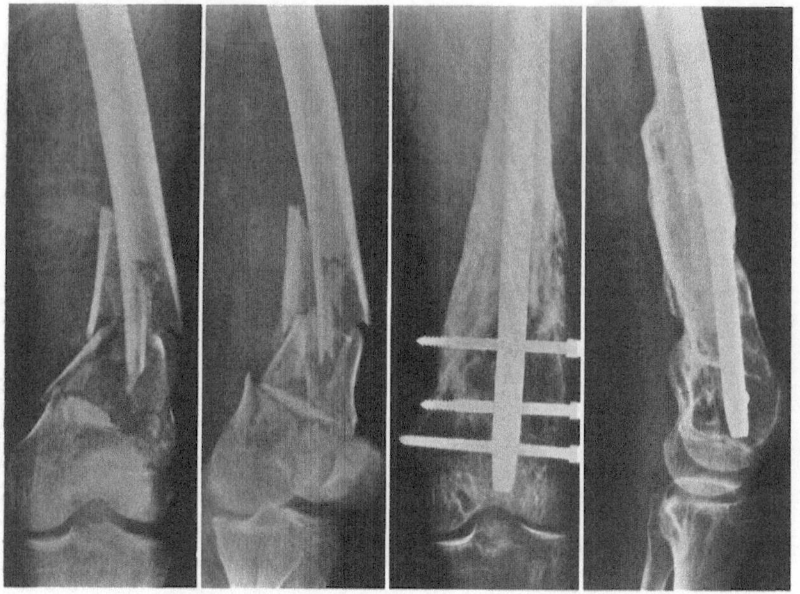

Abb. 5. Übungsstabile Osteosynthese durch einen Verriegelungsnagel mit einem zusätzlichen distalen Querbolzen bei supracondylärer Oberschenkeltrümmerfraktur. Ungestörte sekundäre periostale Knochenneubildung

164

schrauben, übungsstabil versorgt werden können. Der zusätzliche eingebrachte Verriegelungsnagel schient dann wie üblich nur die Schaftfraktur. Eine monocondyläre Fraktur zusammen mit einer Schaftfraktur stellt eine gute Indikation für eine Verriegelungsnagelung dar. Beide Osteosyntheseverfahren sind für die Behandlung derartiger Frakturen konstruiert (Abb. 6).

Anders verhält es sich mit supra- und diacondylären Brüchen. Hier gelten die Voraussetzungen, daß die Frakturebenen sich weit in den Schaft hinauf erstrecken, oder daß auf einer höheren Schaftetage eine weitere Fraktur vorliegt. Zusätzlich muß es möglich sein, die Condylen durch eine Zugschraubenosteosynthese übungsstabil zu versorgen. Unter diesen Vorbedingungen kann man sich entschließen, eine Verriegelungsnagelung zusammen mit einer offenen Schraubenosteosynthese der Kniegelenkscondylen durchzuführen. Reicht dann allerdings der Frakturbereich vom Kniegelenk fast über die gesamte Schaftlänge und besteht zusätzlich eine nach medial ansteigende intertrochantere Fraktur, so sind — gemessen am Funktionsergebnis ein Jahr nach Fraktur — die Grenzen der Verriegelungsnagelung erreicht und auch optimal ausgenutzt worden (Abb. 7).

Eine ganz spezielle Grenzindikation besteht bei kniegelenknahen Oberschenkelfrakturen mit einer derartig ausgedehnten Zerstörung des Knochens, daß eine Gelenkwiederherstellung aussichtslos erscheint. Ein überlanger, durch das Kniegelenk in den Unterschenkel vorgetriebener Verriegelungsnagel ist ein einfaches Mittel, um die Ausheilung derartiger Trümmerfrakturen und gleichzeitig eine Arthrodese des Kniegelenkes zu erreichen. Der Entschluß

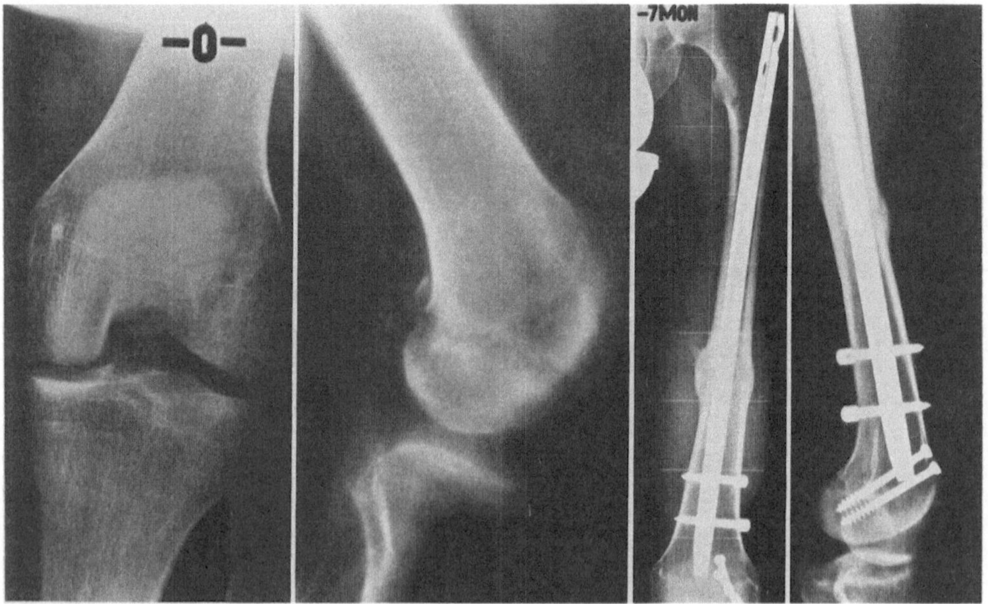

Abb. 6. Oberschenkelschaftschrägfraktur im mittleren Drittel, kombiniert mit einer Fraktur des lateralen Condylus femoris. Osteosynthese der Fraktur am Condylus femoris durch 2 Zugschrauben, statische Verriegelungsnagelung der Oberschenkelfraktur. Ausheilung in achsen- und gelenkgerechter Stellung ohne Behinderung

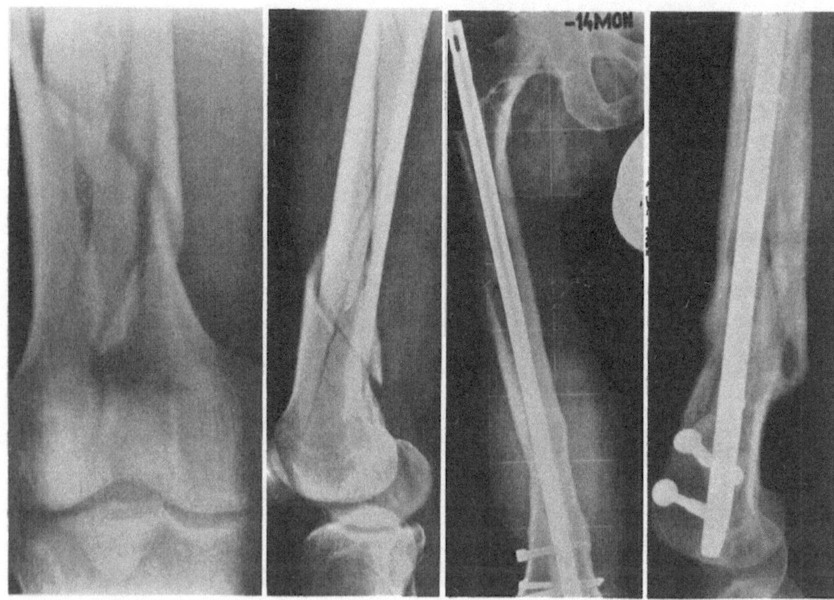

Abb. 7. Supra- und diacondyläre Oberschenkelfraktur, von der aus lange Bruchlinien weit in den Schaft hineinreichen. Zusätzlich schräg intertrochanter nach medial ansteigende Oberschenkelfraktur (s. auch Abb. 4). Stabilisierung durch eine statische Verriegelungsnagelung und zusätzliche Schraubenosteosynthese der diacondylären Fraktur. Knöcherne Ausheilung mit guter sekundärer Callusbildung am distalen Femurende. Die proximale Dynamisierung nach knöcherner Heilung der intertrochanteren Fraktur wurde bereits durchgeführt

beim jugendlichen Menschen fällt sicher schwer. Ist die Gelenkfunktion durch vorbestehende Arthrose bereits nahezu aufgehoben, so sollte man nicht zögern, insbesondere beim alten Menschen eine supracondyläre Fraktur in der angegebenen Weise zu versorgen, zumal der zusätzliche operative Aufwand für die Arthrodese — Entknorpelung der Gelenkflächen von kleinen Schnittführungen aus — sehr gering ist (Abb. 8 und 9).

Kniegelenk / Unterschenkel: Grundsätzlich gesehen, können Frakturen des Unterschenkels durch konservative Verfahren viel leichter behandelt werden als Oberschenkelbrüche. Die Indikation für Problemosteosynthesen ist also hier von vornherein sehr streng zu stellen.

Keine Indikation für den Verriegelungsnagel sind Brüche mit Beteiligung des Schienbeinkopfes. Die proximale Sechstelgrenze des Schaftknochens sollte hier strikt eingehalten werden.

Es bietet sich bei kniegelenknahen Unterschenkelbrüchen die Möglichkeit an, durch eine zusätzliche sagittale Bohrung des Nagels unterhalb der Ausschlagöse einen dritten Bolzen schräg von vorn nach hinten einzubringen. Dieser Bolzen muß allerdings die vordere *und* hintere Corticalis fest fassen. Ein sagittaler Bolzen, der nur in der hinteren Corticalis verankert ist, bring keine wesentliche zusätzliche Stabilität (Abb. 10).

Eine hohe kniegelenknahe quere Verriegelung durch einen in der Frontalebene verlaufenden Bolzen — auch hier müßte der Nagel gezielt vorgebohrt werden — ergibt ebenfalls

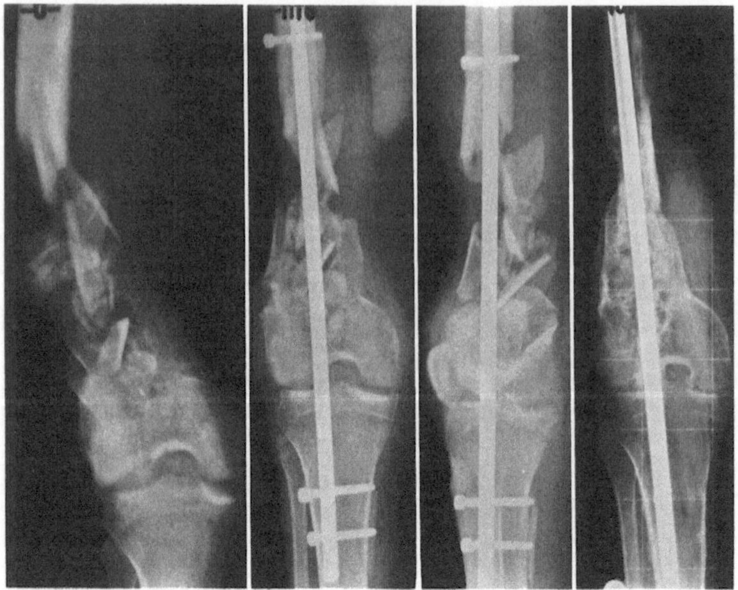

Abb. 8. Polytrauma, u.a. mit supra- und diacondylärer Oberschenkelzertrümmerungsfraktur sowie Oberschenkel- und Patellafraktur auf der Gegenseite. Auf die anatomisch korrekte Wiederherstellung des Oberschenkelschaftes wurde verzichtet und mit der Durchnagelung eine primäre Arthrodese des Kniegelenkes in Kauf genommen. Seltene, nur in Ausnahmefällen zu rechtfertigende Indikation einer Verriegelungsnagelung

nur einen geringen Zuwachs an Festigkeit, da der Nagel durch seine Krümmung zu nahe an der vorderen Corticalis liegt.

Ein besonderes Problem liegt in der Reposition kniegelenknaher Unterschenkelfrakturen auf dem Extensionstisch. Durch das Hypomochlion in der Kniekehle gerät der Bruch beim Einspannen in Fehlstellung, und zwar in Antekurvation. Diese zu beseitigen, kann versucht werden durch Anheben des Unterschenkels, so daß dieser schräg nach oben hin verläuft. In dieser Position muß auch aufgebohrt werden, um dem Bohrkanal nicht von vornherein eine falsche Richtung zu geben, die der Nagel dann beibehält. Bei angehobenem Unterschenkel muß der Nagel dann bis distal der Fraktur eingeschlagen werden. Ein solches Vorgehen ist speziell dann indiziert, wenn die Frakturebenen sich zum Schaft hin erstrecken oder eine weitere unabhängige Fraktur im Schaftbereich besteht.

Unterschenkel / Fußgelenk: Am distalen Unterschenkel lassen sich quere oder kurze Schrägbrüche an der körperfernen Sechstelgrenze sowie jenseits davon durch den Verriegelungsnagel normalerweise nicht mehr stabilisieren. Im Extremfall kann auch hier versucht werden, die Nagelspitze quer etwas abzusägen und den Nagel dann sehr weit zur Gelenkfläche hin vorzutreiben. so daß die Querbolzen im distalen Fragment noch Halt finden. Sicherer ist es, vor der Osteosynthese einen normalen Küntscher-Nagel gezielt vorzubohren. Die Querbohrungen können im Höchstfall 1,5 und 3 cm von der Nagelspitze entfernt angebracht

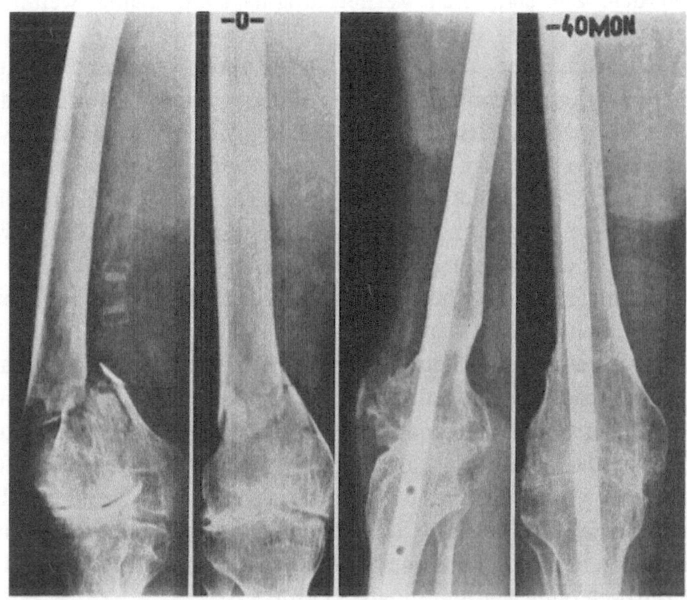

Abb. 9. Supracondyläre Trümmerfraktur des Oberschenkels bei vorbestehender schmerzhafter Wackelsteife des Kniegelenkes infolge schwerer Gonarthrose. Belastungsstabile Versorgung durch einen überlangen statischen Verriegelungsnagel unter gleichzeitiger Arthrodese des Kniegelenkes. Solide knöcherne Durchbauung

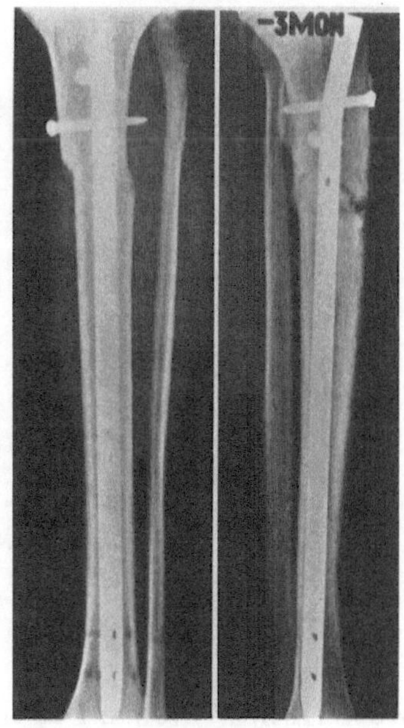

Abb. 10. Kniegelenksnahe Unterschenkelfraktur, versorgt durch einen Verriegelungsnagel. Im proximalen Fragment wurden ein Querbolzen in frontaler und ein zweiter in sagittaler Richtung eingebracht. Auch letzterer muß beide Corticales fassen

werden. Zur statischen Verriegelungsnagelung dienen weitere proximale Querbohrungen am Ort der Wahl (Abb. 11).

Frakturen des Wadenbeines bis handbreit oberhalb der Außenknöchelspitze bedürfen beim Unterschenkelbruch keiner Osteosynthese. Erreichen die Wadenbeinfrakturen den Außenknöchelbereich, so ist eine Osteosynthese erforderlich, weil ansonsten keine Übungsstabilität gegeben ist. Da üblicherweise die Syndesmosenbandhaft erhalten ist, genügen bei Brüchen proximal des Sprunggelenkspaltes in vielen Fällen zwei Kirschner-Drähte als Schienung. Eine Zuggurtung oder eine Plattenosteosynthese des Außenknöchels lassen sich ohne Änderung der Lagerung durchführen.

Anstelle der üblichen Schuhvorrichtung läßt sich der Unterschenkel auch über eine Fersendrahtextension zur Lagerung einspannen (Abb. 12a).

Es bereitet keine Schwierigkeiten, auch die seltene Kombination einer Schienbeinschaftfraktur und eines Sprunggelenkverrenkungsbruches durch eine Verriegelungsnagelung des Schienbeines und eine Plattenosteosynthese des Wadenbeines zu versorgen. Selbst wenn bei Zerreißung der Syndesmosenbandhaft eine Stellschraube erforderlich ist und wenn ein hinteres Volkmannsches Dreieck durch eine Zugschraube stabilisiert werden muß, lassen sich bei regelrechter Lage des Verriegelungsnagels die zusätzlichen Implantate neben diesem einbringen. Eine offene Reposition beim Sprunggelenkverrenkungsbruch ist auf dem Extensionstisch ohne weiteres möglich (Abb. 12b).

Als Osteosyntheseverfahren für den Schaftbereich müssen die Nagelung wie die Verriegelungsnagelung an den gelenknahen Knochenabschnitten die Grenzen ihrer Indikation haben.

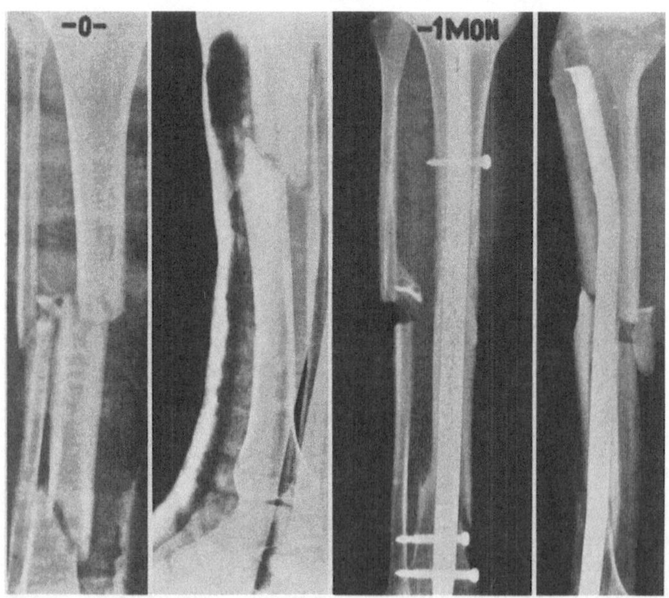

Abb. 11. Spätversorgung einer Unterschenkeletagenfraktur bei einem polytraumatisierten Patienten, bei dem die schweren übrigen Begleitverletzungen zunächst im Vordergrund standen. Stabilisierung des Schienbeines durch einen gezielten vorgebohrten Küntscher-Nagel, Resektion des Wadenbeines auf Höhe der ehemaligen Fraktur

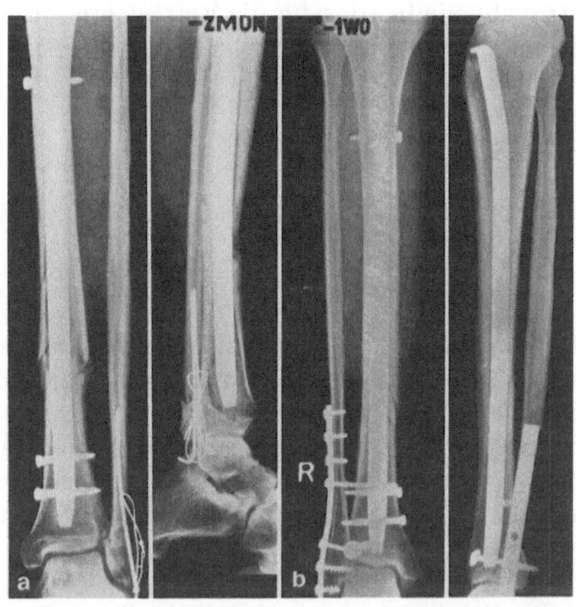

Abb. 12. a Osteosynthese bei einer Schienbeinschaftfraktur und einer gleichzeitigen Fraktur des Außenknöchels Weber B. Die Tibia wurde durch statische Verriegelungsnagelung, der Außenknöchel durch eine Zuggurtungsdrahtung versorgt. **b** Stabilisierung einer Schienbeinschaftfraktur bei gleichzeitigem Sprunggelenkverrenkungsbruch Typ Weber C mit hinterem Volkmannschen Dreieck. Die Tibia wurde mit einem statischen Verriegelungsnagel versorgt, die Fibulafraktur durch eine schmale AO-Platte, das hintere Volkmannsche Dreieck durch eine Spongiosaschraube stabilisiert. Zur Sicherung der Syndesmosennaht wurde eine Stellschraube eingebracht. Ausheilung mit freier Funktion ohne Arthrose

Wenn es trotzdem in Ausnahmefällen gelingt, diese natürlichen Grenzen durch die Verriegelungsnagelung mit Erfolg fast gewaltsam noch zu erweitern, so spricht dies für die Leistungsfähigkeit dieses Osteosyntheseverfahrens, das als Rohr-in-Rohr-Stabilisierung der natürlichen Heilungstendenz des Knochens fast unbegrenzt Vorschub leisten kann.

Doch der Verriegelungsnagel ist kein Zauberstab. Seine Grenzindikationen müssen immer Ausnahmeindikationen bleiben, da in den gelenknahen spongiösen Knochenbereichen normalerweise andere Osteosyntheseverfahren zur Anwendung kommen sollen. Nur beim Vorliegen zusätzlicher Frakturen im Schaftbereich oder bei Ausdehnung der Bruchzonen weit in den Schaftbereich hinein ist der Versuch indiziert, die Verriegelungsnagelung zum Gelenk hin zu erweitern. Derartige Operationen sollten der Hand des Geübten vorbehalten bleiben.

Sie sind außergewöhnlich sorgfältig vorzubereiten. Der Operateur beschreitet mit dem Entschluß zur Aufbohrung eine Einbahnstraße ohne Umleitungen. Alle Versuche, diesen einmal eingeschlagenen Weg zu verlassen, führen leicht in ein Labyrinth von Sackgassen.

Ausnahmeindikation für die Verriegelungsnagelung:
Die pathologische Fraktur im Metastasenherd

G. Berentey

Peterfy-Krankenhaus, Abt. Traumatologie, VII, Peterfy Sandor utea 14,
H-1441 Budapest Pf. 76

Pathologische Frakturen sind im Vergleich zu Frakturen nach adäquaten Traumen relativ selten. Die sogenannte Spontanfraktur von Kindern und Jugendlichen ist oft ein erstes Symptom von benignen Erkrankungen am wachsenden Skelett. Ihre Behandlung ist relativ einfach: Nach Herdausräumung autologe Spongiosaplastik und Ruhigstellung im Gipsverband bis zur knöchernen Heilung. Bei semimalignen Tumoren kommen Frakturen selten vor. Bei den malignen Tumoren und bei den sogenannten tumorähnlichen Knochenerkrankungen sind Frakturen auch nicht charakteristisch. Unser Therapieplan folgt nach dem histologischen Befund.

Die Knochenmetastasen sind die häufigsten Tumoren, die zur pathologischen Fraktur führen. Die Metastasen im Knochen sind Tochterknoten oder Enkelknoten, abhängig von den bekannten Metastasierungswegen bei den verschiedenen Tumorarten [4]. Beim Lungentyp (Bronchialcarcinom) — kommen die Tumorzellen direkt in den großen Kreislauf und bilden so gleich Tochterknoten im Knochen. Bei dem Vertebraltyp der Metastasenbildung — Mamma-, Prostata-, Schilddrüsencarcinom — gelangen die Tumorzellen über den prävertebralen Venenplexus in den Knochen (Tochterknoten). Die Lungenmetastasen sind bei diesen Tumoren als Enkelknoten zu betrachten. Beim Lebertyp und Cavatyp sind die Lungenmetastasen typisch, und die Knochenmetastasen stellen schon die Enkelknoten dar. Die Tumorart spielt eine bedeutende Rolle in der Auswahl der Behandlungsmethode. Bei pathologischen Frakturen nach Carcinomen des Bronchus, der Prostata, des weiblichen Genitale und beim Plasmocytom sterben 90% der Patienten innerhalb der ersten 3 Monate. Patienten mit Knochenmetastasen nach Mamma-, Schilddrüsen-Carcinom und Hypernephrom haben wesentlich längere Lebensaussichten, da 1/4 der Behandelten noch nach 12 Monaten lebten [1, 6, 9].

Die Knochenmetastasen mit pathologischen Frakturen, oder mit drohender Fraktur, haben charakteristische Symptome. In der ersten Linie stehen da die Schmerzen, welche oft schon wochenlang vor der Fraktur bekannt waren. Ein Teil der Patienten steht wegen des Grundleidens in Behandlung, aber in manchen Fällen ist die pathologische Fraktur das erste Symptom eines unbekannten und unbehandelten Tumors. So stellen die pathologischen Frakturen nicht nur ein chirurgisches Problem, sondern auch eine komplex-medizinische Aufgabe dar.

Das Durchschnittsalter der Patienten mit pathologischen Frakturen in Metastasen war bei uns 67 Jahre, bei Muhr und Tscherne 58 Jahre [6] und in der Sammelstatistik von Vécsei und Mitarb. 68 Jahre [9]. Frauen waren viel häufiger betroffen als Männer und das ist in engem Zusammenhang mit der Verteilung der Primärtumoren zu sehen, wo Mammacarcinome immer an der ersten Stelle stehen (Tabelle 1).

Hefte zur Unfallheilkunde, Heft 161
Herausgegeben von J. Mockwitz u. H. Contzen
© Springer-Verlag Berlin Heidelberg 1983

Tabelle 1. Primärtumoren bei pathologischen Frakturen bzw. Knochenmetastasen

	Vecsei, n = 348	Berentey, n = 68
Mamma-Ca	41,9%	61,8%
Hypernephrom	10,0%	13,2%
Bronchial-Ca	10,0%	5,9%
Schilddrüsen-Ca	2,6%	2,9%
Prostata-Ca	3,7%	2,9%
Plasmocytom	8,9%	1,5%
Sonstige	12,0%	11,8%
Unbekannt	10,9%	–

Auf Grund der großen Statistiken kann man feststellen, daß die Knochenmetastasen in 1/3 der Fälle solitäre Tochterknoten sind. In 2/3 der zur pathologischen Fraktur führenden Tumorherden sind zum Zeitpunkt der Fraktur multiple Metastasen nachweisbar [9].

Lokalisation der Knochenmetastasen

Der häufigste Sitz von Knochenmetastasen im spongiösen Bereich ist die Wirbelsäule und in Reihenfolge kommen die Rippen, der Schädel und das Becken. Diese Frakturen werden aber nur selten operativ versorgt. Etwa 10% aller pathologischen Frakturen betrifft den Femur und 1,3% finden sich am Humerus [4]. An den anderen Röhrenknochen kommen Metastasen relativ selten vor (Tabelle 2).

Zeitpunkt der Operation

Die Skeletmetastasen treten im höheren Alter auf und die Malignomträger versterben im Durchschnitt innerhalb von 6–12 Monaten nach der Fraktur (Tabelle 3). Die operative Behandlung dieser Frakturen vor allem an den unteren Extremitäten ist also eine dringende Aufgabe. Die operative Versorgung bietet für die Patienten eine Schmerzlinderung und in der Mehrzahl ermöglicht es auch die Wiedererlangung der Gehfähigkeit mit oder ohne Gehhilfe.

Eine präoperative Tumordiagnostik ist selten notwendig. Der Primärtumor ist in der Mehrzahl bekannt und behandelt. Wenn eine pathologische Fraktur als erstes Symptom der Krebskrankheit zu betrachten ist, führt eine ausreichende Materialentnahme vom Frakturherd während der Operation zu einer Diagnose. Wichtig sind aber die Beurteilung von Alter, Allgemeinzustand der Patienten und die Generalisierung des Grundleidens, da beim isolierten Herd der Patient möglichst radikal, bei multiplen Metastasen aber im allgemeinen nur palliativ operiert werden soll [1, 2, 3, 6, 7, 8].

Tabelle 2. Skeletverteilung der Metastasen nach Dominok und Koch

Wirbelsäule	61,8%	Femur	10,4%
Rippen	9,5%	Humerus	1,3%
Schädel	8,8%		
Becken	4,7%		
Sternum	2,1%	Übrige Knochen	1,4%

Tabelle 3. Überlebenszeit nach der Operation (Berentey, n = 68)

3 Monate	12
3– 6 Monate	9
6–12 Monate	18
12 Monate	13
Unbekannt	7
Steht unter Kontrolle	9

Behandlungsmethoden

Die konservative Behandlung bei pathologischen Frakturen am Femur und am Humerus kommt nur bei jenen Patienten in Frage, denen eine Operation nicht mehr zugemutet werden kann. Zu dieser Gruppe zählen wir Krebskranke im schlechten Allgemeinzustand, die eine pathologische Fraktur in den letzten Lebenstagen erleiden. Die potenzielle Überlebenszeit ist also ein wesentlicher Faktor bei der Indikationsstellung. Die Angaben der Autoren und auch unsere Erfahrungen weisen darauf hin, daß in mehr als 90% der pathologischen Frakturen am Femur und am Humerus eine operative Behandlung vorgenommen werden kann.

Allgemeine Richtlinien der operativen Behandlung:

- Wenn möglich, ist es besonders zu empfehlen, den Primärtumor zu entfernen.
- Die operative Behandlung einer Knochenmetastase ist praktisch nur in Ausnahmefällen onkologisch radikal, eine entsprechende Stabilität im Frakturbereich ist aber auch bei palliativen Eingriffen das Ziel der Behandlung.

Um die optimale Behandlungsmethode auswählen zu können, haben wir die Patienten mit pathologischen Frakturen und Knochenmetastasen in 4 Gruppen aufgeteilt (Tabelle 4).

Um die Wahl der üblichen Behandlungsmethoden zu erleichtern, stellen wir die grundsätzlichen Anforderungen nach Gruppen auf (Tabelle 5).

Technik der operativen Versorgung

Es sind heute drei verschiedene Techniken zu unterscheiden:
1. Die *Entfernung der Metastase* (bzw. Frakturzone) durch Segmentresektion. Nach Entfernung Stabilisierung durch:
   a) Endoprothese,
   b) Verkürzung des Knochens und stabile Osteosynthese,
   c) Überbrückungsplatte und ASP.

Tabelle 4

Grad	Allgemeinzustand	Primär-tumor	Metastasen im Knochen	Lungen
I	gut	?/+	solitäre	—
II		+	multiple	—
III		+		■
IV	schlecht	+		■■

Tabelle 5

Grad	Radikalität	Stabilisation
I	Resektion	Prothese Platte (ASP)
II	Ausräumung	Verbundosteosynthese Proth. VN, MN
III	?	VN, MN, Bündel. Verbundosteosynthese
IV		Federnagelung VN, MN

2. Die *Herdausräumung*, wobei der Knochendefekt mit Palacos aufgefüllt wird. Die Belastungsstabilität der Extremität wird durch eine entsprechende Platte gesichert (Verbundosteosynthese [5]).

3. Die *Stabilisation* am Femur ohne Freilegung des Tumorherdes erfolgt durch den Marknagel, Verriegelungsnagel, Federnägel und am Humerus nach dem Prinzip der Bündelnagelung. Bei diesen Operationen muß das Ziel der Behandlung nur auf eine entsprechende Stabilisierung beschränkt werden.

Wir haben den Femur nach Lokalisation der Metastasen in Segmente aufgeteilt (Abb. 1). Die Indikationen von verschiedenen Techniken werden dementsprechend in den Abb. 2, 3 und 4 dargestellt.

Bei Frakturen in Metastasen Typ A bei den Patienten in Gruppen I–II (s. Tabelle 3) ist eine Prothese angezeigt, in Gruppe III kommt auch eine Prothese oder ausnahmsweise eine Nagelung in Frage. Bei Patienten, die in die Gruppe IV gehören ist die Indikation für eine operative Behandlung oft fraglich.

Bei Frakturen im Segment B in den Gruppen I–II ist eine Tumorprothese oder eine Verbundosteosynthese angezeigt. In Gruppen III–IV kommt die Federnagelung in Frage, wenn im Femurkopf keine Metastase vorliegt.

Bei Frakturlokalisation Typ C und D in der Gruppe I ist eine Metastasenentfernung mit nachfolgender Stabilisierung des Femurs indiziert. Eine Verkürzung bis 4–5 cm kann für die lokale Radikalität auch akzeptiert werden. In Gruppe II, wohin die Mehrzahl der Fälle gehören, kann die Metastase freigelegt und ausgeräumt werden. Die Stabilisation folgt danach mit Zement und Platte. Bei Patienten in den Gruppen III–IV ist eine gedeckte Nagelung einfach und zum Ziel führend (Abb. 5). Durch den Verriegelungsnagel läßt sich die Indikation der Nagelung erweitern, proximal und distal bis zur Metaphysengrenze. Die

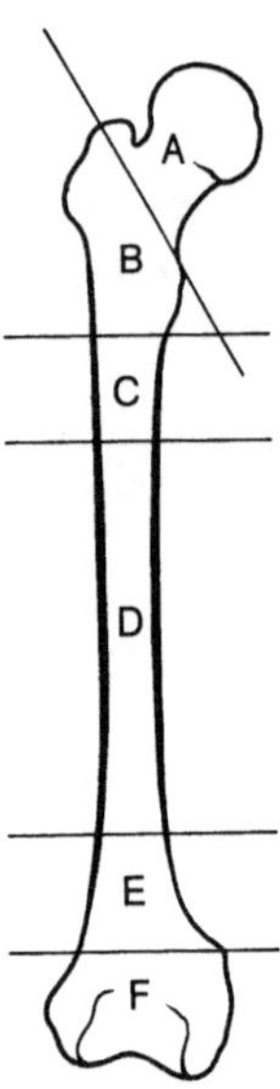

Abb. 1. Lokalisation der Metastasen am Femur

intramedulläre Stabilisierung mit dem Verriegelungsnagel bietet eine ausreichende Stabilität auch in solchen Fällen, wo an dem betroffenen Femur mehrere Metastasen vorkommen.

Die Frakturlokalisation Typ E und F sind äußerst selten. Eine Resektion mit Verkürzungsosteotomie, die Verbundosteosynthese und ausnahmsweise der Verriegelungsnagel stehen zur Wahl. Bei gelenknahen Metastasen sind die Arthrodese, ein Gelenkersatz oder

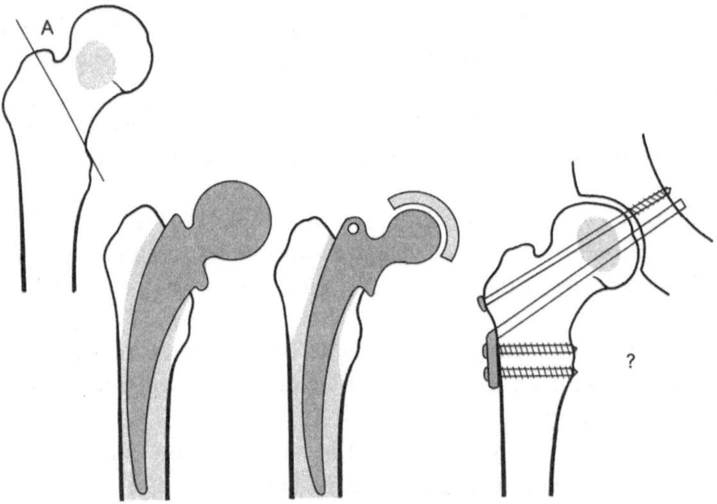

Abb. 2. Behandlungsmethoden von pathologischen Frakturen am Femur bei Lokalisation (Typ A und B)

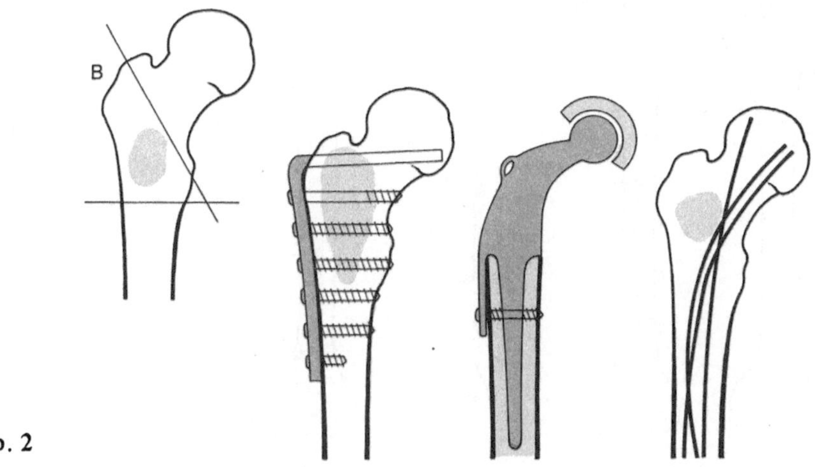

Abb. 2

die Amputation abzuwägen. Die Verteilung der Metastasen am Femur und die angewandte Technik in unserem Krankengut wurden an Tabelle 6 und 7 dargestellt.

Die Indikation für die Verriegelungsnagelung bei der Behandlung von pathologischen Frakturen bzw. Metastasen mit drohender Fraktur (Abb. 6) ist also nur bei jenen Patienten begründet, die zu den Gruppen III–IV gehören (ausnahmsweise zu der Gruppe II im hohen Alter) und die Lokalisation des Herdes liegt im Segment C–D–E.

In diesen Fällen bietet der Verriegelungsnagel folgende Vorteile:
— ausreichende Stabilität ohne Freilegung des Metastasenherdes,
— kleines Operationsrisiko, — bei Patienten im schlechteren Allgemeinzustand,
— bei multiplen Metastasen an einem Femur oder bei fortschreitender Osteolye bietet der Verriegelungsnagel dauernd eine ausreichende Stabilität.

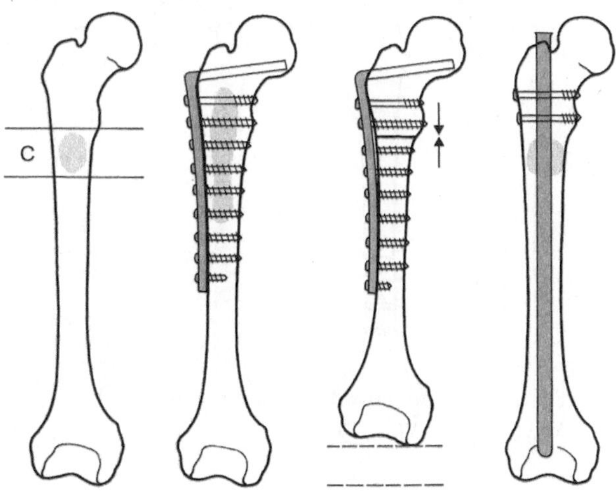

Abb. 3. Behandlungsmethoden von pathologischen Frakturen am Femur bei Lokalisation (Typ C und D)

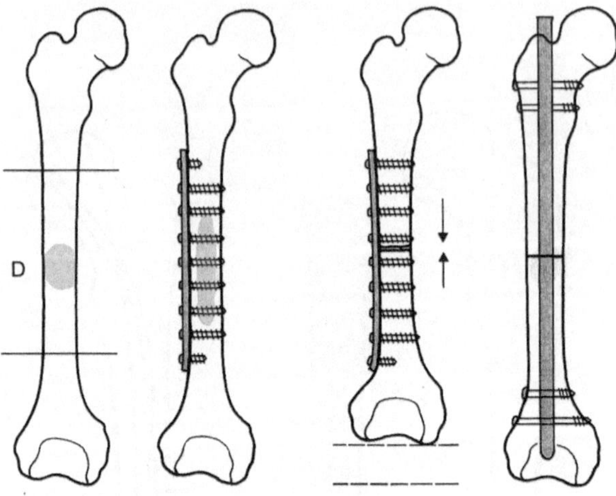

Abb. 3

Zu den Nachteilen zählen wird:
- Materialentnahme ist bei gedeckter Technik unsicher,
- der Metastasenherd wird belassen,
- die Disseminierung von Tumorzellen ist durch das Aufbohren möglich (die Methode ist deswegen nur bei multipler Metastasierung indiziert).

Die Verriegelungsnagelung bei pathologischen Frakturen und Metastasen mit drohender Fraktur ist eine echte palliative Osteosynthese, von der man in der Überlebenszeit des Patienten die Schmerzlinderung und eine ausreichende Stabilität an der betroffenen Extremität erwartet. In unserem Krankengut wurde der Verriegelungsnagel nur in 11,8% angewendet. Das unterstützt die erwähnten Behandlungsprinzipien und weis eindeutig darauf

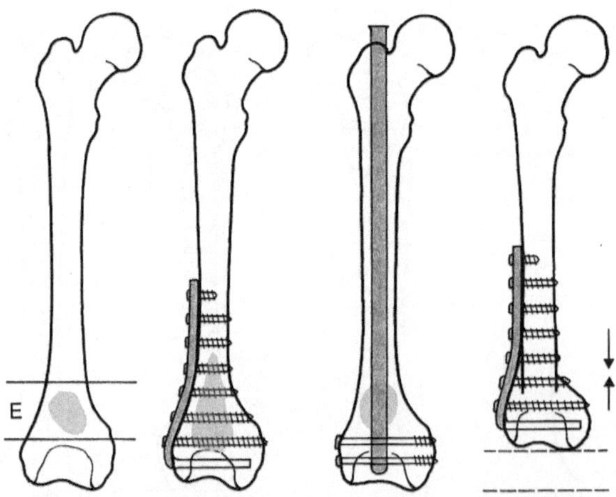

Abb. 4. Behandlungsmethoden von pathologischen Frakturen am Femur bei Lokalisation (Typ E; Typ F s.S. 177)

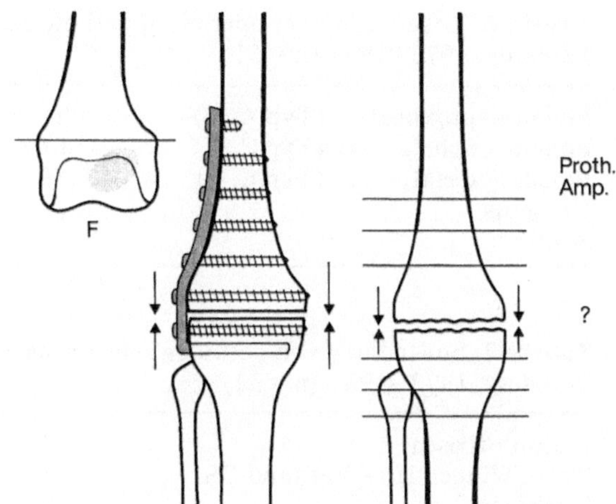

Abb. 4. (Typ F)

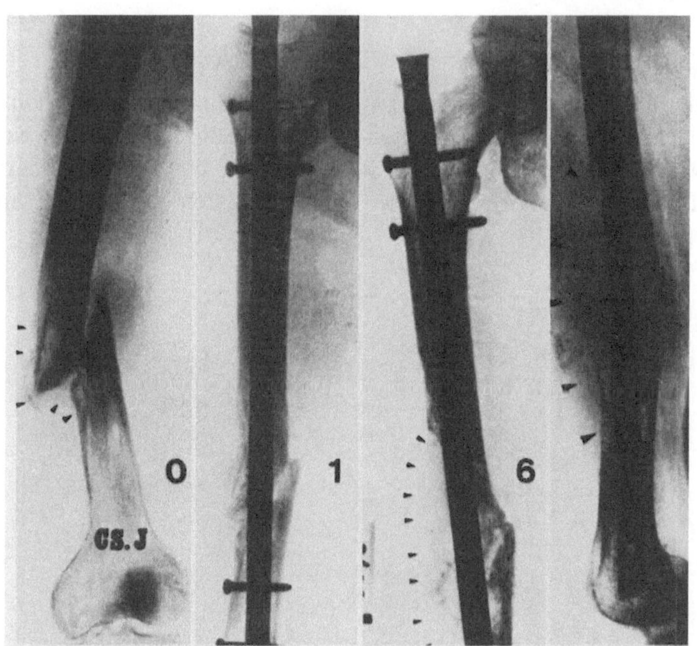

Abb. 5. Cs.J., 63 Jahre. Pathologische Femurfraktur (Typ D) rechts 7 Jahre nach exstirpatio mammae wegen Carcinom. Multiple Knochenmetastasen im Becken. Metastasen in den Lungen (Gruppe III). Stabilisierung mit dem Verriegelungsnagel (statisch). Nach 6 Wochen erweiterte Osteolyse im Frakturbereich. Überlebenszeit: 10 Wochen

Tabelle 6. Lokalisation der operierten pathologischen Frakturen bzw. Metastasen
Berentey, 1973–1981 (n = 51)

Femur – proximal	(Typ A, B)	21
Femur – Schaft	(Typ C, D)	17
Femur – distal	(Typ E, F)	1
Humerus		10
Sonstige		2

Tabelle 7. Behandlung von pathologischen Frakturen bzw. Metastasen
Berentey, 1973–1981 (n = 51)

Endoprothesen	12	23,5%
Platte/Winkelplatte/Verbund-OS	18	35,3%
Marknagel	5	9,8%
Verriegelungsnagel	6	11,8%
Feder-/Bündelnägel	8	15,7%
Sonstige	2	3,9%

hin, daß die pathologische Fraktur nur als Ausnahmeindikation für diese Methode gilt. In jedem Fall, auch bei Patienten mit multiplen Metastasen ist eine komplexe onkologische Nachbehandlung notwendig. Sie soll neben der Schmerzlinderung auch eine psychische Hilfe für die Tumorträger in den letzten Monaten ihres Lebens sein.

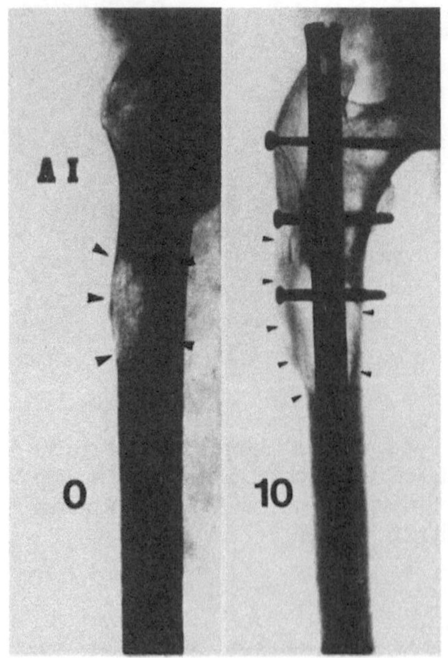

Abb. 6. A.I., 74 Jahre. Metastasierung mit drohender Fraktur im proximalen Femur (Typ C) 5 Jahre nach ablatio mammae wegen Carcinom. Prophylaktische Stabilisierung mit dem Verriegelungsnagel (dynamisch). Die Patientin blieb noch 3 Monate gehfähig. Überlebenszeit: 4 Monate

Zusammenfassung

Auf Grund von 68 operierten pathologischen Frakturen bzw. Metastasen mit drohender Fraktur der langen Röhrenknochen wird in Bezug auf die Frakturlokalisation, Allgemeinzustand der Patienten und Metastasierungsgrad eine differenzierte Behandlungsindikation aufgestellt. Skeletmetastasen sind grundsätzlich zu stabilisieren. Bei Monometastasen ist eine Resektion und nachfolgende Stabilisierung die Therapie der Wahl. Bei multipler Metastasierung ist die Stabilisierung das Behandlungsziel. Um das zu erfüllen, hat der Verriegelungsnagel am Femur bis zur Metaphysengrenze eine begründete Indikation.

Literatur

1. Berentey G (1978) Ausnahmeindikationen für die Verriegelungsnagelung: die pathologische Fraktur. In: Vecsei V (Hrsg) Die Verriegelungsnagelung. Maudrich, Wien München Bern, S 135–139
2. Burri C, Rüter A (1974) Erweiterte prothetische Versorgung bei pathologischen Frakturen und Tumoren im Hüftbereich. Akt Traumatol 4:281–287
3. Burri C, Rüter A (1977) Die chirurgische Behandlung von Knochenmetastasen. In: Burri C, Betzler M (Hrsg) Knochentumoren. Aktuelle Probleme in Chirurgie und Orthopädie, Bd 5. Huber, Bern Stuttgart Wien, S 140–160
4. Dominok GW, Knoche H-G (1977) Knochengeschwülste und geschwülstähnliche Knochenerkrankungen. VEB G. Fischer Verlag, Jena
5. Greif E (1974) Die Verbundosteosynthese bei pathologischen Frakturen. Akt Traumatol 4:261–270
6. Muhr G, Tscherne H (1981) Operative Behandlung bei Knochenmetastasen. Chirurg 52: 16–20
7. Schumacher W, Wendelstein T, Haase F, Knirsch A (1977) Die Indikation zur operativen Versorgung von Knochenmetastasen. Akt Traumatol 7:395–407
8. Stofella R, Vecsei V, Scharf W, Kutscha-Lissberg E (1980) Operationsindikation und Operationsmethoden bei pathologischen Frakturen der langen Röhrenknochen. Unfallheilkunde 83:89–96
9. Vécsei V (1980) Behandlung und Ergebnisse der pathologischen Frakturen durch Metastasen. In: Denck W, Karrer K, Pridum N (Hrsg) 21. Tagung der Österr. Gesellschaft für Chirurgie. Maudrich, Wien München Bern, S 759–760

Die Verriegelungsnagelung bei infizierten Pseudarthrosen

K. Klemm

Berufsgenossenschaftliche Unfallklinik (Ärztlicher Direktor: Prof. Dr. H. Contzen), Abteilung für Posttraumatische Osteomyelitis (Leitender Arzt: Dr. K. Klemm), Friedberger Landstraße 430, D-6000 Frankfurt 60

Wie bereits im Kapitel über „Die Entwicklung des Verriegelungsnagels" dieses Symposiumsberichtes ausgeführt ist, war die Suche nach einem geeigneten Osteosyntheseverfahren zur Stabilisierung infizierter Pseudarthrosen am Oberschenkel 1970 der Ausgangspunkt für die Erprobung des Detensors und dessen Weiterentwicklung zum Verriegelungsnagel.

Aus der klinischen Erfahrung ist bekannt, daß ein infizierter Marknagel durch die eitrige Infektion und Resorption sehr rasch dreh-instabil und die Ausbildung einer infizierten Pseudarthrose begünstigt wird. Bei infektbedingter Lockerung eines Marknagels verbleibt jedoch noch der Vorteil der zentralen Kraftübertragung und der dadurch weiterhin gegebenen Belastungsfähigkeit der Gliedmaße, so daß doch noch eine geringe Aussicht besteht, daß durch die Einstauchung knöcherne Verfestigung eintritt. Hingegen erfordert eine infizierte gelockerte Platte unverzügliche operative Intervention wegen der absoluten Instabilität.

Bei der kritischen Bewertung der Verriegelungsnagelung als Osteosyntheseverfahren bei infizierten Pseudarthrosen ist davon auszugehen, daß bei Austausch eines infizierten Marknagels gegen einen Verriegelungsnagel die chronische Osteomyelitis für die Dauer der Metallbelassung fortbesteht und bei Durchführung einer Re-Osteosynthese an Stelle einer infizierten gelockerten Platte der lokale Infekt auf den gesamten Markraum ausgedehnt bzw. verschleppt wird. Zur Einschätzung der Situation Anfang der Siebziger Jahre muß jedoch darauf hingewiesen werden, daß geeignete Fixateur externe-Systeme damals entweder kaum bekannt waren oder noch nicht zur Verfügung standen.

Trotz der insgesamt sehr guten Ergebnisse der Verriegelungsnagelung zur Stabilisierung infizierter Pseudarthrosen wird dieses Verfahren in der Berufsgenossenschaftlichen Unfallklinik Frankfurt am Main seit 1976 nur noch ausnahmsweise angewandt, weil inzwischen sehr ausgereifte Fixateur externe-Systeme zur Verfügung stehen und deren Anwendung in Kombination mit der sehr wirkungsvollen lokalantibiotischen Behandlung durch Septopal-Ketten die Möglichkeit bietet, die infizierte Pseudarthrose außerhalb des Infektbereiches zu stabilisieren und die chronische Osteomyelitis durch radikale Entfernung aller alloplastischen Implantate und sequestrierten Knochenanteile mit nachfolgender Implantation von Septopal-Ketten sehr rasch in einen Ruhezustand überzuführen. Nach Beseitigung der Infektion im Pseudarthrosenbereich kann dann risikolos die Spongiosaplastik vorgenommen werden.

Bei der Re-Osteosynthese einer infizierten Pseudarthrose mit dem Verriegelungsnagel ist folgendes zu beachten: Nach Aufbohrung der Markhöhle zum Einbringen eines ausreichend dimensionierten Verriegelungsnagels muß vor Einschlagen des Nagels das Bohrmehl sorgfältig herausgespült werden. Vor Hautverschluß wird eine Spülsaugdrainage eingerichtet. Besonders geeignet ist eine sog. Zügeldrainage, wofür Redonverbindungsschläuche je nach den Gegebenheiten des Einzelfalles mit dem Lüer perforiert werden. Ein solches Zügeldrain

Hefte zur Unfallheilkunde, Heft 161
Herausgegeben von J. Mockwitz u. H. Contzen
© Springer-Verlag Berlin Heidelberg 1983

kann durch Herausführen der beiden Enden über das Hautniveau im Gegensatz zu den üblichen endständigen Redondrains niemals herausfallen. Bei Verstopfung durch Blutcoagel – vor allem in den ersten postoperativen Tagen – wird das Zügeldrain auf einer Seite herausgezogen, so daß die Coagel mühelos entfernt werden können. Im Grunde genommen ist dies die einzige Form der Spülsaugdrainage, die stets funktioniert bzw. immer wieder zum Funktionieren gebracht werden kann. Da die Spülsaugdrainage in erster Linie durch die mechanische Reinigung eine Abschwächung des Infektes bewirkt, kann auf den Zusatz von Antibiotica zur Spülflüssigkeit verzichtet werden. Perioperativ empfiehlt sich bis zum Abschluß der Wundheilung eine hochdosierte systemische Antibioticabehandlung.

Bei einem derartigen Vorgehen wird fast immer reizlose Wundheilung bis auf die Kanalisierung der Fisteleiterung über die Drainageschläuche erreicht. Nach Abschluß der Wundheilung werden die Zügeldrains gekürzt und die über die Hautniveau herausstehenden Enden mit Sicherheitsnadeln armiert. Mit noch liegendem Drain kann der Patient nach Hause entlassen werden. Der weiterhin erforderliche tägliche Verbandwechsel wird vom Patienten selbst vorgenommen.

Erst wenn Röntgenkontrollen ausreichende knöcherne Konsolidierung erkennen lassen, erfolgt Wiederaufnahme zur Entfernung des Verriegelungsnagels. Es ist unerläßlich, daß nach Nagelentfernung die Markhöhle nochmals aufgebohrt wird, um randständige lamelläre Sequester abzutragen. Diese Maßnahme stellt die beste Rezidivprophylaxe dar.

Bis 1977 wurde nach Entfernung des Verriegelungsnagels stets nochmals für kurze Zeit eine Spülsaugdrainage in Kombination mit systemischer antibiotischer Behandlung durchgeführt. Seit Einführung der Septopal-Ketten geben wir dieser lokalantibiotischen Behandlung, die für den Patienten so viel angenehmer ist und eine erhebliche Entlastung für das Pflegepersonal darstellt, den Vorzug. Nach Ausspülen der Markhöhle zur Entfernung des Bohrmehles wird eine Septopal-Kette mit dem speziell dafür entwickelten Führungsgerät bis zum tiefsten Punkt der Markhöhle eingeschoben. Innerhalb von 10–14 Tagen muß die Kette entfernt werden, da bei längerem Verweilen die Kugeln von Granulationsgewebe eingescheidet werden und dann der Draht beim Versuch des Herausziehens der Kette leicht reißt. Bei Riß des Drahtes der Septopal-Kette ist es besser, den Kettenrest zu belassen, da das Risiko der operativen Entfernung des Kettenteiles mit unbedingt erforderlicher Aufschlitzung des Knochenrohres in keinem Verhältnis zum möglichen Nutzen steht.

Fallbeispiele

Fall 1 (Abb. 1a–d): Durch einen Verkehrsunfall erlitt eine damals 53jährige Frau einen geschlossenen Stückbruch des linken Oberschenkels, der durch Plattenosteosynthese versorgt wurde. Bei einer solchen Bruchform empfiehlt sich bereits primär die Osteosynthese mit dem Verriegelungsnagel. Dies wäre im vorliegenden Falle auch schon deshalb sehr günstig gewesen, weil die Patientin wegen ihrer Debilität unfähig war, mit 2 Unterarmgehstützen ohne Belastung des verletzten Beines zu laufen. Es war deshalb nicht verwunderlich, daß sich nach 3 Wochen ein Plattenbruch ereignete, außerdem wurde bei Wiederaufnahme wegen des Plattenbruches eine Fisteleiterung festgestellt.

In einem ersten operativen Eingriff wurden sämtliche Metallteile und devitalen Fragmente entfernt und eine Spülsaugdrainage in Kombination mit einer hochdosierten systemischen antibiotischen Behandlung eingerichtet. Zur Ruhigstellung wurde ein Drahtzug angelegt. Zwei Wochen später erfolgte die Re-Osteosynthese durch dynamische Verriege-

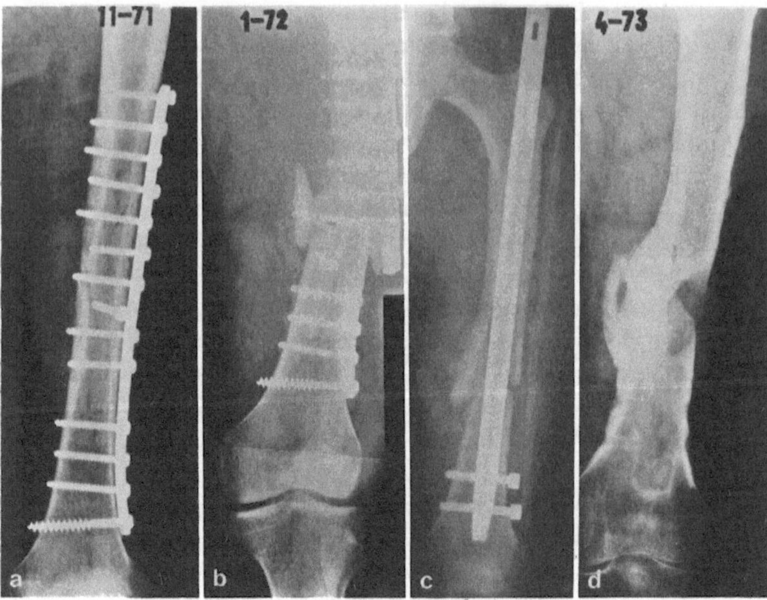

Abb. 1a–d. Dynamische Verriegelungsnagelung bei infizierter Pseudarthrose des Oberschenkelschaftes nach vorausgegangener Plattenosteosynthese eines Trümmerbruches mit nachfolgendem Plattenbruch

lungsnagelung. Um der Patientin sofortige volle Belastung des Beines zu gestatten und möglichst rasch knöcherne Konsolidierung zu erzielen, wurde auf Wiederaufbau des knöchernen Defektes verzichtet und eine Verkürzung von 4 cm in Kauf genommen.

Der Verriegelungsnagel konnte 14 Monate später entfernt werden, danach trat völlige Beruhigung der chronischen Osteomyelitis ein, ein Rezidiv ist nicht mehr aufgetreten.

Fall 2 (Abb. 2a–d): Ein 51jähriger Mann erlitt durch herabstürzende Bauteile eine traumatische Amputation des rechten Beines im Oberschenkelbereich und einen geschlossenen Oberschenkeltrümmerbruch links, der primär durch Plattenosteosynthese versorgt wurde. Röntgenaufnahmen bei stationärer Aufnahme in der Unfallklinik 4 Monate später ließen eine beginnende Lockerung der bereits leicht angebogenen Platte, ausgedehnte Sequestrierung, aber auch schon deutliche Callusbildung erkennen. Durch die Verriegelungsnagelung im Infekt konnte sehr frühe Belastungsfähigkeit des linken Beines erzielt werden, die es ermöglichte, den Patienten bei extrem hoher Oberschenkelamputation rechts prothetisch zu versorgen. Bei ausreichender knöcherner Konsolidierung wurde der Verriegelungsnagel 13 Monate später wieder entfernt. In den folgenden 3 Jahren mußte dieser Patient allerdings mehrfach wegen rezidivierender osteomyelitischer Schübe im Bereich des proximalen Oberschenkels erneut stationär behandelt werden.

Fall 3 (Abb. 3a–c): Bei einem 20jährigen Mann wurde wegen Refraktur des linken Oberschenkels mit Infekt nach vorausgegangener zweimaliger Plattenosteosynthese eines Oberschenkelstückbruches 2 Jahre nach Unfall eine Re-Osteosynthese mit dem Verriegelungsnagel vorgenommen. Zur Infekteindämmung wurden Septopal-Ketten implantiert, durch die – zusammen mit einer kurzfristigen hochdosierten systemischen Antibiotica-Therapie – erstaunlicherweise völlige Fistelfreiheit postoperativ auf Dauer erzielt wurde, was üblicherweise bei noch liegenden Implantaten nicht erwartet werden kann. Wegen der er-

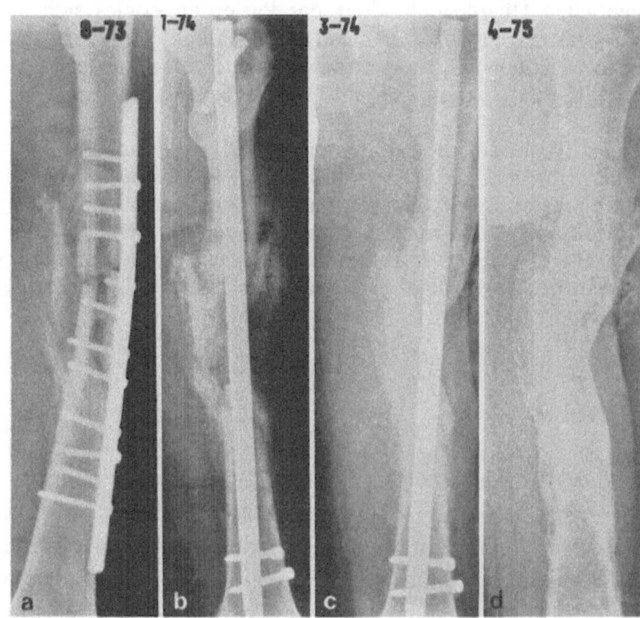

Abb. 2a–d. Statische Verriegelungsnagelung bei infizierter Defektpseudarthrose des Oberschenkelschaftes nach vorausgegangener Plattenosteosynthese eines Trümmerbruches

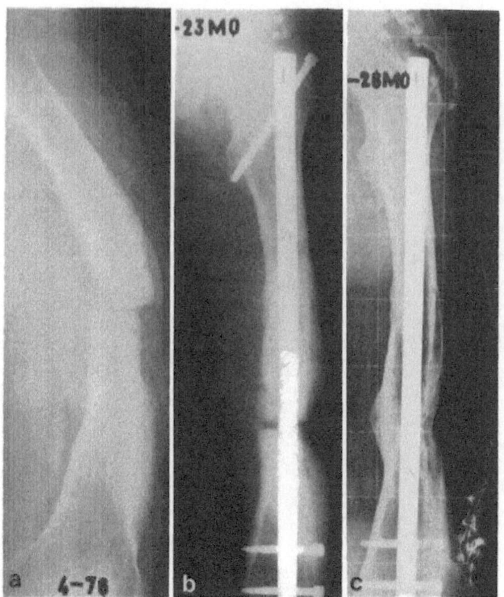

Abb. 3a–c. Statische Verriegelungsnagelung bei infizierter Pseudarthrose des Oberschenkelschaftes nach Plattenosteosynthese und Refraktur eines Oberschenkeltrümmerbruches

184

heblichen Übergewichtigkeit des Patienten erwies sich die zentrale Kraftübertragung des Marknagels mit sofortiger Belastungsfähigkeit als sehr günstig. Nach abgeschlossener knöcherner Konsolidierung wurde der Verriegelungsnagel 14 Monate später entfernt. Ein osteomyelitisches Rezidiv ist nicht mehr aufgetreten.

Fall 4 (Abb. 4a–c): Bei einem 19jährigen Mann kam es nach Marknagelung eines geschlossenen Unterschenkelquerbruches zur Ausbildung einer infizierten Pseudarthrose durch die Drehinstabilität des relativ dünnen Marknagels. Der verbogene Marknagel wurde entfernt, stattdessen wurde nach Aufbohrung der Markhöhle eine statische Verriegelungsnagelung mit einem stärker dimensionierten Nagel vorgenommen. Die Metallentfernung war nach 7 Monaten möglich, danach trat sehr rasch völlige Beruhigung der chronischen Osteomyelitis ein.

Ergebnisse

In der Berufsgenossenschaftlichen Unfallklinik Frankfurt am Main wurden von 1970 bis 1977 insgesamt 64 Re-Osteosynthesen mit der Verriegelungsnagelung zur Behandlung infizierter Pseudarthrosen des Femur und der Tibia durchgeführt (Tabelle 1).

Während am Femur die Art der primären Osteosynthese keinen Unterschied in Bezug auf die Konsolidierungsrate der mit Verriegelungsnagel versorgten infizierten Pseudarthrosen ausweist, es also unerheblich war, ob sich die infizierte Pseudarthrose nach Marknagelung oder Plattenosteosynthese eines Oberschenkelbruches entwickelte, wurden für die infizierten Tibia-Pseudarthrosen unterschiedliche Behandlungsergebnisse in Abhängigkeit von der Art der primären Osteosynthese ermittelt. Bei Primärversorgung des Unterschenkelbruches durch Marknagelung konnte durch Re-Osteosynthese der infizierten Pseudarthrose

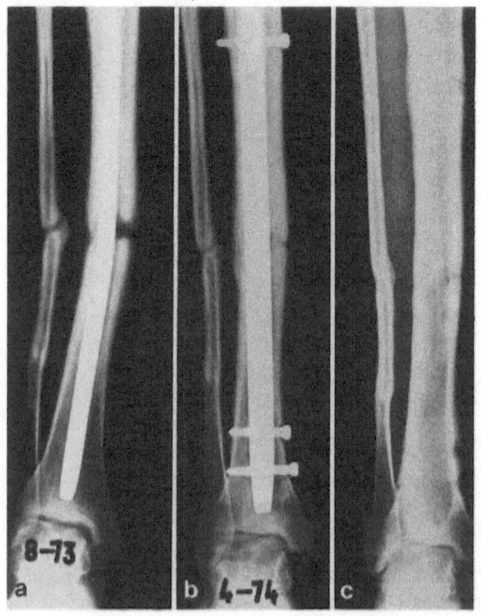

Abb. 4a–c. Statische Verriegelungsnagelung bei infizierter Pseudarthrose des Schienbeinschaftes nach instabiler Marknagelung eines Unterschenkelbruches

Tabelle 1. Ergebnisse hinsichtlich der knöchernen Konsolidierung durch Verriegelungsnagelung infizierter Pseudarthrosen des Femur und der Tibia

	Femur, n = 37	Tibia, n = 27
Knöcherne Konsolidierung mit VN		
nach Marknagelung	16 = 43,2%	20 = 74,1%
nach Plattenosteosynthese	18 = 91,8%	0 = 0,0%
	34 = 91,8%	20 = 74,1%
Keine knöcherne Konsolidierung mit VN		
nach Marknagelung	0 = 0,0%	0 = 0,0%
nach Plattenosteosynthese	3 = 8,0%	7 = 25,9%
	3 = 8,0%	7 = 25,9%
	37 = 100%	37 = 100%

Tabelle 2. Ergebnisse hinsichtlich der chronischen Osteomyelitis nach Entfernung des zur Re-Osteosynthese verwendeten Verriegelungsnagels

	Femur, n = 37	Tibia, n = 27
Osteomyelitis ruhend	35 = 94,6%	26 = 96,3%
Osteomyelitis persistierend	2 = 5,4%	1 = 2,7%
	37 = 100,0%	27 = 100,0%

ausnahmslos, nach Primärversorgung mit Druckplatte jedoch in keinem Fall knöcherne Ausheilung erzielt werden. Bei wesentlich besseren Durchblutungsverhältnissen am Oberschenkel ist ein Wechsel des Osteosyntheseverfahrens von der Platte zum Verriegelungsnagel durchaus möglich, im Bereich des Unterschenkels dagegen kontraindiziert. Die 7 Patienten mit infizierter Pseudarthrose des Unterschenkels nach vorausgegangener Plattenosteosynthese, bei denen auch durch Verriegelungsnagel keine knöcherne Konsolidierung erzielt werden konnte, mußten nach Sanierung der Osteomyelitis mit einem Schienenhülsenapparat versorgt werden. Bei 4 von diesen Patienten gelang dann später noch die knöcherne Konsolidierung der Pseudarthrose durch Stabilisierung mit Fixateur externe und Übertragung autologer Spongiosa (Tabelle 2).

Nach Entfernung des zur Re-Osteosynthese verwendeten Verriegelungsnagels gelang es mit zwei Ausnahmen am Oberschenkel und einer Ausnahme am Unterschenkel, die chronische Osteomyelitis dauerhaft in einen Ruhezustand überzuführen, auch wenn die Pseudarthrose selbst durch die Verriegelungsnagelung nicht beseitigt wurde. Bei einem Patienten mit persistierender Osteomyelitis und nicht-knöchern konsolidierter Pseudarthrose wurde eine Oberschenkelamputation vorgenommen.

Zusammenfassung

Für die Re-Osteosynthese von infizierten Pseudarthrosen des Ober- und Unterschenkels hat sich die Verriegelungsnagelung bewährt, da die Verankerung dieses Nagels durch Gewindebolzen direkt am Knochen auch im Infekt noch Stabilität gewährleistet, während bei konventionellen Marknagelungen durch die eitrige Infektion sehr rasch Instabilität eintritt. Infolge der Entwicklung neuerer Behandlungsverfahren bei infizierten Pseudarthrosen wie die Stabilisierung mit Fixateur externe in Kombination mit einer hochdosierten lokal-antibiotischen Therapie mit Septopal kann die Verriegelungsnagelung bei infizierten Pseudarthrosen heute nur noch als Ausnahmeindikation angesehen werden.

Summary

Re-Osteosynthesis with interlocking nail has proved to be an efficient way of stabilization of infected pseudarthroses. The threaded bolts — anchoring the interlocking nail directly to the bone — prevent rotational instability, whereas in conventional nailing the intramedullary nail is readily loosened by the purulent infection. With the development of new methods for the treatment of infected pseudoarthroses such as external fixation in combination with high dosis local antibiotic therapy with Septopal, interlocking nailing in infected pseudoarthroses is indicated in exceptional cases only. The results of 64 cases of infected pseudoarthroses — treated by interlocking nailing between 1970 and 1976 — are reported. At the femur bone consolidation was obtained in 34 of 37 cases, at the tibia in 20 out of 27 cases.

Literatur

Klemm K (1972) Die modifizierte Trümmerbruchnagelung zur Stabilisierung der infizierten Pseudarthrose am Oberschenkel. Hefte Unfallheilkd 110:240

Klemm K (1974) Behandlung infizierter Pseudarthrosen. Klin Beisp II. Bücherei des Orthopäden 13:163

Götz J, Klemm K, Schellmann WD (1977) Osteosynthese infizierter Femurpseudarthrosen mit dem Verriegelungsnagel. Arch Orthop Unfallchir 90:275

Diskussion zu den Vorträgen von R. Küper bis K. Klemm, S. 117–186

Zur Indikation für Korrektureingriffe

Achsenfehlstellungen sind am Unterschenkel meistens die Folge einer unzureichenden Erstbehandlung von Frakturen. Zu korrigieren sind dabei vor allem Achsenabknickungen und Drehfehler; der Ausgleich einer Längendifferenz steht am Unterschenkel kaum zur Diskussion.

Bei postoperativen Pseudarthrosen und bei verzögerter Knochenbruchheilung ist am Unterschenkel – ggf. nach Entfernen der Druckplatte – die (meist dynamische) Verriegelungsnagelung der Tibia als Behandlungsmethode der Wahl anzusehen; gelegentlich ist dabei zusätzlich die Schrägosteotomie (oder Resektion) der Fibula erforderlich.

Nagelform

Da es den ideal nagelfähigen „Standardknochen" nicht gibt, kann von der Industrie auch nicht erwartet werden, einen „Standardnagel" zu entwickeln, der jeder physiologischen Formvariante der Röhrenknochen gerecht wird. Als idealer intramedullärer Kraftträger kommt theoretisch zwar ein geschlossenes Rohr in Betracht, infolge der wesentlich schlechteren Torsionseigenschaften und mangelnden Biegefähigkeit kann ein solches jedoch in der Praxis kaum zur Anwendung kommen. Es muß auch darauf hingewiesen werden, daß die nicht mit einem Verriegelungsbolzen beschickten Nagelbohrungen sogenannten Sollbruchstellen entsprechen.

Entfernung gebrochener Verriegelungsnägel

Nach Entriegelung sollte mit einem Nagelfänger nach Küntscher das *distale* Nagelende „gefangen" werden. Meist gelingt es dann, so beide Nagelfragmente zusammen aus der Markhöhle zu entfernen. Wird zuerst das proximale Nagelfragment aus der Markhöhle extrahiert, kann die Entfernung des distalen Nagelfragmentes schwierig sein, da sich die scharfkantigen Nagelbruchstellen in der Markhöhle verklemmen bzw. verkanten können.

Nur äußerst selten wird eine Knochenfensterung nötig sein, um ein Nagelfragment zu entfernen.

Verriegelungsnagelung bei offenen Frakturen

Bei zwei- und drittgradig offenen Unterschenkelfrakturen stellt der Fixateur externe derzeit die Behandlungsmethode der Wahl dar. Dies gilt auch bei septischen Pseudarthrosen, obwohl primär der Verriegelungsnagel als Behandlungsmaßnahme eben dieser Komplikation wegen initiiert wurde und erstmalig zur Anwendung kam.

Am Unterschenkel sollte der Verriegelungsnagel nur bei erstgradig offenen Frakturen zur Anwendung kommen, während bei offenen Oberschenkelfrakturen – bei guter möglicher Weichteildeckung — infolge der besseren Durchblutungsverhältnisse die Indikation gelegentlich etwas großzügiger gestellt werden kann.

Verriegelungsnagelung bei pathologischen Frakturen

Es wird herausgestellt, daß es sich in der Regel lediglich um eine Palliativmaßnahme zur Erreichung einer besseren Pflege des Patienten handeln kann. Ggf. kann dadurch auch wieder Belastungsstabilität für einen gewissen Zeitraum erreicht werden.

Bei Vorliegen eines isolierten Tumors oder einer Monometastase sollte vor der Nagelung der pathologische Bezirk radikal ausgeräumt werden, um einer möglichen Tumor-Dissemination vorzubeugen.

Grenzindikationen

An langen Röhrenknochen können im allgemeinen sämtliche Bruchformen zwischen dem 2. und 5. Schaftsechstel mit dem Verriegelungsnagel gut versorgt werden.

Darüber hinausgehende Verletzungen oder Kombinationsverletzungen (z.B. Schenkelhals- oder Oberschenkelrollenfrakturen der gleichen Seite am Oberschenkel) sind grundsätzlich als typische Indikation für die Winkelplatten- bzw. Druckplattenosteosynthese anzusehen.

Hefte zur Unfallheilkunde

Beihefte zur Zeitschrift „Unfallheilkunde/Traumatology"
Herausgeber: J. Rehn, L. Schweiberer

138. Heft.
42. Jahrestagung der Deutschen Gesellschaft für Unfallheilkunde e.V.
23. bis 25. November 1978, Berlin
Kongreßthemen: Offene Verletzungen – Infektionen nach offenen Verletzungen – Begleitbehandlung von Verletzungen in der Früh- und Spätphase – Experimentelle Unfallchirurgie
Kongreßbericht im Auftrage des Vorstandes zusammengestellt von J. Probst
1979. 143 Abbildungen, 62 Tabellen.
XXI, 397 Seiten
DM 98,–. ISBN 3-540-09494-6

139. Heft: U. Lanz
Ischämische Muskelnekrosen
1979. 34 Abbildungen, 11 Tabellen.
VII, 72 Seiten
DM 38,–. ISBN 3-540-09436-9

140. Heft.
Frakturen und Luxationen im Beckenbereich
12. Reisensburger Workshop zu Ehren von A. N. Witt, 15. bis 17. Februar 1979
Herausgeber: C. Burri, A. Rüter
Unter Mitarbeit zahlreicher Fachwissenschaftler
1979. 1 Porträt, 136 Abbildungen, 87 Tabellen.
XIII, 262 Seiten
DM 58,–. ISBN 3-540-09647-7

141. Heft
14. Tagung der Österreichischen Gesellschaft für Unfallchirurgie
6. bis 7. Oktober 1978, Salzburg
Kongreßbericht im Auftrage des Vorstandes zusammengestellt von A. Titze
1980. 281 Abbildungen, 74 Tabellen.
XVII, 319 Seiten
DM 108,–. ISBN 3-540-09878-X

142. Heft: P. Hertel
Verletzung und Spannung von Kniebändern
Experimentelle Studie
1980. 61 Abbildungen, 25 Tabellen.
VII, 94 Seiten
DM 40,–. ISBN 3-540-09847-X

143. Heft:
Antibiotica-Prophylaxe in der Traumatologie
Von D. Stolle, P. Naumann, K. Kremer, D. A. Loose
1980. 1 Abbildung, 7 Tabellen. IX, 55 Seiten
DM 23,–. ISBN 3-540-09851-8

144. Heft: J. Harms, E. Mäusle
Biokompatibilität von Implantaten in der Orthopädie
1980. 63 Abbildungen, 12 Tabellen.
IX, 119 Seiten
DM 54,–. ISBN 3-540-09852-6

145. Heft: G. Lob
Chronische posttraumatische Osteomyelitis
Tierexperimentelle und klinische Untersuchungen zu einer oralen antibakteriellen Vaccination
1980. 19 Abbildungen, 23 Tabellen.
IX, 108 Seiten
DM 48,–. ISBN 3-540-09946-8

146. Heft: J. Rehn, H. P. Harrfeldt
Behandlungsfehler und Haftpflichtschäden in der Unfallchirurgie
1980. V, 40 Seiten
DM 15,–. ISBN 3-540-09896-8

147. Heft: L.-J. Lugger
Der Wadenbeinschaft
1981. 69 Abbildungen, 10 Tabellen.
VIII, 100 Seiten
DM 38,–. ISBN 3-540-10421-6

148. Heft:
3. Deutsch-Österreichisch-Schweizerische Unfalltagung in Wien
3. bis 6. Oktober 1979
43. Jahrestagung der Deutschen Gesellschaft für Unfallheilkunde e.V.
15. Jahrestagung der Österreichischen Gesellschaft für Unfallchirurgie
65. Jahresversammlung der Schweizerischen Gesellschaft für Unfallmedizin und Berufskrankheiten
Kongreßbericht zusammengestellt von V. Vécsei, J. Probst, C. A. Richon
1980. 313 Abbildungen, 251 Tabellen.
XLVII, 895 Seiten (42 Seiten in Englisch)
DM 136,–. ISBN 3-540-10156-X

**Springer-Verlag
Berlin Heidelberg New York**

Hefte zur Unfallheilkunde

Beihefte zur Zeitschrift „Unfallheilkunde/Traumatology"
Herausgeber: J. Rehn, L. Schweiberer

149. Heft:
Verletzungen der Wirbelsäule
13. Reisensburger Workshop zu Ehren von
H. Willenegger
14. bis 16. Februar 1980
Herausgeber: C. Burri, A. Rüter
Unter Mitarbeit zahlreicher Fachwissenschaftler
1980. 1 Porträt, 168 Abbildungen, 38 Tabellen.
XIII, 270 Seiten
DM 64,-. ISBN 3-540-10202-7

150. Heft: E. Jonasch, E. Bertel
**Verletzungen bei Kindern bis
zum 14. Lebensjahr**
Medizinisch-statistische Studie über
263 166 Verletzte
1981. 5 Abbildungen, 188 Tabellen.
XI, 146 Seiten
DM 42,-. ISBN 3-540-10476-3

151. Heft: R. Kleining:
Der Fixateur externe an der Tibia
Biomechanische Untersuchungen
1981. 78 Abbildungen, 12 Tabellen.
VII, 85 Seiten
DM 34,-. ISBN 3-540-10665-0

152. Heft: F. Klapp
**Diaphysäre und metaphysäre
Verletzungen im Wachstumsalter**
Eine experimentelle Studie
1981. 51 zum Teil farbige Abbildungen in
106 Einzeldarstellungen. VII, 77 Seiten
DM 49,-
ISBN 3-540-10760-6

153. Heft:
**44. Jahrestagung der Deutschen
Gesellschaft für Unfallheilkunde e.V.**
19. bis 22 November 1980, Berlin
Kongreßbericht im Auftrage des Vorstandes
zusammengestellt von J. Probst, A. Pannike
1981. 184 Abbildungen. XXIV, 531 Seiten
DM 128,-
ISBN 3-540-10926-9

154. Heft: F. Eitel
**Indikation zur operativen
Frakturenbehandlung**
Experimentalchirurgische und klinische Aspekte
1981. 38 Abbildungen. VIII, 88 Seiten
DM 36,-
ISBN 3-540-10995-1

155. Heft:
Verletzungen des Ellbogens
14. Reisensburger Workshop
19. bis 21. Februar 1981
Herausgeber: C. Burri, A. Rüter
Unter Mitarbeit zahlreicher Fachwissen-
schaftler
1982. 213 Abbildungen.
XIII, 325 Seiten
DM 98,-. ISBN 3-540-11028-3

157. Heft:
**16. Tagung der
Österreichischen Gesellschaft
für Unfallchirurgie**
3. bis 4. Oktober 1980, Salzburg
Kongreßbericht im Auftrage des Vorstandes
zusammengestellt von J. Poigenfürst
1982. 196 Abbildungen. XXII, 416 Seiten
DM 128,-. ISBN 3-540-11387-8

158. Heft:
**45. Jahrestagung der
Deutschen Gesellschaft für
Unfallheilkunde e.V.**
22. bis 25. November 1981, Berlin
Kongreßbericht im Auftrage des Vorstandes
zusammengestellt von A. Pannike
289 Abbildungen. XXVI, 754 Seiten
DM 168,-. ISBN 3-540-11718-0

159. Heft: B. Helpap
Die lokale Gewebsverbrennung
Folgen der Thermochirurgie
1983. Etwa 48 Abbildungen, etwa 1 Tabelle.
Etwa 100 Seiten. DM 36,-. ISBN 3-540-11891-8

160. Heft:
Verletzungen des Schultergürtels
15. Reisensburger Workshop zu Ehren von
M. Allgöwer
18. bis 20. Februar 1982
Herausgeber: C. Burri, A. Rüter
Unter Mitarbeit von zahlreichen Fachwissen-
schaftlern
1982. Etwa 182 Abbildungen. Etwa 336 Seiten.
DM 169,-. ISBN 3-540-11767-9

**Springer-Verlag
Berlin Heidelberg New York**